PHARMACOLOGY

药理学

葛喜珍　刘建明　主编

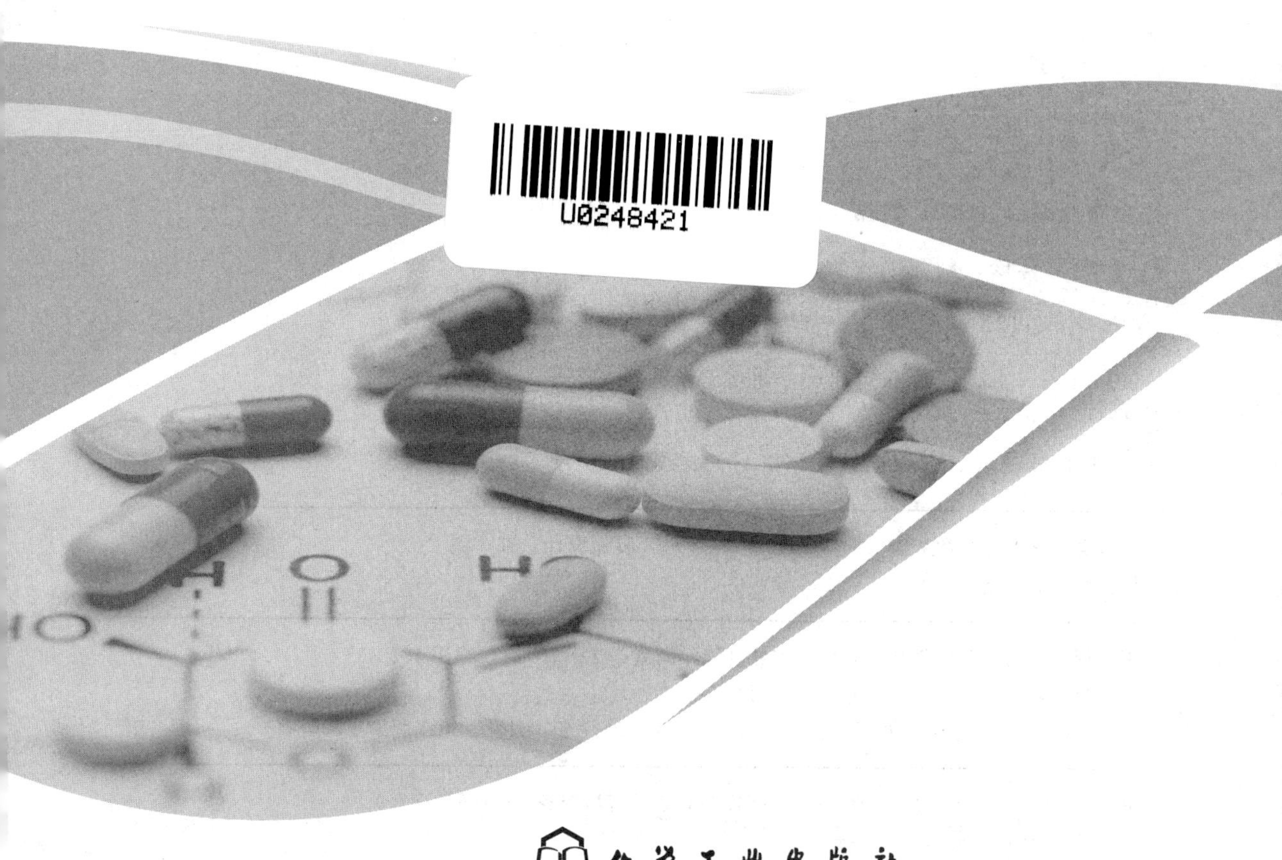

化学工业出版社

·北京·

《药理学》共分44章，内容涵盖西药药理和部分中药药理，重点介绍了药物的药理作用、临床应用和不良反应等基本理论和基本知识，增设了与药物共同机制相关的基本知识、典型代表药物的小常识、药物的最新上市情况。

本书可供高等学校药学类、药品制造类、护理类等专业师生作为教材使用，也可供医药及相关行业工作者参考。

图书在版编目（CIP）数据

药理学/葛喜珍，刘建明主编．—北京：化学工业出版社，2017.2
ISBN 978-7-122-28793-9

Ⅰ.①药… Ⅱ.①葛…②刘… Ⅲ.①药理学-高等职业教育-教材 Ⅳ.①R96

中国版本图书馆CIP数据核字（2016）第321385号

责任编辑：李植峰 章梦婕　　装帧设计：韩 飞
责任校对：宋 夏

出版发行：化学工业出版社（北京市东城区青年湖南街13号 邮政编码100011）
印　　装：高教社（天津）印务有限公司
787mm×1092mm 1/16 印张19¼ 字数482千字 2017年3月北京第1版第1次印刷

购书咨询：010-64518888（传真：010-64519686） 售后服务：010-64518899
网　　址：http://www.cip.com.cn
凡购买本书，如有缺损质量问题，本社销售中心负责调换。

定　价：42.00元

《药理学》编写人员名单

主　　编　葛喜珍　刘建明

副 主 编　王　丽　冯　里

编　　者（按姓名笔画排序）

王　丽（黑龙江农业经济职业学院）

冯　里（连云港中医药高等职业技术学校）

冯淑华（北京联合大学）

李可意（北京联合大学）

刘建明（江西医学高等专科学校 ）

张　元（北京联合大学）

葛喜珍（北京联合大学）

霍　清（北京联合大学）

前言

本书是由一线教师根据高等学校教学要求、学生学习特点和工作需求编写而成。教材紧扣高等学校教育的培养目标，特别注意实用性与拓展性，删繁就简，突出重点，可供高等学校药学、药品制造、护理等专业类使用，也可供临床医护工作人员参考。

全书共分44章，在重点介绍药物的药理作用、临床应用和不良反应等基本理论和基本知识的基础上，结合药学类专业的实际应用，增设了与药物共同机制相关的基本知识、典型代表药物的小常识、药物的最新上市情况；也重点介绍了一线用药，主要包括药物禁忌证、药物相互作用和配伍禁忌、制剂及用法等内容。同时对重点章节进行归纳列表，以利于学生复习总结，为临床用药打下良好基础。

本教材采用文字叙述与图表相结合的形式编写，内容简练、主次分明、深入浅出，多数章节给出了3～5道思考题和是非题，以培养学生分析问题和解决问题的能力。

本书由葛喜珍、刘建明主编并审核所有稿件，参加编写和组织工作的还有王丽、冯里、霍清、冯淑华、李可意和张元。其中是非题由葛喜珍编写提供。

本书在编写过程中参考了部分相关资料和书籍，在此不一一列举（详见参考文献）。借本书出版之际，编者谨向有关作者及单位表示真诚的感谢。

由于编者水平有限，书中难免有不妥和疏漏之处，恳请专家和读者不吝赐教，我们将深为感激。

编者

2016年12月

前言

目录

第一章 绪 论

一、药理学的性质与任务

药物（drug）是指能影响机体细胞的生理、生化或病理过程，并用以预防、治疗和诊断疾病的化学物质或其制剂，包括避孕药及保健药。药物经加工制成便于患者使用、符合治疗要求、能安全运输和贮存的各种剂型称制剂。

药物来源在古代主要包括植物、动物和矿物。现代药物主要包括天然产物的活性成分、人工合成药及其生物制剂。

药理学（pharmacology）是研究药物的学科之一，它是研究药物与机体（包括病原体）间相互作用规律及其作用原理，为临床合理用药、防治疾病提供基本理论的医学基础学科。药理学一方面研究在药物影响下机体细胞功能如何发生变化，另一方面研究药物本身在体内的过程，即机体如何对药物进行处理，前者称为药物效应动力学，简称“药效学”；后者称为药物代谢动力学，简称“药动学”。

药理学研究的主要对象是机体，属于广义的生理科学范畴。它与主要研究药物本身的药学科学，如生药学、药物化学、药剂学、制药学等学科有着明显的区别。药理学是以生理学、生物化学、病理学等为基础，为指导临床各科合理用药提供理论基础的桥梁学科。药理学的学科任务是要为阐明药物作用机制、改善药物质量、提高药物疗效、开发新药、发现药物新用途并为探索细胞生理、生化及病理过程提供实验资料。

二、药物基本目录、处方及非处方药

基本药物是能满足基本医疗卫生需求，剂型适宜、保证供应、基层能够配备、国民能够公平获得的药品，其主要特征是安全、必需、有效、价廉。基本药物目录中的药品包括化学药品、生物制品、中成药。不纳入国家基本药物目录遴选范围的药品包括：含有国家濒危野生动、植物药材的；主要用于滋补保健作用，易滥用的；非临床治疗首选的；因严重不良反应，国家食品药品监督管理部门明确规定暂停生产、销售或使用的；违背国家法律、法规，或不符合伦理要求的。

处方药简称“Rx 药”，是必须凭执业医师或执业助理医师处方才可调配、购买和使用的药品。这种药通常都具有一定的毒性及其他潜在的影响，用药方法和时间都有特殊要求，必须在医生指导下使用。普通处方用白色纸张书写；急诊处方用淡黄色纸张书写，右上角标注“急诊”；儿科处方用淡绿色纸张书写，右上角标注“儿科”；麻醉药品和第一类精神药品处方用淡红色纸张书写，右上角标注“麻、精一”；第二类精神药品处方用白色纸张书写，右上角标注“精二”。普通处方、急诊处方、儿科处方保存期限为 1 年，医疗用毒性药品、第二类精神药品处方保存期限为 2 年，麻醉药品和第一类精神药品处方保存期限为 3 年。

非处方药又称柜台发售药品（over the counter drug），简称“OTC 药”，是不需要凭医师处方即可自行判断、购买和使用的药品。这类药毒副作用较少、较轻，而且也容易察觉，不会引起耐药性、成瘾性，与其他药物相互作用也小，在临床上使用多年，疗效肯定。非处方药主要用于病情较轻、稳定、诊断明确的疾病。总之，非处方药属于可以在药店购买的药品，要遵循见病服药、对症服药、明白服药、依法（用法、用量）服药。

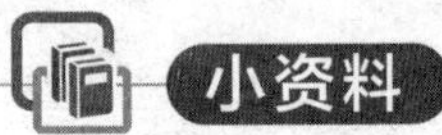

甲、乙类非处方药

非处方药分为甲类非处方药和乙类非处方药两种，分别使用红色和绿色的“OTC”标志。甲类非处方药不需医生处方就可以购买和出售，但必须在药店出售，并在药师指导下使用；乙类非处方药有着长期安全使用的记录，除药店外，还可在药监部门批准的宾馆、商店等商业企业中零售。无论甲类非处方药还是乙类非处方药，在经过审批之后都可以在大众媒体上发布宣传广告。

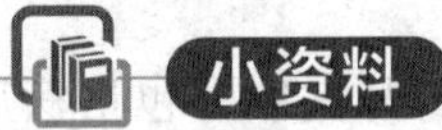

药品商品名、通用名

一种药品常有多个厂家生产，许多药品生产企业为了树立品牌，往往给自己的药品注册独特的商品名以示区别，因此同一药品可以有多个商品名。例如，对乙酰氨基酚复方制剂的商品名就有百服咛、泰诺林、必理通等。患者在用药时，不论商品名称是什么，都要认准通用名，即药品的法定名称，也就是国家标准规定的药品名称。依据《中华人民共和国商标法》规定，通用名不能作为商标或商品名注册，因此通用名可以帮助识别药品，避免重复用药。《中华人民共和国药品管理法》和《药品说明书和标签管理规定》（国家食品药品监督管理局令第24号）规定，在药品包装上或药品说明书上应标有药品通用名。

三、药理学的形成与发展

药理学的形成大致可分为两个阶段，即药物学（本草学）阶段和药理学阶段。现代药理学是从药物学（本草学）的基础上发展起来的。

（1）药物学（本草学）阶段　从公元前1世纪的《神农本草经》至明朝的《本草纲目》，是通过口尝身受、实际体验的方法，用朴素的唯物论解释药物的作用（以“四气五味”表述作用性质，以归经学说表述作用部位），并对药物进行筛选和评定，对药物的生态、形态、性味、功能和应用进行记载，在我国劳动人民同疾病作斗争中起到了重要的作用。

（2）药理学阶段　药理学真正成为一门现代科学是从19世纪开始的，Buchheim在德国建立了第一间药理实验室，写出了第一本药理学教科书，也是世界上第一位药理学教授。药理学通过现代科学技术，用科学的理论解释药物的作用，深度发展出现了生化药理学、分子药理学等。化学的发展使人们能从植物药中提取有效成分和合成新药。生物化学在药理学的发展中也具有极其重要的意义。激素、维生素的药理学就是生物化学发展的成果，尤其是近代的理论研究（如受体学说、药物代谢等）都是靠生物化学的理论和技术发展起来的。生物化学的进步为药理学的发展提供了可靠的科学方法，使人们能够观察药物对生理功能的影响，从而打破了药物作用的神秘观点。随着生物化学和分子生物学的发展，药理学从整体、器官、细胞和亚细胞水平进入到分子水平。而随着自然科学的相互渗透，又出现了一系列药理学与其他学科之间的边缘学科，如临床药理学、精神药理学、免疫药理学、时辰药理学等。

四、新药的研究与开发

新药研究、开发的过程就是从新化合物的发现到新药成功上市的过程，是一项相当复杂而系统的技术创新工程，是一个由分子生物学、生物化学、有机化学、计算机化学、药理毒理学和临床医学等多学科合作来完成的集体项目。须通过严格的科学试验研究，证明药物的有效性和安全性，并进行严格的科学审查，从而取得国家食品药品监督管理总局发给的允许上市的证明文件。具体过程包括药物从发现、筛选有效成分或结构式的确定开始，经过临床前研究、临床研究、审批注册和上市，属于高科技的创新性研究，具有系统性、集成性、动态性等特点。

(一) 临床前研究

在第一阶段的研究方案完成后即可开展临床前研究。临床前研究应当执行《药物非临床研究质量管理规范》(good laboratory practice，GLP)。临床前研究内容包括药物进入临床研究之前所进行的化学合成或天然产物提纯研究、药物分析研究、药效学、药动学和毒理学研究以及药剂学的研究。具体包括以下内容。

1. 新药的药学研究

新药的药学研究主要包括工艺路线、结构确证、质量稳定性和质量标准等研究。

(1) 工艺路线　由合成、半合成、天然产物中提取的单体或组分，均要说明其制备工艺、路线的依据并附参考资料，如制剂应详细叙述制备工艺及在制备贮存过程中可能产生的降解产物。

(2) 结构确证　采用元素分析、红外分光光度法、紫外分光光度法、核磁共振、质谱等方法确证结构。若为高分辨质谱可免做元素分析。

(3) 稳定性研究　为了保证药物的安全有效，必须稳定。这就要求探讨药物的变化条件、途径、速度和机制，找出延缓变化过程的方法，制定出合适的有效期，因此新药申请必须呈报有关稳定性的研究情况。

(4) 制定质量标准　应根据生产工艺中可能带入的杂质，而有针对性地进行检查（如副反应产物、分解物、未反应的原料中间体、异构体、残留溶剂等)。

2. 新药的临床前药理研究

新药的临床前药理研究包括主要药效学研究、一般药理学研究、药代动力学研究和毒理学研究。

(1) 主要药效学研究　应根据新药的不同药理作用，按该类型药品评价药效的研究方法和判断标准进行。原则是新药的主要药效作用应当用体内和体外两种试验方法获得证明。各种试验，均应有空白对照和已知药品对照；应当有两种以上剂量及不同的给药方法。溶于水的物质应做静脉注射。

(2) 一般药理学研究　包括神经系统、心血管系统及呼吸系统的药理研究。如为复方则要求证明在药效和毒副作用方面具有一定的优点。

(3) 药代动力学研究　主要研究新药的吸收速率、吸收程度，在体内重要器官的分布和维持情况，以及排泄的速度和程度等。通过这方面的研究以提供新药的生物利用度、体内半衰期、血药浓度、特殊亲和作用、蓄积作用等资料，可为早期临床选择适宜剂量和给药方案提供依据。

（4）毒理学研究　主要明确新药的毒性强度、毒性发展过程、是否可逆以及有关的预防措施，为估计人的耐受剂量范围、选择临床使用最佳剂量、提示临床可能出现的中毒反应症状及其可能的毒副作用提供资料。毒理学研究包括全身毒性、局部毒性、长期毒性、特殊毒性（致畸、致突变、致癌等“三致”实验和药物依赖性试验）等。

通过上述研究，应当对临床前的药理、毒理作出明确的结论和评价，突出说明新药的药效、主要的药理和毒理作用，提出临床适用的范围，指出该药在临床研究中可能出现的不良反应及应重点观察的不良反应。

(二) 临床研究

临床前研究工作完成后，整理报批资料。由研究单位独立或与其他单位一起向药品监督管理部门提出申请，按程序进行临床试验的申请与报批。得到国家食品药品监督管理总局（CFDA）的正式批文后，按批文的规定内容和现行的《药物临床试验质量管理规范》（good clinical practice，GCP）规定，进行临床试验（包括生物等效性试验）。根据《药品注册管理办法》的规定，申请新药注册应当进行临床试验。临床试验分为Ⅰ期、Ⅱ期、Ⅲ期、Ⅳ期。

（1）Ⅰ期临床试验　初步的临床药理学及人体安全性评价试验。观察人体对于新药的耐受程度和药代动力学，为制定给药方案提供依据。

（2）Ⅱ期临床试验　治疗作用初步评价阶段。其目的是初步评价药物对目标适应症患者的治疗作用和安全性，也包括为Ⅲ期临床试验研究设计和给药剂量方案的确定提供依据。此阶段的研究设计可以根据具体的研究目的，采用多种形式，包括随机盲法对照临床试验。

（3）Ⅲ期临床试验　治疗作用确证阶段。其目的是进一步验证药物对目标适应症患者的治疗作用和安全性，评价利益与风险的关系，最终为药物注册申请的审查提供充分的依据。试验一般应为具有足够样本量的随机盲法对照试验。

（4）Ⅳ期临床试验　新药上市后应用研究阶段。其目的是考察在广泛使用条件下的药物的疗效和不良反应，评价在普通或者特殊人群中使用的利益与风险关系以及改进给药剂量等。

生物等效性试验，是指用生物利用度研究的方法，以药代动力学参数为指标，比较同一种药物的相同或者不同剂型的制剂，在相同的试验条件下，其活性成分吸收程度和速度有无统计学差异的人体试验。

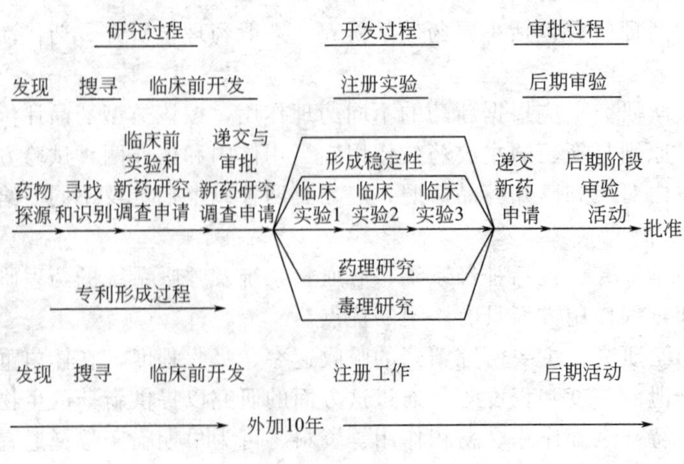

图 1-1　新药开发流程

(三) 生产的申报与审批

临床试验工作完成后，应及时整理报批资料。由研究单位独立或与其他单位一起向药品监督管理部门提出申报要求，按程序进行报批。企业取得生产文号后即可投产，进入新药监测期。新药在监测期需要进一步完善工艺，提高产品质量，观察疗效、安全性及质量稳定性。新产品投产后，应及时开展广告宣传，尽快开拓新产品的市场。新药研发需要投入较大的人力和物力，一个新药研发需 10～15 年时间，新药开发流程见图 1-1。

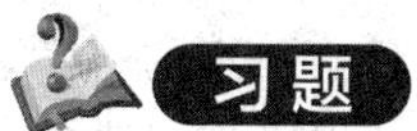

一、名词解释

药理学、制剂、药物、药物基本目录。

二、简要说明药理学在新药开发中的作用。

（葛喜珍）

第二章 药物效应动力学

药物效应动力学是研究药物对机体的作用及其原理、量效关系和有关影响因素的科学，也是临床选药的主要理论依据。药物的作用是通过影响机体的生理、生化过程表现出来的，药物作用之间存在内在联系或基本规律。

药物作用于机体，其基本表现形式为兴奋和抑制。能使机体原有功能活动加强的作用，称为兴奋作用，如心率加快、腺体分泌增加等；使机体功能活动减弱的作用，称为抑制作用，如地西泮引起镇静催眠作用、哌替啶产生镇痛作用等。凡对机体主要引起兴奋的药物称兴奋药，而主要引起抑制的药物称抑制药。

第一节 药物作用及主要类型

一、药物作用的选择性

许多药物在一定剂量下对某些组织或器官产生明显的作用，而对其他组织器官很少或几乎不发生作用，这说明药物具有一定的选择性。如青霉素对革兰阳性菌有杀菌作用而对革兰阴性菌作用差，强心苷选择性地加强心肌收缩力等，均表现出药物作用的选择性。产生选择性作用的基础：一是由于组织器官对药物的反应性高或药物与受体结合的亲和力大所致；二是不同种属的生物或同一种属的不同组织，其生化机制不同；三是生物体的不同组织结构对药物的反应也不同。如青霉素能抑制细菌细胞壁合成，但对人体细胞无影响，这是因为动物细胞无细胞壁，故对细菌有选择性杀灭作用。

药物作用的选择性是相对的，常与剂量有关。有些药物随着剂量的增加而产生毒性反应。如治疗量的强心苷选择性地作用于心肌，加强心肌收缩力，中毒量可引起中枢神经系统和视觉障碍。因此临床应根据药物作用的选择性规律选药，药物的适应证取决于药物作用的选择性。

二、局部作用和吸收作用

药物未经吸收进入血液而主要在用药部位发生作用，称为“局部作用”。如硫酸镁口服液内服由于不被吸收，在肠内形成一定的渗透压，使肠内保有大量水分，刺激肠道蠕动而排便，产生导泻作用。药物自用药部位吸收进入血液循环到达各组织或器官所发生的作用，称为“吸收作用”，又称“全身作用”，如口服阿司匹林产生解热镇痛作用。

三、直接作用与间接作用

药物与器官组织直接接触后所产生的效应称为“直接作用”，如肼屈嗪直接作用于血管平滑肌使之松弛而产生的降压作用。间接作用又称继发作用，即指由药物的某一作用而引起的另一作用，常常通过神经反射或体液调节引起。如肼屈嗪的降压作用为直接作用，而在明显降压后反射性地引起心率加快则属间接作用；洋地黄的直接作用是兴奋心肌、加强心肌收缩力、改善心力衰竭症状，而随之产生的利尿、消肿等则属继发作用。

四、治疗作用

治疗作用是指符合用药目的的作用。其作用包括对因治疗和对症治疗。对因治疗是消除原发致病因子的治疗，例如应用抗生素类杀灭体内致病微生物的治疗；对症治疗是改善症状的治疗，例如高热时应用解热镇痛药阿司匹林，解除发热给患者带来的不适。

五、不良反应

凡用药后产生与用药目的不相符的并给患者带来不适或痛苦的反应统称为不良反应。药物的不良反应包括副作用、毒性反应、变态反应、后遗效应、停药反应、特异质反应及“三致”（致癌、致畸、致突变）作用。一般是可预知的，但有的是不可避免的，且有的是难以恢复的。

1. 副作用

副作用是指应用治疗剂量的药物所出现的与治疗目的无关的药理作用。一种药物常有多方面的作用，既有治疗目的的作用，也并存有非治疗目的的作用。如抗胆碱药阿托品的作用涉及许多器官和系统，当应用于解除消化道痉挛时，除缓解胃肠疼痛外，常可抑制腺体分泌，出现口干、视力模糊、心悸、尿潴留等反应。后面这些作用是属于治疗目的以外的，且可引起一定的不适或痛苦，因此为副作用。副作用和治疗作用在一定条件下是可以转化的，治疗目的不同会导致副作用在概念上的转变，如在手术前为了抑制腺体分泌和排尿，阿托品的上述副作用又可转化为治疗作用。副作用常为一过性的，随治疗作用的消失而消失，但是有时候也可引起后遗症。

2. 毒性反应

毒性反应是指药物剂量过大、用药时间过长或药物在体内蓄积过多时，对用药者靶组织或器官产生的危害性反应。一般比较严重，可预知、可避免。急性毒性是指短期内过量用药而立即发生的毒性；慢性毒性是指长期用药在体内蓄积而逐渐发生的毒性。致癌、致畸、致突变（“三致”反应）也属于慢性毒性。

3. 变态反应

变态反应（也叫超敏反应）是指机体对某些抗原初次应答后，再次接受相同抗原刺激时，发生的一种以机体生理功能紊乱或以组织细胞损伤为主的特异性免疫应答。皮肤过敏，皮肤瘙痒、红肿，就是变态反应。该反应仅发生于少数患者身上，和已知药物作用的性质无关，和剂量无线性关系。且反应性质各不相同，不易预知，一般不发生于首次用药，停止给药反应消失。化学结构相似的药物易发生交叉过敏反应。临床主要表现为皮疹、血管神经性水肿、过敏性休克、血清病、哮喘等。

接触或使用某些药物后，引起的过敏性休克也属于变态反应。常见于青霉素类，也可见于头孢菌素类、氨基糖苷类、酶类、右旋糖酐、天花粉、普鲁卡因等药物。对易致过敏的药物或过敏体质者，用药前应做过敏试验。已经证实可以引起过敏的药物如安乃近、吗啡、辅酶 A、博莱霉素、三磷酸腺苷、保泰松、肝素、哌替啶、甲丙氨酯、己烯雌酚、复方氢氧化铝片、磺胺类、奎宁、贝那替嗪（胃复康）、乙胺丁醇、庆大霉素、对氨基水杨酸、喷托维林（咳必清）、卡巴克洛（安络血）、阿托品、红霉素、巴比妥类药、呋喃丙胺、可的松、胰岛素、丙磺舒、水杨酸钠、博莱霉素、白喉及破伤风抗毒素、链激酶、氨茶碱、氯丙嗪、黄体酮、酚磺乙胺、复方阿司匹林、链霉素、吡哌酸、丁卡因、索米痛片、四环素类、二性霉素 B、硫酸钡、小檗碱（黄连素）、呋喃唑酮（痢特灵）、卡那霉素、酒石酸锑钾、硫代硫酸钠等。

4. 后遗效应

后遗效应是指停药后血药浓度降至阈浓度以下时所遗留的生物效应。维持时间可长可短，如长期应用肾上腺皮质激素所致的肾上腺皮质萎缩性功能减退；也可历时数月，如链霉素对某些个体能引起永久性耳聋。后遗效应比较短暂者，如服用巴比妥类催眠药后次晨的宿醉现象。

5. 特异质反应

特异质反应是由于用药者有先天性遗传异常，对于某些药物反应特别敏感，出现的反应性质可能与某些常人不同的反应。如红细胞内缺乏葡萄糖-6-磷酸脱氢酶的患者，体内还原型谷胱甘肽不足，若服用某些药物如伯氨喹、阿霉素和一些磺胺类药物时，易引起溶血反应。

6. “三致”作用

致突变、致畸及致癌是药物损伤细胞遗传物质所致的特殊毒性作用，常用于评价药物的安全性。在医学上被称为“三致”反应。

第二节　药物的作用机制

药物的作用机制包含以下几个方面。

1. 对酶的影响

酶是药物作用的主要靶标（作用部位），药物可通过抑制酶活性或激活酶活性而发挥药理作用，如新斯的明的抗胆碱酯酶作用。

2. 作用于细胞膜离子通道

有些药物可以直接作用于离子通道而影响细胞功能。如钙拮抗剂可以阻滞 Ca^{2+} 通道，降低细胞内 Ca^{2+} 浓度，致血管舒张，产生降压作用。

3. 影响核酸代谢

核酸（DNA 及 RNA）是控制蛋白质合成及细胞分裂的生命物质。许多抗癌药是通过干扰癌细胞 DNA 和 RNA 的代谢过程而发挥作用的。

4. 参与或干扰细胞代谢

有些药物可补充生命代谢物质，从而治疗相应的缺乏症。

5. 改变细胞周围环境的理化性质

有些药物常常是通过简单的化学反应或物理作用而产生药理效应，如抗酸药用于治疗消化性溃疡。

6. 影响免疫功能

许多疾病涉及免疫功能。免疫抑制药及免疫增强药可通过影响免疫机制发挥疗效。

7. 非特异性作用

有些药物并无特异性作用机制，而主要与理化性质有关。

8. 受体作用

大多数药物通过作用于受体发挥药理作用，如毛果芸香碱、阿托品等。

（1）受体的概念和特性

① 受体。为糖蛋白或脂蛋白，是存在于细胞膜、细胞质或细胞核内，能识别周围环境中某种微量化学物质，与药物相结合并能传递信息和引起效应的细胞成分。

② 配体。能与受体特异性结合的物质，分为内源性配体和外源性配体。

③ 受体的特征。饱和性、高灵敏度、可逆性、高亲和性、多样性。

（2）受体的类型　根据受体蛋白结构、信息传导过程、效应性质、受体位置等特点，可将受体分为四类，即离子通道受体、G 蛋白偶联受体、酪氨酸激酶受体、细胞内受体。

（3）药物与受体的相互作用　根据药物的亲和力和内在活性，可将药物分为激动药与拮抗药。

① 激动药。能与受体结合并激动受体而产生相应的效应，与受体有亲和力和内在活性。

a. 完全激动药。具有较强的亲和力和内在活性（$\alpha=1$）。

b. 部分激动药。与受体有较强的亲和力和较弱的内在活性（$\alpha<1$）。

② 拮抗药。能阻断受体活性的配体，与受体有较强的亲和力，但无内在活性（$\alpha=0$）。

a. 竞争性拮抗药。能与激动药互相竞争同一受体，与受体可逆结合，量效反应曲线平行右移，斜率和高度（E_{max}）不变。

b. 非竞争性拮抗药。不与激动药互相竞争同一受体，或与受体不可逆结合，量效反应曲线右移，斜率降低，高度（E_{max}）压低。

（4）药物与受体相互作用后的信号转导第二信使　配体作用于受体后，可诱导产生一些细胞内的化学物质，可作为细胞内信号的传递物质，将信号进一步传递至下游的信号转导蛋白，故称之为“第二信使”。现已确定的第二信使包括：环磷腺苷（cAMP）、环磷鸟苷（cGMP）、磷酸肌醇（IP3）、甘油二酯（DG）和钙离子。

（5）受体调节　受体虽是遗传获得的固有蛋白，但不是固定不变的，其代谢转换经常处于动态平衡状态，其数量、亲和力及效应力常受到各种生理及药理因素的影响。受体调节是维持机体内环境稳定的一个重要因素，其调节方式有脱敏和增敏两种类型。受体脱敏是指在长期使用一种激动药后，组织或细胞对激动药的敏感性和反应性下降的现象；受体增敏是与受体脱敏相反的一种现象，可因受体激动药水平降低或长期应用拮抗药造成，此时组织或细胞对激动药的敏感性和反应性增强。

第三节　药物的量效关系

一、量效关系及量效曲线

1. 量效关系

药理效应的强弱与药物剂量大小或浓度高低所呈一定的关系，称为量效关系。

2. 量效曲线

以药物的效应为纵坐标，药物的剂量或浓度为横坐标作图，则得量效曲线，如将药物浓度或剂量改用对数值作图，则量效曲线呈典型的“S”形（图 2-1）。

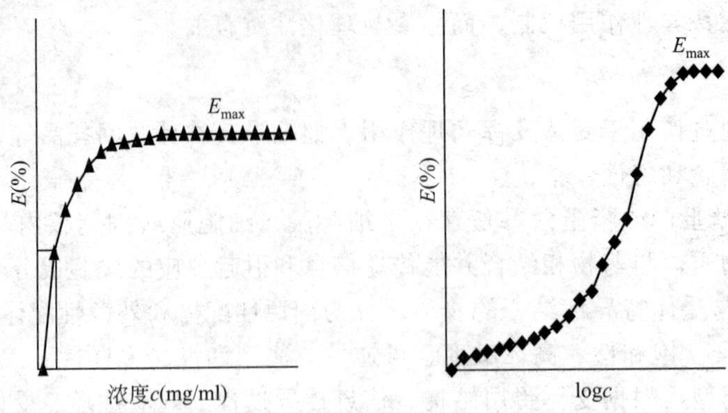

图 2-1 药物作用的量效曲线

3. 量反应

药理效应可用具体数量或最大反应的百分数表示，称为量反应。

4. 质反应

药理效应只能用“全”或“无”、“阳性”或“阴性”表示，称为质反应。如“存活”与“死亡”、“惊厥”与“不惊厥”等。

5. 效价（效应强度）

效价是指能引起等效反应的相对浓度或剂量，反映药物与受体的亲和力，其值越小效应强度越大。

6. 效能（最大效应）

增加药物剂量或浓度而效应不再继续增强，此时药物的最大效应称为效能，反映药物的内在活性。

7. 半数有效量（ED_{50}）

半数有效量是指能引起 50％实验动物出现阳性反应时的药物剂量。

8. 半数致死量（LD_{50}）

半数致死量是指能引起 50％实验动物死亡时的药物剂量。

药物的量效关系阐明药物作用的规律（图 2-2）。药物的剂量在一定范围内与效应呈正比关系。剂量不同，机体的反应也不同，且药物剂量越大，药物效应越强。但若超过一定限度后，增加剂量疗效不再提高，只能引起毒性反应，因此选用最合适的治疗剂量是十分重要的。

药物的剂量分为最小有效量、常用量、极量、中毒量和致死量。最小有效量，即出现疗效的最小剂量。常用量（有效量）是指大于最小有效量，且能对机体产生明显疗效又不引起中毒的剂量，也是临床上常采用的治疗量。极量是用药选量的最大限度，超过极量用药将引起毒性反应。中毒量是指能引起毒性反应的剂量。而能导致死亡的剂量，称致死量。临床用药时除应计算给药剂量外，还应注意在单位时间内给药（静脉注射或静脉滴注）的速度，以免引起毒性反应。

二、药物作用的个体差异性

个体之间对药物反应不尽相同，这种差异称为药物作用的个体差异。如对同一种药物，

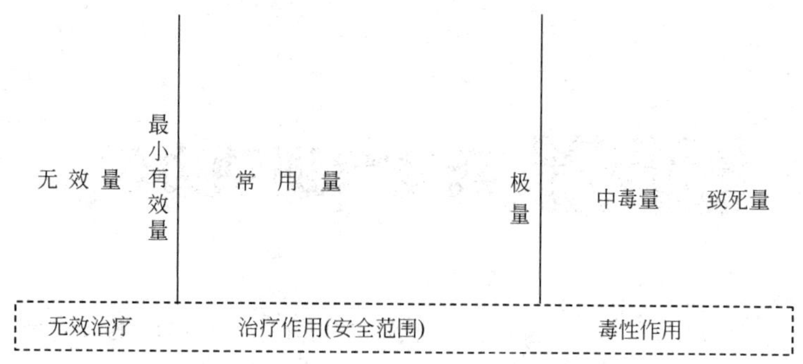

图 2-2　药物的量效关系

有的个体应用较小剂量即可产生较强的作用，称为高敏性或高反应性；有的个体对药物敏感性很低，需很大剂量才能产生应有的作用，称为耐受性或低反应性。

造成个体差异的原因与体内外环境、机体的生理和病理状态以及种属差异和遗传有关。如少数人由于体质差异，对具有抗原性的药物易产生变态反应，甚至出现过敏性休克；还有人由于遗传性缺陷，体内缺乏某些物质，产生特异质反应（如缺乏 6-磷酸葡萄糖脱氢酶者，使用磺胺药可出现溶血反应），因此，在临床用药时应根据患者的情况选择和调整用药剂量，尽量做到用药个体化。

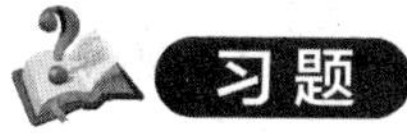

一、名词解释

药物效应动力学（药效学）、药物作用的选择性、不良反应、副作用、毒性反应、药物的量效曲线、半数有效量（ED_{50}）、半数致死量（LD_{50}）、受体。

二、是非题

1. 选择性较高的药物作用专一性强、活性高，但不良反应相应也多。
2. 副作用是用药量过大所引起的。
3. 凡是与受体有亲和力的药物均称为受体激动剂。
4. 药物引起的过敏反应与用药量无关。
5. 药物的毒性作用也是因患者对药物的敏感性过高所致。
6. LD_{50}越大，药物的毒性越小。

题号	1	2	3	4	5	6
答案	×	×	×	√	×	√

（葛喜珍）

第三章 药物代谢动力学

药物代谢动力学（pharmacokinetics）简称“药动学”（ADME），是主要研究药物在生物体内的吸收（absorption）、分布（distribution）、代谢（metabolism）及排泄（excretion）过程规律（特别是研究血药浓度随时间而变化的规律），并运用数学原理和方法阐述血药浓度随时间变化规律的一门学科。药动学研究所反映出的药物在动物或者人体内的动态变化规律，除可作为药效学和毒理学研究的借鉴外，也是指导新药研究与开发、进行先导化合物的设计和筛选以及申报临床研究或进一步申报生产所必须提交的重要资料。

第一节 药物的转运

药物的转运是指药物在体内通过各种生物膜的运动过程，即跨膜转运。主要分为以下几种。

一、被动转运

被动转运又称为简单扩散、下山转运、顺梯度转运。其特点是由高浓度向低浓度扩散，直至膜两侧浓度相等（动态平衡）；不需酶，不耗能；无饱和现象，也不受其他转运物质抑制；多属外源性物质的转运方式。

被动转运包括膜孔扩散和脂溶扩散。

1. 膜孔扩散（滤过）

水溶性小分子物质均易通过膜孔扩散。

2. 脂溶扩散

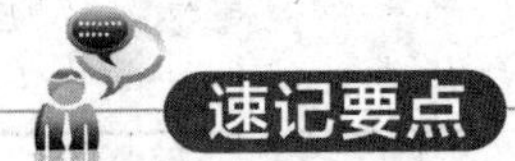

“酸酸碱碱”易吸收，“酸碱碱酸”易排泄。

脂溶扩散即非离子扩散。因细胞膜具有类脂结构，脂溶性药物可溶于类脂质透过细胞膜，故药物的脂溶性越大越易扩散。扩散速度取决于膜两侧的药物浓度梯度及药物在膜内的溶解度，同时受药物解离度的影响也很大。药物解离成阴、阳离子后，极性增加、脂溶性下降，难穿透类脂质屏障，这种现象称为“离子障”。体液 pH 影响弱酸弱碱类药物的被动转运，如弱酸性药物在酸性胃液中解离程度小，容易被吸收，相反弱碱性药物在胃液中形成“离子障”，吸收较少。

二、主动转运

主动转运又名“上坡”转运，是一种载体转运，靠酶促、耗能；可逆浓度梯度透过细胞膜；当两种药物转运机制相同时，可出现竞争性抑制；有饱和现象；多属内源性代谢物质的转运方式。

三、易化扩散

易化扩散是通过镶嵌在细胞膜上的多肽蛋白质来进行的。药物与膜蛋白外侧的亚单位（载体）结合后，引起该蛋白质构型改变，将药物甩向内侧，再由该蛋白质内侧的亚单位通过构型变化进一步把药物甩入细胞内。

与主动转运不同之处是顺浓度梯度、不需酶促反应、不耗能，所需载体在药物浓度高时可被饱和，转运系统可被某些物质抑制或竞争等。

第二节 药物的体内过程

药物的体内过程即药物自吸收进入机体到最后被机体排出的过程，包括吸收、分布、代谢和排泄等。机体对药物作用的过程，表现为体内药物浓度随时间变化的规律。

一、吸收

药物从给药部位进入血液循环称为吸收。给药途径影响吸收。

1. 口服

口服的吸收部位主要在小肠黏膜。药物从胃肠道吸收入门静脉系统再到达全身血液循环前先通过肝脏。如果肝脏对其代谢能力很强或由胆汁排泄的量大，则使进入全身血液循环内的有效药物量明显减少，这种作用称为“首关消除”，也称“首关代谢”或“首关效应”。有的药物在被吸收进入肠壁细胞内而被代谢一部分也属首关消除。注射、舌下和直肠给药可避免肝代谢造成的首关消除。首关消除明显的药物如硝酸甘油、普萘洛尔等，一般不适宜口服给药。

2. 舌下含服

舌下含服指使药剂直接通过舌下毛细血管吸收入血而完成吸收过程的一种给药方式。舌下含服给药量有限，但无首过（首关）消除，药物可以通过毛细血管壁被吸收，药物分子能顺利通过较大分子间隙，吸收完全且速度较快。适用于快速、紧急或避免肝脏首关消除的药物，如硝酸甘油用于防治心绞痛，口服无效，发作时需舌下含服。

3. 注射给药

注射给药是将无菌药液注入体内，达到预防和治疗疾病目的的一种给药方式。常用的注射给药主要有静脉、肌内和皮下注射，其他还包括腹腔、关节内、结膜下腔和硬膜外注射。静脉滴注可立即产生药效，并可以控制用药剂量。药物从肌内、皮下注射部位吸收一般30min内达峰值。

4. 皮肤黏膜吸收

由于皮肤角质层仅可使脂溶性高的药物通过，而皮脂腺的分泌物覆盖在皮肤表面，可阻止水溶性物质通过，所以完整皮肤的吸收能力很差。但脂溶性很高的药物可经皮肤吸收，如硝酸甘油。黏膜吸收能力虽比皮肤强，但除口腔黏膜外，其他部位的黏膜给药治疗意义不大。

5. 呼吸道给药

呼吸道给药主要由肺泡吸收。肺泡血液丰富且表面积较大、吸收迅速，凡气体或挥发药物可直接进入肺泡。药物溶液经喷雾器雾化后，可到达肺泡，迅速吸收。

药物的吸收主要受以下因素影响。首先是药物的理化性质。药物的分子大小、脂溶性高低、溶解度和解离度等均可影响吸收。一般药物脂溶性越高，越易被吸收；小分子水溶性药物易吸收，水和脂肪均不溶的药物较难吸收；解离度高的药物口服很难吸收。第二是药物的剂型，口服给药时，溶液剂较片剂或胶囊剂等固体制剂吸收快，因为后者需有崩解和溶解的过程；皮下或肌内注射时，水溶液吸收迅速，混悬剂或油脂剂由于在注射部位的滞留而吸收较慢，故作用时间长。第三是吸收环境。口服给药时，胃的排空功能、肠蠕动的快慢、pH值、肠内容物的多少和性质均可影响药物的吸收，如胃排空迟缓、肠蠕动过快或肠内容物多等均不利于药物的吸收；皮下或肌内注射，药液沿结缔组织或肌纤维扩散，穿过毛细血管壁进入血液循环，其吸收速度与局部血液流量和药物制剂有关；由于肌肉组织血管丰富、血液供应充足，故肌内注射较皮下注射吸收快；休克时周围循环衰竭，皮下或肌内注射吸收速度减慢，需静脉给药方能即刻显效。静脉注射时无吸收过程。

二、分布

药物吸收后经血液循环到达机体各组织器官的过程，称为药物的分布。药物在体内的分布是不均匀的。影响药物分布的因素主要有以下几种。

1. 与血浆蛋白的结合

药物在血液中可不同程度地与血浆蛋白结合，形成结合型药物，未结合的药物为游离型药物。结合型药物不易透出血管壁，因而暂时失去药理活性。药物与血浆蛋白结合是可逆的；两种以上的药物合用可发生与血浆蛋白结合的竞争现象。药物与血浆蛋白的结合率是影响药物在体内分布的重要因素。血浆蛋白结合率高的药物显效慢，但作用持续时间长；反之显效快的药物维持时间短。

2. 与组织的亲和力

药物与某些组织有较高的亲和力，则在该组织中浓度高，如碘在甲状腺、钙在骨骼中的浓度较高。药物与组织亲和力的强弱是造成药物选择作用的重要原因。

3. 器官局部血流量

人体各组织器官的血流量是不均衡的。血流量大的组织器官（如肝、肾等器官）药物分布较快。首先在这些组织器官中建立动态平衡，然后再向血流量少的组织转移。

4. 药物的理化性质和体液 pH

弱酸性或弱碱性药物在体内的分布受体液 pH 的影响。细胞内液 pH（约为 7.0）略低于细胞外液 pH（约为 7.4），弱酸性药物在较碱性的细胞外液中解离增多，脂溶性降低，不易进入细胞内，因而细胞外液浓度高于细胞内，弱碱性药物则相反。巴比妥类等弱酸性药物中毒时，用碳酸氢钠碱化血液可减少该类药物进入脑细胞及促进药物由脑细胞向血液转移；碱化尿液可阻止药物在肾小管的重吸收，促进药物从尿中排出，这是临床上抢救巴比妥类药物等弱酸性药物中毒的重要措施。

5. 生物膜屏障

（1）血脑屏障　是血-脑、血-脑脊液及脑脊液-脑三种屏障的总称。脑组织内的毛细血管内皮细胞紧密相连，内皮细胞间没有间隙且外表面由星形胶质细胞包围，故药物一般较难穿透血脑屏障。只有脂溶性高、血浆蛋白结合率低和小分子的药物才能以简单扩散方式通过血脑屏障进入脑组织，故治疗脑部疾病应选用易透过血脑屏障的药物。婴幼儿血脑屏障不完善，用药剂量不宜过大，否则会影响脑部神经组织的发育。

(2) 胎盘屏障　指胎盘绒毛与子宫血窦间的屏障，其通透性与一般毛细血管无显著差别。几乎所有药物均能从母体通过胎盘进入胎儿体内，因而在妊娠期间应禁用对胎儿生长发育有影响的药物。

(3) 血眼屏障　药物在房水、晶状体和玻璃体等组织的浓度远低于血液，故眼部疾病多以局部应用药物较好。

三、代谢（生物转化）

药物转化（biotransformation）是指药物作为外源性的活性物质在体内发生化学结构改变的过程，又称“药物的代谢”。体内代谢药物的主要器官是肝脏，其次是肠、肾、肺、血浆及胎盘。

药物的转化过程一般分为两个时相进行。第Ⅰ时相是氧化、还原、水解过程。该过程可在药物分子结构中引入或暴露出一些极性基团（如产生羟基、羧基、巯基、氨基等），使药物药理活性减弱或消失，称为“灭活”；但也有极少数药物被转化后才出现药理活性，称为“活化”，如糖皮质激素泼尼松只有在体内还原为泼尼松龙后，才具有药理活性。第Ⅱ时相是结合过程。该过程可使药物分子结构中已暴露出来的极性基团与体内的其他化学成分（如葡萄糖醛酸、甘氨酸、谷胱甘肽等）以共价键结合，使药物分子生成更易溶于水且极性更高的代谢物，以利于药物的彻底消除。

1. 参与药物代谢（转化）的酶

药物在体内主要靠肝细胞微粒体的药酶。其中最主要的是混合功能氧化酶系，其由三部分组成：血红蛋白类，包括细胞色素 P450 及细胞色素 b5；黄素蛋白类，包括还原型辅酶Ⅱ-细胞色素 C 还原酶（或称还原型辅酶Ⅱ-细胞色素 P450 还原酶）及还原型辅酶Ⅰ-细胞色素 b5 还原酶，是电子传递的载体；脂类，主要是磷脂酰胆碱，功能尚不清楚。此三部分共同构成电子传递体系，使药物氧化，三者缺一则药物代谢就不能完成。

2. 药物代谢的意义

(1) 解毒　绝大多数药物通过代谢后失去药理活性，称为解毒。而肝药酶活性低时，应用主要在肝灭活的药物则要特别慎重。

(2) 活化　少数药物经代谢变化后效力反而增强，称为活化。

3. 肝药酶的诱导剂和抑制剂

凡能诱导药酶活性增强或加速药酶合成的药物称为肝药酶诱导剂，如苯巴比妥、水合氯醛、苯妥英钠、利福平等；也可受到某些药物的抑制而活性减弱，如氯霉素、对氨基水杨酸、异烟肼、保泰松等，这些药物称为肝药酶抑制剂。如将肝药酶诱导剂或抑制剂与被此酶代谢的药物合用，则它们会影响这些药物的代谢而改变其消除速率和效应。肝药酶的活性也可因遗传、种族、年龄、性别、环境因素而不同。

四、排泄

排泄主要通过肾脏。此外还有肺、胆汁、乳汁、唾液腺、支气管腺、汗腺、肠道等。

1. 肾脏排泄

肾脏排泄包括肾小球滤过和肾小管排泌。肾小管所重吸收的主要是未离解的脂溶性药物，而改变尿液 pH 可影响药物的离解度，能显著影响弱酸性或弱碱性药物在肾小管的重吸收；相反，增加弱酸性药物的离解度，可减少其在肾小管的重吸收，加速其排泄率。故弱酸性药物中毒时，宜用碳酸氢钠碱化尿液，加速毒物排出。肾功能不全者慎用或禁用主要经肾排泄的药物。

2. 胆汁排泄

药物从肝细胞向胆汁的转运是主动转运过程，需有载体，有饱和现象。肝细胞至少有三个转运系统：有机酸类转运、有机碱类转运和中性化合物转运。属同一转运系统的药物，有竞争性抑制。有些药物在肝细胞与葡萄糖醛酸结合后进入胆囊，随胆汁排泄而后进入十二指肠被水解，游离药物被重新吸收，称为肝肠循环。

另外一些药物可从乳汁排泄，引起乳儿中毒；一些挥发性药物可从肺排泄。

第三节　药代动力学基本概念及参数

一、血药浓度与药-时曲线

1. 血药浓度

药物进入机体后借助血液的转运到达作用部位，积累至一定浓度后便产生药效。根据机体对药物进行转运和转化的规律，体内药量（浓度）经历由少到多，再由多到少以至消失的动态变化，同时呈现出药物效应从显现到消失的过程。说明药效的大小决定于体内特别是作用部位的药物浓度，而作用部位药物浓度又决定于血浆中的药物浓度。

血浆药物浓度常随药物的剂量、给药间隔时间以及该药体内过程的变化而变化。当剂量较大、给药时间较短以及吸收速度超过消除速度时，血浆药物浓度增高，反之，血浆药物浓度则降低。药动学上常测定血浆药物浓度，以指导临床合理用药（确定适当剂量、规定合适的给药间隔时间），以保证疗效及用药安全。

2. 药-时曲线

血浆药物浓度随时间的推移而呈现的动态变化，常以纵坐标代表血药浓度或药效，横坐标代表时间，绘出一条血药浓度（或药效）随时间变化的曲线，称为“药-时曲线”，或称“时-效（量）曲线”。

从图 3-1 可知，初期药物吸收大于消除，形成曲线的上升部分，称为“药物吸收分布相”（潜伏期和持续期）。潜伏期是指从用药后到起效的一段时间，也叫起效期，主要反映药物的吸收与分布过程，静脉注射时一般无潜伏期。效应持续期是指药物维持最小有效浓度或维持基本疗效的时间，其长短取决于药物吸收和消除的速度。达峰时间（T_{max}）是指用药后达到最高浓度的时间。峰值（c_{max}）是指用药后所能达到的最高浓度，且通常与药物剂量成正比。达到峰浓度后药物吸收小于消除，形成曲线的下降部分，称为“药物代谢排泄相”（残留期）。残留期虽与排泄缓慢有关，但在多数情况下反映了药物在体内的积累，此时血药浓度虽不高，而体内贮量却不一定少，因此，在反复给药时应注意蓄积中毒。药物的吸收、分布、代谢和排泄没有严格的分界线，只是在某段时间内以某些过程为优势而已。药-时曲线升段反映药物吸收与分布的快慢，吸收快的升段坡度陡，吸收慢的升段坡度平缓。曲线高度反映药物吸收的多少，同一药物剂量大峰值就高，反之就低。

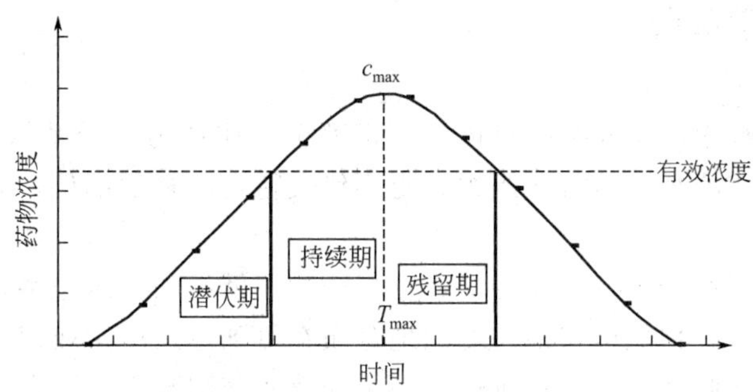

图 3-1　非静脉给药的时-量（效）关系曲线

二、药物的消除

1. 基本概念

(1) 血浆清除率（CL）　是指肾在单位时间（一般以分钟为单位）内能将多少体积（ml）血浆中所含的某些物质完全清除出去（ml/min）。

(2) 消除速率　是指单位时间内被机体消除的药量，常用表观分布容积（V_d）计算。

(3) 表现分布容积（V_d）　是指体内全部药物总量（A）按血中药物浓度（c）溶解时所需的体液总容积。计算公式如下。

$$V_{d(L)}=\frac{A(mg)}{c(mg/L)}$$

由于理论计算所得的分布容积与实际体液总量并不完全相等，故又称为“表现分布容积”。这是一个假想的容积，因大多数药物都不同程度地和血浆蛋白或组织蛋白相结合，而不是均匀分布的，但从分布容积的大小可以推测药物在体内的分布范围。如计算出来的分布容积大于体液的总容积，可能表示该药分布到周边室的较深部位或者在周边室贮存起来；如果小于体液的总容积，则可能表示该药大部分分布在血液循环里。

2. 药物消除类型

药物浓度下降消除是有其规律性的，按其性质可分两种类型。

(1) 恒比消除（一级动力学）　恒比消除是指血浆中药物消除的速率与血浆中药物浓度成正比的消除，即每一定时间内药物浓度降低呈恒定比值，也称“一级消除”或“一级动力学”。例如氯霉素每小时血药浓度降低 29.3%，假定原来药物浓度为 100mg/L，1h 后药物浓度降至 70.7mg/L，再隔 1h 降低至 49.98mg/L，其下降的数量随原来的药物浓度而变化，即药物消除有固定半衰期，如果浓度用对数表示，则时量曲线为直线。

(2) 恒量消除（零级动力学）　血浆中药物消除的速率与原来药物的浓度无关，而是在一定时间内药物浓度降低恒定的数量，称为“恒量消除”或“零级消除”（零级动力学）。例如乙醇每小时药物浓度下降 0.17mg/ml。恒量消除属定量消除，多数情况下超过机体最大消除能力，无固定半衰期，血药浓度用对数表示，其时量曲线呈曲线。

常用药物中符合恒量消除规律的为数不多，实际上有些药物（如水杨酸、苯妥英钠等）的消除规律与上述两种消除均不相同，特称之为“非线性药物动力学”。这些药物在浓度较高时基本属于恒量消除。这一现象意味着机体对该药的代谢速度存在着极限现象。

三、药代动力学参数

1. 隔室（compartment）

药代动力学上以数学模型来模拟身体，即把整个身体视为一个系统，并分为若干隔室。隔室并不具体代表特定的某一器官或组织，也不代表特定的解剖部位，只是抽象的空间概念的组合。

隔室的划分是为了便于进行药动分析，特将药物在体内的转运速率近似的“空间”划归一个隔室。如给药后，药物能迅速地、均匀地分布在可到达的体液或组织中并与血液中药物浓度达到平衡状态，在此情况下可把机体视为一个分布容积与之相同的容器，即为“一室模型”。当药物在体内各器官的转运速率有差异时，血流丰富并能迅速与血液中的药物浓度达到平衡的器官，如心、肝、肺、肾、内分泌腺等，可视为“中央室”；而血流贫乏、转运速率慢的器官，给药后不能立即与血液中的药物浓度达到平衡，如皮肤、脂肪组织等，则被视为“周边室”，这就把机体设想为“二室模型”。

二室模型的药-时曲线的降段分为两段，当静脉注射后药物在血浆中的浓度先较快地下降，然后再稳定的逐渐下降，呈现两个时相。

（1）消除相（α 相） 当快速静脉注射后，药物一方面进行代谢和排泄的消除，另一方面药物仍随血液大量分布到周边室，所以，开始时血药浓度下降较快，称为“分布相”。此时相的药-时曲线为曲线。

（2）分布相（β 相） 分布过程完成达到平衡后，血药浓度下降主要由于药物的消除，故称为“消除相”。此时周边室的药物浓度动态平衡规律随中央室血浆浓度一同按比例降低。在图中该段曲线近于直线，是符合恒比消除规律的。

2. 半衰期（half life，$t_{1/2}$）

半衰期一般指血浆半衰期，即血浆药物浓度下降一半所需的时间，它反映药物在体内消除的速度。绝大多数药物是按恒比消除规律消除的，因此其半衰期是固定的数值，不因血浆药物的浓度而改变，也不受药物剂量和给药方法的影响。

药物半衰期具有重要的实践意义。临床上一次给药后，约经过 5 个半衰期血浆药物浓度降低 96.87%，可认为药物已消除殆尽（表 3-1），估计停药后药物的消除时间。

表 3-1 药物半衰期与在体内蓄积量和排泄量的关系

给药量(一次给药)	半衰期($t_{1/2}$)	药物剩余药物/mg	药物消除量/mg
100mg	第 1 个	50.00	50.00
	第 2 个	25.00	75.00
	第 3 个	12.50	87.50
	第 4 个	6.25	93.75
	第 5 个	**3.13**	**96.87**
	第 6 个	1.56	98.44

3. 稳态血药浓度（steady plasma-drug concentration，c_{ss}）

一定剂量的药物重复恒量给药，经 4～5 个半衰期可达稳定而有效的血药浓度，此时药物吸收速度与消除速度达到平衡，血药浓度相对稳定在一定水平，这时的血药浓度称为“稳态血药浓度”，也称“坪值”（图 3-2，表 3-2），通常用 c_{ss}（mg/L）表示。为保持稳定的有效浓度常连续给药，给药间隔时间一般不超过该药的半衰期。如果每隔一个半衰期给药一次（或连续恒速静脉滴入），经 5 个半衰期血药浓度达到稳态浓度，此时药物吸收速度与消除速度达到平衡。除连续恒速静脉滴注坪值浓度成一条近乎水平的直线外，其他给药方法血药浓度都在药物浓度高限和低限之间呈锯齿状波动。

临床上稳态血药浓度的意义有：

① 作为调整给药剂量的依据。当治疗效果不满意时或发生不良反应时，可通过测定稳态血药浓度对给药剂量加以调整。

② 作为确定负荷剂量的依据。病情危重需要立即达到有效血药浓度时应给负荷量，即首次剂量就能达到稳态血药浓度的剂量。当静脉滴注时，可采用第 1 个半衰期滴注剂量的 1.44 倍静脉注射给药。

③ 作为制定理想给药方案的依据。理想的维持剂量应使稳态浓度维持在最小中毒浓度与最小有效浓度之间。

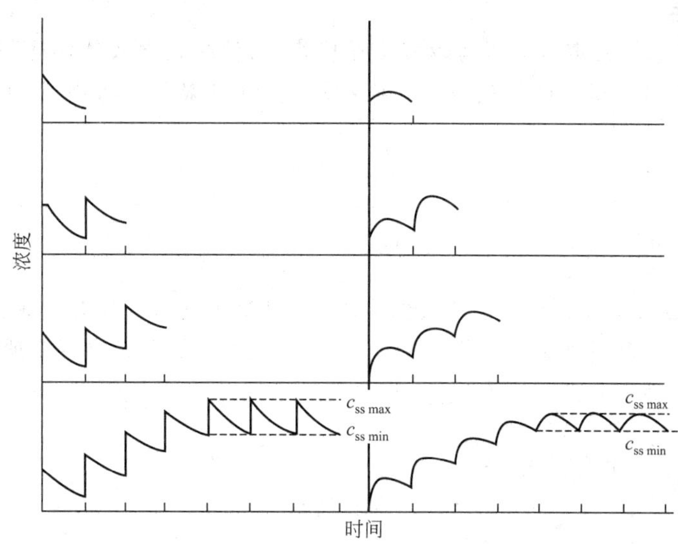

图 3-2 多剂量给药血药浓度积蓄示意图

表 3-2 一级动力学消除时连续给药体内蓄积和排泄关系

给药量(持续给药)	半衰期($t_{1/2}$)	药物剩余过程/mg	剩余药量/mg
100mg(每个半衰期结束时给药 1 次)	第 1 个	50.00	50.00
	第 2 个	50.00+25.00	75.00
	第 3 个	50.00+37.50	87.50
	第 4 个	50.00+43.75	93.75
	第 5 个	**50.00+46.88**	**96.88**
	第 6 个	50.00+48.44	98.44

临床用药一般采取维持量，即采用多次间歇给药或持续滴注，以使稳态血药浓度维持在治疗浓度范围内。首次剂量增大，然后继续给药达维持剂量，使稳态治疗浓度提前产生，叫作负荷量。

4. 浓度-时间曲线下面积（area under the concentration-time carve，AUC）

浓度-时间曲线下面积表示药物进入血液循环后整个时间过程中的数量，即血浆内药物从零时起至所有原形药物全部排尽为止，这一段时间内算得的药-时曲线下的总面积，即血药浓度对时间的积分（图 3-3）。

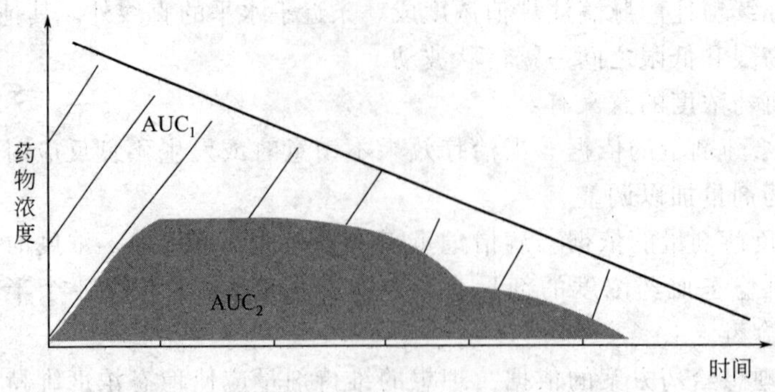

图 3-3　药-时曲线下面积

5. 生物利用度

任何给药途径给予一定量的药物后（经肝脏首关消除），进入体循环药物的百分率，即生物利用度（图 3-3）。其计算公式为：生物利用度＝（口服等量药物 AUC_2/静注等量药物 AUC_1）×100％。

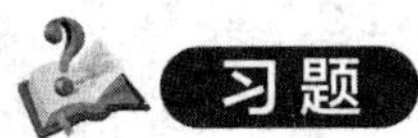

一、名词解释

药物代谢动力学、首关消除、肝药酶诱导剂、肝药酶抑制剂、药-时曲线、峰值（c_{max}）、达峰时间（T_{max}）、浓度-时间曲线下面积（AUC）、生物利用度、稳态血药浓度、半衰期（$t_{1/2}$）、血浆清除率（CL）、负荷量。

二、思考题

1. 生物膜屏障主要包括哪几种？
2. 药物消除一级动力学和零级动力学有何区别？
3. 给药间隔的依据是什么？
4. 为什么提倡恒速给药？

（葛喜珍）

第四章 影响药物作用的因素及合理用药

药物应用后在体内产生的作用常常受到多种因素的影响，例如药物的剂量、制剂、给药途径、联合应用，以及患者的生理因素、病理状态等，都可影响到药物的作用。不仅影响药物作用的强度，有时还可改变药物作用的性质。临床应用药物时，除应了解各种药物的作用、用途外，还有必要了解影响药物作用的一些因素，以便更好地掌握药物使用的规律，充分发挥药物的治疗作用，避免引起不良反应。

第一节 影响药物作用的因素

一、药物方面的因素

1. 剂量

药物剂量可以决定药物和机体组织相互作用的浓度，因而在一定范围内，剂量越大，药物的浓度越高，作用也越强；剂量小，作用就小。

2. 制剂和给药途径

同一药物的不同制剂和不同给药途径对药物的吸收、分布、代谢、排泄有很大的影响，从而会引起不同的药物效应。一般来说，注射药物比口服吸收快，作用往往较为显著。在注射剂中，水溶性制剂比油溶液或混悬液吸收快；在口服制剂中，溶液剂比片剂、胶囊容易吸收。控释制剂是一种可以控制药物缓慢、恒速或非恒速释放的制剂，其作用更为持久和温和。药物的制备工艺和原辅料的不同，也可能显著影响药物的吸收和生物利用度。如不同药厂生产的相同剂量的地高辛片，口服后的血浆药物浓度可相差 7 倍；20mg 的微晶螺内酯胶囊的疗效可相当于 100mg 普通晶型螺内酯。

有的药物采用不同给药途径时，还会产生不同的作用和用途，如硫酸镁内服可以导泻和利胆，注射则引起止痉、镇静和颅内压降低。

3. 药物的相互作用

将两种或两种以上药物联合使用，称为“合并用药”。其目的不外乎增强疗效或对抗不良反应。一般来说，合并用药的结果会使药理作用或毒性相加或大于相加，统称“协同作用”，前者称为“相加作用”，后者称为“增强作用”；作用或毒性减弱，称为“拮抗作用”。两种或两种以上药物配伍在一起，引起药理上或物理、化学上的变化，影响治疗效果甚至影响患者用药安全，这种情况称为“配伍禁忌”。无论药物相互作用或配伍禁忌，都会影响药物的疗效及其安全性。

二、机体方面的因素

1. 性别与年龄

性别对药物的反应在性质上并无差异，但女性多数比男性对药物较敏感。妇女有月经、妊娠、分娩、哺乳等特点，用药时应适当注意。儿童用药量首先考虑体重的差异，通常可按比例折算，也要注意儿童对药物的敏感性与成人不同。婴儿，特别是早产儿、新生儿，肝药酶尚未发育完善，药物的消除及持续时间延长。老年人的生理功能和代偿适应能力都逐渐衰退，对药物的代谢和排泄功能降低，因此对药物的耐受性较差，故用药剂量一般应比成人量少。

2. 心理因素

患者的精神状态与药物的治疗效果有密切关系。乐观的情绪对疾病的痊愈产生有利的影响，相反，悲观失望会降低治疗效果。安慰剂（placebo）是指由本身没有药理活性的中性物质（如乳糖、淀粉等）制成的外形似药的制剂。安慰剂所产生的效应称为安慰效应。其对心理因素控制的自主神经系统功能影响较大，如血压、心率、胃分泌、呕吐、性功能等，通过心理因素取得疗效。对于头痛、心绞痛、手术后痛、感冒咳嗽、神经官能症等能获得30%～50%的疗效。

3. 个体差异

高敏性与耐受性，前者指个体对药物作用特别敏感，应用小剂量即能产生毒性反应；后者指机体对药物的反应性降低，可耐受较大剂量而不产生中毒症状。耐受性有先天性和后天获得性之分，前者可长期保留，后者是反复应用一种药物后逐渐形成的。

许多特异质反应是遗传性化学缺陷。例如，伯氨喹及同类药对特异质者，使用治疗量就会引起溶血（黄疸）反应，而对一般人则仅在中毒量才偶见出现。研究表明，这种患者的红细胞缺乏具有保护作用的葡萄糖-6-磷酸脱氢酶，因而细胞膜易遭伯氨喹破坏。这种患者对磺胺、乙酰苯胺等药物和蚕豆等食物起溶血反应。

4. 营养状况

在营养不足、体重减轻的情况下，机体由于血浆蛋白不足，结合药物能力较小，肝药酶活性较低，甘氨酸、半胱氨酸与药物结合能力低下，故对药物作用较为敏感。

5. 患者病理状态

病理状态可以影响中枢神经系统、内分泌系统以及其他效应器官的反应性，因而能改变药物的作用。例如，正常人服用利尿药后血压并不明显下降，而高血压者则明显降低；退热药只对发热患者有降温作用；甲状腺功能亢进的患者对小剂量肾上腺素即起强烈的升压反应；肝功能不全时，将会加强在肝灭活药物的毒性；肾脏功能不全时，药物在体内蓄积，以至达到中毒浓度，引起不良反应，甚至发生严重后果；在循环功能不足、休克和脱水情况下，药物的吸收、转运发生障碍，在临床用药时应加以考虑。

第二节　机体对药物反应性的变化

机体对药物反应性的变化常在连续用药后发生，受药效学因素影响，多见于药物的滥用。

1. 药物耐受性

药物耐受性是指机体对药物反应性降低的一种状态。有些药物使用以后，因引起人体功能变化，使该药本身的代谢加快、灭活加速而药效降低。如麻黄素治疗气喘，起初疗效很好，以后则需不断加量，最后加大药量也无效，即耐受性。

2. 耐药性（又称抗药性）

耐药性一般是指病原体对药物反应性降低的一种状态。这是由于长期应用抗菌药，应用剂量不足时，病原体通过产生使药物失活的酶，改变膜通透性阻滞药物进入，改变靶结构或改变原有代谢过程而产生的。随着用药时间的延长或一种药物反复使用，其治疗效果越来越差甚至最终失去原有疗效，此期间所反映的情况就是耐药性在起作用。不合理的用药可使病原微生物渐渐产生抵抗药物的作用。

3. 身体依赖性

身体依赖性是由于反复用药所造成的一种适应状态，中断用药后可产生一种强烈的躯体方面的损害，即戒断综合征或“成瘾性”。产生身体依赖性的药物多为中枢神经抑制药，如吗啡等。

4. 精神依赖性

精神依赖性可使人产生一种要周期或连续用药的欲望，产生强迫性用药行为，以便获得满足或避免不适感。常易产生精神依赖性的药物如某些镇静催眠药等。精神依赖性曾称为“习惯性”。

5. 撤药综合征（或称停药反应）

撤药综合征是指长期连续使用某些药物，使人体对药物的存在产生适应和依赖性，一旦骤然停药，人体功能来不及调整、适应，便出现无药治疗状态，使病情出现反复，甚至因大量用药后抑制了人体本身原有的状态，而使病情表现得更为严重的一种状态。

可以引起撤药综合征或停药反跳的药物及其危害如氯氮（利眠宁）、甲丙氨酯（眠尔通）、地西泮（安定）、去甲羟基西泮等安眠药久服骤停时，可引起寒战、不安、失眠、幻觉、妄想或肌肉痉挛、意识障碍等惊厥反应；久服硝基安定而骤然停药时，可引起病情严重的“癫持续状态”，即短期内连续发生癫大发作，以致使患者出现持续的强直痉挛或意识丧失，并伴有高烧、脱水等症；苯妥英钠、苯巴比妥等抗癫药久服骤停时，可引起原有癫发作症状再度出现并使病情加剧，甚至诱发“癫持续状态”；普萘洛尔（心得安）、氧烯洛尔（心得平）、阿普洛尔（心得舒）、吲哚洛尔（心得静）等药物久服骤停时，可出现紧张不安、头痛、出汗、恶心等撤药综合征表现，并可使原有心律失常等病情出现反跳，此类药品用于防治心绞痛时，更易引发严重的心律失常或心绞痛发作，使病情加重，甚至可诱发心肌梗死；可的松、泼尼松、泼尼松龙、地塞米松等肾上腺皮质激素类药久服骤停时，可引起倦怠乏力，萎靡不振、发热、恶心、呕吐、食欲减退、腹胀、腹泻、血压降低、头昏眼花、直立性昏厥及注意力不集中、心悸、手抖等一系列撤药综合征症状。

长期大量服用可引起撤药综合征的药物，停药都必须按照先渐减药量而后慢慢停用的方法进行。这种方法能渐渐培养机体的代偿适应能力，因而十分有效。但具体实行起来较为繁琐，因为各种药物有不同的递减停药要求。为保证安全，务必按照医生开给的递减量及减药日期执行，其间一旦发现异常应及时去医院向医生和药剂师咨询，以防万一。

第三节 合 理 用 药

一、药物治疗的一般原则

药物治疗的一般原则，即适度性、安全性、经济性、规范性。

1. 适度性

（1）确定适当的剂量、疗程与给药方案，才能使药物的作用发挥得当，达到治疗疾病的目的。

（2）在明确疾病诊断的基础上，从病情的实际需要出发，以循证医学为基础，选择适当的药物治疗方案。

（3）药物过度治疗是指超过疾病治疗需要，使用大量的药物，而且没有得到理想效果的治疗，表现为超适应症用药、剂量过大、疗程过长、无病用药、轻症用重药等。

（4）治疗不足表现为剂量不够，达不到有效的治疗剂量；或疗程太短，达不到预期的治疗效果。

2. 安全性

药物在发挥防治疾病作用的同时，可能对机体产生不同程度的损害或改变病原体对药物的敏感性。保证患者的用药安全是药物治疗的前提。产生药物治疗安全性问题的原因：其一，药物本身固有的生物学特性；其二，药品质量问题；其三，药物的不合理使用。

3. 经济性

药物治疗的经济性就是要以消耗最低的药物成本，实现最好的治疗效果。主要是指：①控制药物需求的不合理增长，防止盲目追求新药、高价药；②避免有限药物资源的不合理配置、资源浪费与资源紧缺；③避免被经济利益驱动的不合理过度药物治疗。

4. 规范性

在药物治疗方面，指南往往根据疾病的分型、分期、疾病的动态发展及并发症，对药物的选择、剂量、剂型、给药方案及疗程进行规范指导。在针对某一具体患者时，既要考虑指南的严肃性，又要注意个体化的灵活性。

二、药物治疗方案的制定原则

① 为药物治疗创造条件。改善环境，改善生活方式。

② 确定治疗目的，选择合适药物。消除病因，去除诱因，预防发病，控制症状，治疗并发症，为其他治疗创造条件或增加其他疗法的疗效。

③ 选择合适的用药时机。强调早治疗。

④ 选择合适的剂型和给药方案。

⑤ 选择合理配伍用药。

⑥ 确定合适的疗程。

⑦ 药物与非药物疗法的结合。

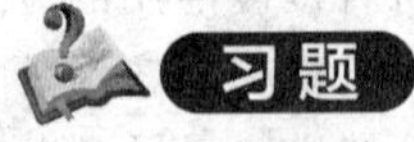

习题

一、名词解释

协同作用、拮抗作用、安慰剂、耐受性、耐药性（抗药性）、撤药综合征（停药反应）、精神依赖性。

二、思考题

1. 影响药效的因素有哪些？
2. 药物治疗方案的制定原则是什么？
3. 年龄、性别、病理因素、精神因素及遗传因素如何影响药物作用？

（葛喜珍）

第五章 传出神经系统药物概论

一、神经系统解剖学基础

神经系统是由脑和脊髓及与它们相连并遍布全身各处的外部神经所组成，分为中枢神经系统（CNS）和外周神经系统两大类（图 5-1）。

中枢神经系统是神经系统的主要组成部分。由位于颅腔内的脑和椎管里的脊髓组成。在中枢神经系统内大量神经细胞聚集在一起，有机地构成网络或回路。中枢神经系统可接受全身各处的传入信息，经它整合加工后成为协调的运动性传出，或者储存在中枢神经系统内成为学习、记忆的神经基础。人类的思维活动也是中枢神经系统的功能。

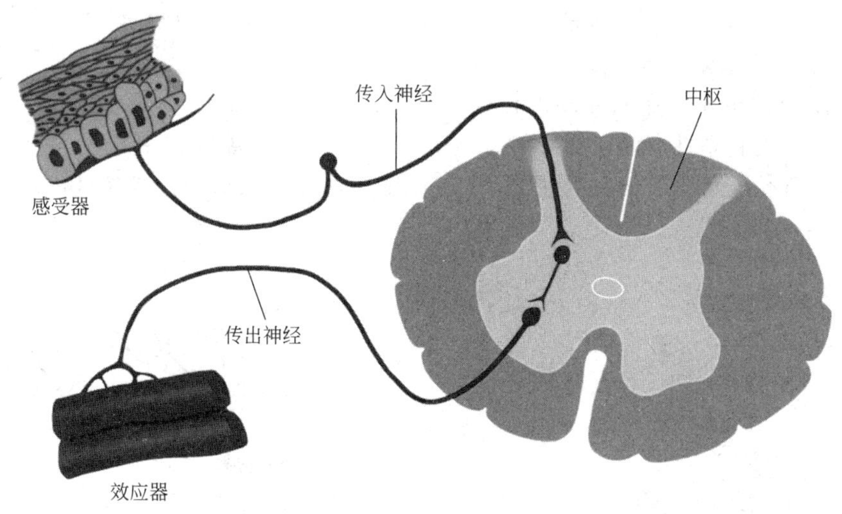

图 5-1 神经系统组成

外周神经系统，也称周围神经系统，是神经系统的外周部分。它一端与中枢神经系统的脑或脊髓相连，另一端通过各种末梢装置与机体其他器官、系统相联系。其重要成分是神经纤维，神经纤维的主要功能是传导兴奋。从神经冲动的传播方向看，感觉神经具有从神经末梢向中枢传导冲动的功能，又称为“传入神经”；运动神经具有从中枢向神经末梢传导冲动的功能，又称为“传出神经”。

二、神经元及其之间的相互作用方式

神经元是神经细胞结构和功能的基本单位，具有接受、整合、传导信息的功能。在结构上大致可分为细胞体和突起两部分。

细胞体是细胞含核的部分，其形状、大小有很大差别，直径约 4～120μm。核大而圆，位于细胞中央，染色质少，核仁明显。功能相同的神经元细胞体在中枢以外的周围部位集合而成的结节状构造称为神经节，表面包有一层结缔组织膜，其中含血管、神经和脂肪细胞。被膜和周围神经的外膜、神经束膜连在一起，并深入神经节内形成神经节中的网状支架。由节内神经细胞发出的纤维分布到身体有关部分，称节后纤维。

突起由轴突和树突共同构成。树突分支多而短，呈树枝状，其功能主要是接受刺激，将神经冲动传到细胞体，每个神经元可以有一个或多个树突。轴突由细胞体轴丘发出，细长光滑。末端分支较多，称神经末梢。神经元的轴突和鞘通常称为神经纤维。轴突的主要功能是将神经冲动由细胞体传递到其他神经元或者效应细胞。每个神经元只有一个轴突。神经元的结构如图 5-2 所示。

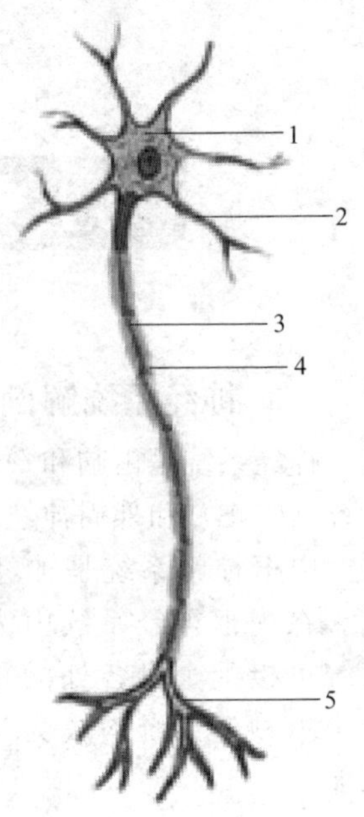

图 5-2　神经元结构示意图

1—细胞体；2—树突；3—轴突；4—鞘；5—神经末梢

根据神经元的功能又可分感觉神经元和运动神经元。感觉神经元（或称传入神经元），可接受刺激，将刺激传向中枢；运动神经元（或称传出神经元），可把神经冲动传给肌肉或腺体，产生效应。

神经元之间的联系方式是相互接触。神经元之间相互接触并传递信息的部位称为突触。神经冲动（沿神经纤维传导的兴奋）由一个神经元经突触传递到另一个神经元。大多数的突触需要化学递质的作用才能完成冲动的传递，这样的突触称为化学性突触。典型的化学性突触包括突触前膜、突触间隙和突触后膜三部分（图 5-3）。根据神经元的接触部位，可将突触分为轴突-树突突触、轴突-轴突突触、树突-树突突触及轴突-胞体突触四类（图 5-4）。

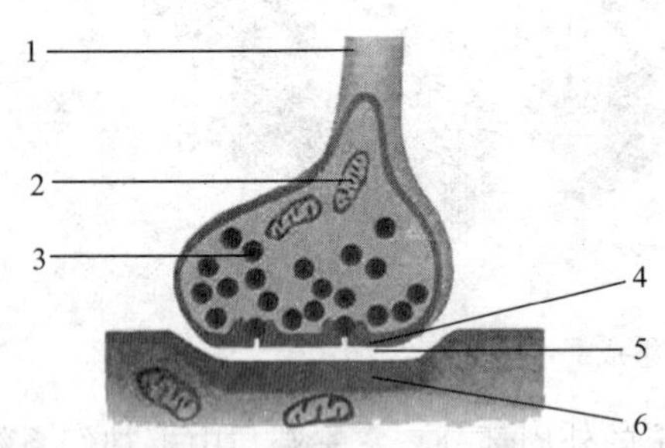

图 5-3　突触结构示意图

1—轴突；2—线粒体；3—突触小泡；4—突触前膜；5—突触间隙；6—突触后膜

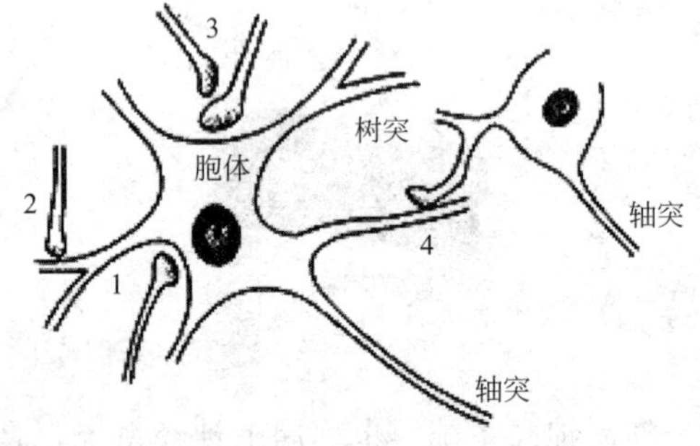

图 5-4　突触的分类

1—轴突-胞体突触；2—轴突-树突突触；3—轴突-轴突突触；4—树突-树突突触

三、传出神经系统的分类与组成

1. 传出神经系统的分类

（1）按解剖学分类　在传出神经系统中，分布于骨骼肌并支配其运动的神经纤维称为躯体运动神经。支配平滑肌、心肌运动以及调控腺体分泌的神经纤维叫作内脏运动纤维，由其所组成的神经称为内脏运动神经。由于其能够自动调整与个人意志无关的脏器的作用和功能，所以又称为自主神经。

自主神经依据其形态和功能的不同，分为交感神经和副交感神经。

传出神经系统{自主神经{交感神经、副交感神经}、运动神经}

一般的脏器均受交感神经和副交感神经双重支配。总体来说，交感神经的功能在于促使机体适应环境的急剧变化，以保持内环境的相对稳定；副交感神经的功能在于保护机体、蓄积能量，以利于修整。二者在功能上相互拮抗和制约。但一些个别器官，如大部分血管平滑肌、竖毛肌、汗腺仅由交感神经单独支配。

当机体处于紧张活动状态时，交感神经活动起着主要作用。交感神经的主要功能是使瞳孔扩大、心跳加速、皮肤和内脏血管收缩、冠状动脉扩张、血压上升、支气管舒张、胃肠蠕动减弱、膀胱壁肌肉松弛、唾液分泌减少、汗腺分泌汗液增加、竖毛肌收缩等。

副交感神经系统可保持身体在安静状态下的生理平衡，其作用是增进消化系统的功能(如胃肠的活动加强、消化腺的分泌增加)、促进大小便的排出、保持身体的能量、使瞳孔缩小以减少刺激、促进肝糖原的生成以储蓄能量、心跳减慢、使血压降低、支气管收缩以节省不必要的消耗。

(2) 按递质分类　传出神经根据其末梢释放的递质不同，可分为胆碱能神经和去甲肾上腺素能神经(图 5-5)。前者释放乙酰胆碱（ACh)，后者主要释放去甲肾上腺素（NA)。胆碱能神经包括全部交感神经，副交感神经的节前纤维、运动神经，以及全部副交感神经的节后纤维和极少数交感神经节后纤维。去甲肾上腺素能神经则包括绝大多数交感神经的节后纤维。

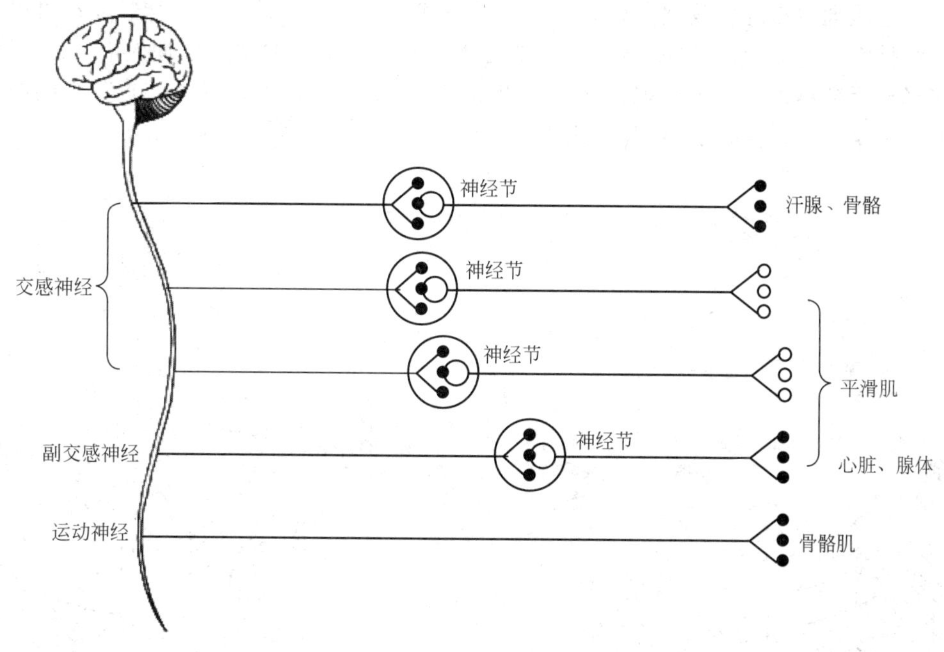

图 5-5　传出神经按递质分类示意图

2. 传出神经系统的组成

作用于传出神经系统的药物主要作用于传出神经系统的受体和递质，即药物可通过直接与受体结合或通过影响递质的合成、贮存、释放、代谢等环节而产生效应。

(1) 传出神经系统的受体　传出神经系统的受体是位于细胞膜上的一种蛋白质，能选择性地与一定的递质和药物结合，从而产生一定的效应。

① 胆碱受体。能与 ACh 结合的受体，称为乙酰胆碱受体。可分为两种。

位于副交感神经节后纤维所支配的效应器细胞膜上的一种，对毒蕈碱敏感，故称为毒蕈碱型胆碱受体（即 M 胆碱受体）。M 受体分为三个亚型分别是 M_1、M_2、M_3。M_1 受体分布于神经节、胃黏膜、大脑皮质等处；M_2 受体分布于心脏及传出神经的突触前膜；M_3 受体分布于腺体和平滑肌。

位于神经节和神经肌肉接头的胆碱受体对烟碱较敏感，故将其称之为烟碱型胆碱受体（即 N 胆碱受体）。N 胆碱受体又分为 N_1、N_2 两个亚型。N_1 受体分布于神经节细胞与肾上腺髓质；N_2 受体分布于骨骼肌。

② 肾上腺素受体。能与去甲肾上腺素或肾上腺素结合的受体，称为肾上腺素受体。

肾上腺素受体又可分为肾上腺素受体（α 受体）和肾上腺素受体（β 受体）。α 受体又可分为 α_1 受体、α_2 受体两种亚型。α_1 受体分布于传出神经的突触前膜，α_2 受体分布于突触后膜。β 受体分为 β_1 受体和 β_2 受体两种亚型。β_1 受体分布于心脏，β_2 受体分布于平滑肌、去甲肾上腺素能神经突触前膜等处。

(2) 传出神经系统的递质

① 递质的分类

A. 乙酰胆碱（ACh）。ACh 合成主要在胆碱能神经末梢的胞质中。胆碱和乙酰辅酶 A 在胆碱乙酰化酶的催化下，合成 ACh。ACh 合成后，即从胞质内转运进入囊泡内，与 ATP、蛋白多糖结合而贮存。当神经冲动到达时，Ca^{2+} 内流使囊泡与突触前膜相融合并形成裂孔，递质通过裂孔释放到突触间隙。上述方式称为胞裂外排。一次神经冲动可以促使几百个囊泡排空，释放出的 ACh 与突触后膜结合，产生兴奋或抑制的生理效应。ACh 作用终止是在释放后数秒内，被神经末梢部位的胆碱酯酶水解为胆碱和乙酸；将近一半的胆碱又被神经末梢重摄取，再次合成 ACh（图 5-6）。

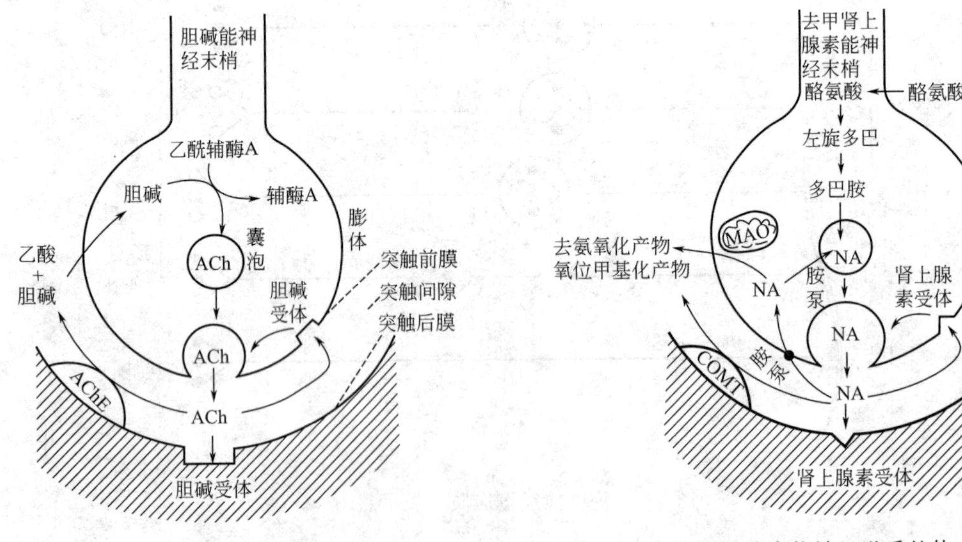

图 5-6　乙酰胆碱的体内过程

图 5-7　去甲肾上腺素能神经递质的体内过程

B. 去甲肾上腺素（NA）。NA 生物合成的主要部位在去甲肾上腺素能神经末梢的膨体，酪氨酸是其合成的基本原料。从血液进入神经元后，经酪氨酸羟化酶催化生成多巴，再经多巴脱羧酶催化生成多巴胺（DA），后者进入囊泡中由多巴胺β-羟化酶催化变为NA。NA与ATP和嗜铬蛋白结合后贮存于囊泡中。在肾上腺髓质中，大部分的NA在苯乙胺-N-甲基转移酶的催化下生成肾上腺素（AD）。在上述过程涉及的酶中，酪氨酸羟化酶的活性较低、反应速度慢、对底物的要求专一，当胞质中多巴胺或游离NA浓度增高时，对该酶有反馈性抑制作用，反之则对该酶抑制作用减弱，催化作用加强，从而维持NA浓度的恒定(图5-7)。因此，酪氨酸羟化酶是整个合成过程的限速酶。

NA合成后贮存于囊泡中，当神经冲动到达时，NA以胞裂外排的方式释放到突触间隙。释放到突触间隙中的75%～90% NA迅速通过突触前膜摄取到神经末梢内，并且再次摄取到囊泡中贮存（摄取1），是NA作用终止的主要方式。心肌、平滑肌等非神经组织也能顺浓度差的被动转运再摄取NA（摄取2）。神经末梢内囊泡外的NA可被单胺氧化酶（MAO）灭活，非神经细胞中的NA可被儿茶酚-O-甲基转移酶（COMT）和单胺氧化酶（MAO）灭活。

② 递质的生理效应。递质与受体结合可产生相应的生理效应，不同的递质可以激动不同的受体结合而呈现出不同的效应。传出神经递质的生理效应见表5-1。

表5-1 传出神经系统递质的生理效应

效应部位			胆碱能神经兴奋时		去甲肾上腺素能神经兴奋时		
			受体	效应	受体	α型作用	β型作用
心	心肌		M	收缩力减弱	β_1		收缩力加强★
	窦房结		M	心率减慢★	β_1		心率加快
	传导系统		M	传导减慢★	β_1		传导加快
平滑肌	血管	皮肤黏膜	M	扩张(交感神经)	α	收缩★	
		内脏			$\alpha、\beta_2$	收缩★	扩张
		骨骼肌			$\alpha、\beta_2$	收缩	扩张★
		冠状动脉			$\alpha、\beta_2$	收缩	扩张★
	胆囊		M	收缩★	β_2		松弛
	支气管		M	收缩★	$\alpha、\beta_2$		松弛
	膀胱	逼尿肌	M	收缩★	β_2		松弛
		括约肌	M	松弛	α	收缩	
	胃肠	平滑肌	M	收缩★	β_2		松弛
		括约肌	M	松弛	α	收缩	
	眼	瞳孔括约肌	M	收缩(缩瞳)★			
		瞳孔开大肌	M		α	收缩(扩瞳)	
		睫状肌	M	收缩(近视)★	β_2		松弛(远视)
腺体	汗腺		M	分泌加强★	α	手、脚心分泌	
	唾液腺		M	分泌加强★	α	分泌	
	胃肠及呼吸道		M	分泌加强			

续表

效应部位		胆碱能神经兴奋时		去甲肾上腺素能神经兴奋时		
		受体	效应	受体	α型作用	β型作用
代谢	脂肪组织			β_1		脂肪分解
	肝			β_2		糖原分解
	肌肉			β_2		糖原分解
自主神经节		N_1	兴奋			
肾上腺髓质		N	分泌			
骨骼肌		N_2	收缩			

注：★表示占优势。

A. 胆碱能神经生理效应

a. M样作用。乙酰胆碱与M受体结合，激动突触后膜的M受体可引起心脏抑制、平滑肌收缩、腺体分泌加强、瞳孔缩小等效应；激动突触前膜的M受体可抑制乙酰胆碱的释放。

b. N样作用。N受体被激动，可以引起神经节兴奋、骨骼肌收缩、肾上腺髓质分泌等效应。

B. 肾上腺素能神经生理效应

a. α型作用。突触后膜的α_1受体被激动，呈现出瞳孔扩大、血管收缩等效应；突触前膜的α_2受体被激动，抑制相应递质的释放。

b. β型作用。β受体被激动，呈现出心脏兴奋、血管扩张、平滑肌松弛、糖原分解等效应。

四、作用于传出神经系统的药物

1. 药物的作用方式

（1）直接作用于受体　许多传出神经系统药物可直接与胆碱受体或肾上腺素受体结合，如结合后所产生的效应与神经末梢释放递质的生理效应相似，称为激动药；结合后不产生或较少产生拟似递质的作用，并可妨碍递质与受体结合，产生与递质相反作用的，称为阻断药，也称为拮抗药。

（2）影响递质

① 影响递质释放。某些药物如麻黄碱可促进NA释放，而氨甲酰胆碱可促进ACh释放；有些药物（如可乐定）可分别抑制外周和中枢NA释放而产生效应。

② 影响递质的转运和贮存。有些药物可干扰递质NA的再摄取，如利舍平为典型摄取抑制剂，可影响NA在囊泡中的贮存。

③ 影响递质的转化。ACh的体内灭活主要依赖于胆碱酯酶水解。因此胆碱酯酶抑制剂可干扰体内的ACh代谢，造成体内ACh堆积，从而产生效应。

2. 药物的分类

传出神经系统药物可按其作用性质（激动受体或阻断受体）及对不同受体的选择性进行分类（表5-2）。

表 5-2　常用传出神经系统药物的分类

激动药	阻断药
(一)胆碱受体激动药	(一)胆碱受体阻断药
1. M、N 受体激动药(卡巴胆碱)	1. M 受体阻断药
2. M 受体激动药(毛果芸香碱)	(1)非选择性 M 受体阻断药(阿托品)
3. N 受体激动药(烟碱)	(2)M_1 受体阻断药(哌仑西平)
(二)抗胆碱酯酶药(新斯的明)	(3)M_2 受体阻断药(戈拉碘铵)
(三)肾上腺素受体激动药	2. N 受体阻断药
1. α 受体激动药	(1)N_1 受体阻断药(美加明)
(1)α_1、α_2 受体激动药(去甲肾上腺素)	(2)N_2 受体阻断药(琥珀胆碱)
(2)α_1 受体激动药(去氧肾上腺素)	(二)胆碱酯酶复活药(碘解磷定)
(3)α_2 受体激动药(可乐定)	(三)肾上腺素受体阻断药
2. α、β 受体激动药(肾上腺素)	1. α 受体阻断药
3. β 受体激动药	(1)α_1、α_2 受体阻断药(酚妥拉明)
(1)β_1、β_2 受体激动药(异丙肾上腺素)	(2)α_1 受体阻断药(哌唑嗪)
(2)β_1 受体激动药(多巴酚丁胺)	(3)α_2 受体阻断药(育亨宾)
(3)β_2 受体激动药(沙丁胺醇)	2. β 受体阻断药
	(1)β_1、β_2 受体阻断药(普萘洛尔)
	(2)β_1 受体阻断药(阿替洛尔)
	(3)β_2 受体阻断药(布他沙明)
	3. α、β 受体阻断药(拉贝洛尔)

特别提示

作用于传出神经系统的药物有较强的系统性，其药物作用部位虽不相同，但作用常相互联系，相互协调，且大多数的药物作用与机体的交感神经、副交感神经和运动神经的兴奋效应或抑制效应十分相似。因此在学习该系统的药物作用时，应与神经递质 ACh、NA 和多巴胺等作用进行比较，并掌握不同之处。这样，才能真正理解和记忆作用于该系统的药物。

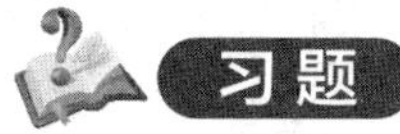

习题

一、思考题

1. 传出神经系统递质是如何分类的？

2. ACh 与 NA 在神经末梢的消除有何不同？

3. 作用于传出神经系统药物的基本作用有哪些？

二、是非题

1. 传出神经系统按照递质可分为两类。

2. 绝大部分交感神经节后纤维释放去甲肾上腺素。

3. N_2 受体阻断产生的生理效应是骨骼肌收缩。

4. β_1 受体兴奋可引起心脏兴奋。
5. 在神经末梢去甲肾上腺素消除的主要方式是被突触前膜和囊泡重新摄取。
6. 去甲肾上腺素生物合成的限速酶是单胺氧化酶。
7. 乙酰胆碱作用终止的主要方式是被胆碱酯酶水解。
8. β_2 受体兴奋可引起腺体分泌减少。

题号	1	2	3	4	5	6	7	8
答案	√	√	×	√	√	×	√	×

（王　丽）

第六章 拟胆碱药

拟胆碱药是一类与 ACh 生理效应相类似或者与胆碱能神经兴奋产生的效应相似的药物。按照其作用方式可以分为两类：一类是直接作用于胆碱受体的胆碱受体激动药，分为 M 受体激动药和 N 受体激动药两种；另一类是胆碱酯酶抑制药。

第一节 胆碱受体激动药

胆碱受体激动药是指直接与胆碱受体结合激动受体，产生与乙酰胆碱相似作用的药物。

一、M 受体激动药

M 受体激动药可分为两类，即胆碱酯类和拟胆碱生物碱类。前者多数对 M、N 受体均有兴奋作用，但以 M 受体为主。

1. 胆碱酯类

乙 酰 胆 碱

乙酰胆碱（ACh）为胆碱能神经递质。其性质不稳定，极易被体内胆碱酯酶水解。选择性差、作用广泛，故无临床实用价值。但由于其为内源性神经递质，分布较广，具有非常重要的生理效应，因而必须熟悉。

【药理作用】

（1）M 样作用　经脉注射小剂量乙酰胆碱可以激动 M 受体，产生 M 样作用，如心脏抑制、平滑肌收缩、腺体分泌加强、瞳孔缩小等现象。

（2）N 样作用　较大剂量时，除激动 M 受体外，还激动 N 受体。产生全部神经节和运动神经兴奋的相似效应。N_1 受体被激动，全部自主神经节兴奋，导致节后的胆碱能神经和肾上腺素能神经同时兴奋，受其双重支配的器官表现为占优势神经的相应效应。例如胃肠道、腺体主要表现为胆碱能神经兴奋的效应，即平滑肌收缩、腺体分泌增加；在心血管系统主要表现为肾上腺素能神经兴奋的效应，即心肌收缩力增强、小血管收缩、血压升高。乙酰胆碱激动 N 受体还可引起骨骼肌收缩。

其他胆碱酯类药物概况见表 6-1。

表 6-1　其他胆碱酯类药物概况

名称	化学性质	作用时间	选择性	特点	用途	禁忌证
卡巴胆碱	稳定，不易被胆碱酯酶水解	长	差	对胃肠道、膀胱兴奋作用明显，较少全身给药	局部滴眼	心肌缺血、支气管哮喘、溃疡病

续表

名称	化学性质	作用时间	选择性	特点	用途	禁忌证
氯贝胆碱	稳定，不易被胆碱酯酶水解	长	差	不能肌内注射，兴奋胃肠道、泌尿道平滑肌，对心肌的作用较弱	手术后腹气胀、尿潴留，胃张力缺乏症，口腔黏膜干燥	心肌缺血、支气管哮喘、溃疡病

2. 拟胆碱生物碱类

拟胆碱生物碱类主要包括三种从植物中提取的天然生物碱，即毛果芸香碱、毒蕈碱和槟榔碱。下面以毛果芸香碱为例进行阐述。

毛果芸香碱

毛果芸香碱（pilocarpine）又名匹鲁卡品，是从南美洲小灌木毛果芸香属植物中提出的生物碱。1874 年证实咀嚼毛果芸香属植物叶可使唾液分泌增加，1875 年提取出了生物碱，不久之后观察到该生物碱对瞳孔、汗腺和唾液腺的作用。

【药理作用】 能直接作用于 M 受体，尤其对眼和腺体作用较明显，滴眼后可引起缩瞳、降低眼内压和调节痉挛等作用。对心血管系统无明显影响。

（1）缩瞳　虹膜内有两种平滑肌，一种是瞳孔括约肌，受胆碱能神经支配，兴奋时瞳孔括约肌收缩，瞳孔缩小；另一种为瞳孔开大肌，受肾上腺素能神经支配，兴奋时瞳孔开大肌向外周收缩，使瞳孔扩大。本药可激动瞳孔括约肌的 M 受体，使瞳孔缩小，局部用药后作用可持续数小时至 1 天。

（2）降低眼内压　房水是由睫状体上皮细胞分泌及血管渗出而产生，经瞳孔流入前房，到达前房角间隙，经小梁网过滤后流入巩膜静脉窦最后进入血液循环。房水可使眼球具有一定的压力，称为眼内压。毛果芸香碱通过缩瞳作用可使虹膜向中心拉紧，虹膜根部变薄，从而使前房角间隙变大，房水易于回流而降低眼内压。

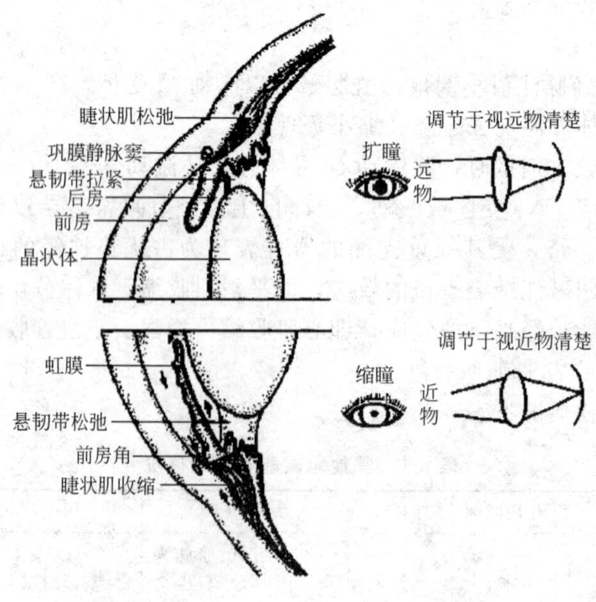

图 6-1　调节痉挛与调节麻痹示意图

（3）调节痉挛 睫状肌由环状和辐射状两种平滑肌纤维组成，其中以动眼神经支配的环状肌纤维为主。动眼神经兴奋时或毛果芸香碱作用后，使环状肌向瞳孔中心方向收缩，悬韧带放松，晶状体由于本身弹性变凸、屈光度增加，此时视近物清晰、视远物模糊。毛果芸香碱的这种作用称为调节痉挛（图6-1）。

基本知识

青光眼：是一种以眼内压升高为主要特征的眼部疾病，可伴有头痛、视力减退等症状，严重者可致盲。根据其病理表现分为开角型和闭角型两种。开角型青光眼是由于小梁网和巩膜静脉窦变性或硬化，房水回流障碍，导致眼内压升高；闭角型青光眼是由于前房角间隙过窄，房水回流不畅而致眼内压升高。

【临床应用】

（1）青光眼 该病属常见的眼科疾病。患者以进行性视神经乳头凹陷及视力减退为主要特征，并伴有眼内压增高症状，严重者可致失明。低浓度的毛果芸香碱溶液滴眼可用于治疗闭角型青光眼（充血性青光眼）。

用药后可使患者瞳孔缩小、前房角间隙扩大、眼内压下降。本药对开角型青光眼（单纯性青光眼）的早期也有一定疗效，但机制未明。常用1%～2%溶液滴眼，易透过角膜进入眼房，用药后数分钟即可见眼内压下降，并可持续4～8h之久。其调节痉挛作用可在2h左右消失。滴眼时应压迫内眦，避免药液吸收产生副作用。

（2）虹膜炎 与扩瞳药交替使用，以防止虹膜与晶状体粘连。

（3）口腔干燥 毛果芸香碱口服，可用于颈部放射治疗后的口腔干燥，但在增加唾液分泌的同时，汗液分泌也明显增加。

【不良反应】 毛果芸香碱过量可出现类似毒蕈碱中毒的症状，即副交感神经系统M受体过度兴奋症状，表现为流涎、出汗、呕吐等M样症状。可用足量阿托品对抗，并采用对症疗法和支持疗法。

【禁忌证】 禁用于任何不应缩瞳的眼病患者，如虹膜睫状体炎、瞳孔阻滞性青光眼。

【注意事项】

（1）瞳孔缩小常引起暗适应困难，须提示夜间开车或从事照明不好的职业的患者特别小心。

（2）定期检查眼压。

（3）为避免吸收过多引起全身不良反应，滴眼后需用手指压迫内眦1～2min。

（4）如意外服用，须给予催吐或洗胃。过多吸收导致的全身中毒反应，应使用阿托品类抗胆碱药进行对抗。

【制剂及用法】

（1）毛果芸香碱注射剂 1ml：2mg，皮下注射。一次2～10mg，术中稀释后注入前房。

（2）毛果芸香碱滴眼剂或眼膏剂 滴眼剂1%～2%，1～2滴/次，一日3～5/次；眼膏剂主要在晚上使用。

二、N受体激动药

N受体激动药有天然生物碱烟碱和洛贝林。合成化合物有四甲铵和二甲基苯哌嗪。下面主要对烟碱简要介绍。

烟碱亦称尼古丁，从烟叶中提取，可兴奋自主神经节 N_1 受体和神经肌肉接头的 N_2 受体。由于烟碱作用广泛、复杂，故无临床实用价值，仅具有毒理学意义。

烟草中含有烟碱成分，长期吸烟与许多疾病（如癌症、冠心病、溃疡病、中枢神经系统疾患和呼吸系统疾病）的发生有着密切关系。此外吸烟者的烟雾中也含有烟碱和其他致病物质，易被他人吸入，危害他人。

第二节　胆碱酯酶抑制药

胆碱酯酶可分为真性胆碱酯酶（AChE）和假性胆碱酯酶（PChE）两类。前者主要存在于胆碱能神经末梢突触间隙，对乙酰胆碱的特异性高；后者是一种糖蛋白，由肝脏合成，存在于血清或血浆中，对乙酰胆碱特异性较低，除可作用于乙酰胆碱外，还可作用于其他胆碱类化合物，将胆碱酯水解为胆碱和有机酸。下面所提及的主要是真性胆碱酯酶（AChE）。

胆碱酯酶抑制药又称为抗胆碱酯酶药，能够抑制胆碱酯酶活性，使其失去水解乙酰胆碱的能力，导致体内乙酰胆碱大量堆积而呈现拟胆碱作用。可分为易逆型胆碱酯酶抑制药和难逆型胆碱酯酶抑制药两类，后者主要为有机磷酸酯类，具毒理学意义。

一、易逆型胆碱酯酶抑制药

新斯的明

新斯的明（neostigmine）

【体内过程】 化学结构中含有季铵基团，口服吸收少而不规则且剂量比注射剂量大 10 倍，不易透过血脑屏障，无明显中枢作用。滴眼时不易透过角膜进入前房，所以对眼的作用弱。

【作用机制】 新斯的明结构与 ACh 相似，能与胆碱酯酶结合，形成新斯的明-酶复合物。由于复合物裂解成二甲氨基甲酰化胆碱酯酶的速度较慢，所以可抑制胆碱酯酶活性，减少 ACh 的水解，发挥拟胆碱作用。但由于其较有机磷酸酯类作用时间短，故属于易逆型。

【药理作用】 对骨骼肌的兴奋作用最强，这是因为该药除抑制胆碱酯酶发挥间接拟胆碱作用外，还能直接兴奋骨骼肌运动终板上的 N_2 受体，并能促进运动神经末梢释放 ACh。其次对胃肠道及膀胱平滑肌作用也较强，对心血管、腺体、眼及支气管平滑肌作用较弱。

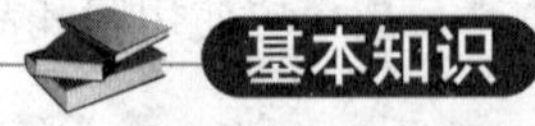

重症肌无力：为神经肌肉接头传递障碍所致的慢性疾病，表现为受累骨骼肌极易疲劳，呈进行性肌无力症状。这是一种自身免疫性疾病，主要为机体对自身突触后膜运动终板的 N_2 受体产生免疫反应，在患者血清中可见抗 N_2 受体的抗体，从而导致 N_2 受体数目减少。如眼睑下垂、机体无力、拒绝和吞咽困难，严重者可导致呼吸困难、危及生命。

【临床应用】

（1）重症肌无力　新斯的明、吡斯的明和安贝氯铵为治疗重症肌无力常规使用药物，常用来控制疾病症状。新斯的明能抑制胆碱酯酶活性，对骨骼肌的兴奋作用强大，原因是除了抑制胆碱酯酶外还可直接兴奋骨骼肌运动终板上的 N_2 受体，促进运动神经末梢释放乙酰胆碱。

（2）手术后的腹气胀和尿潴留　新斯的明可促进胃肠道蠕动，增加膀胱逼尿肌的张力，促进排气、排尿。

（3）室上性阵发性心动过速　新斯的明可通过拟胆碱作用减慢心率。

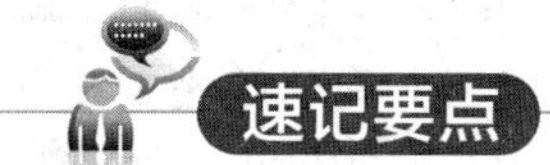

拟胆碱药
拟胆碱药有两类，兴奋受体抑制酶；
匹罗卡品作用眼，外用治疗青光眼；
新斯的明抗酯酶，主治重症肌无力；

（4）肌肉松弛药（简称“肌松药”）过量中毒　非去极化型肌松药，如筒箭毒碱过量中毒时，可用本品进行解救，但不能用于除极化型肌松药（如琥珀胆碱）的中毒。

【不良反应】　治疗量时副作用较少，过量时可引起“胆碱能危象”，表现为恶心、呕吐、出汗、心动过缓、肌肉震颤或肌麻痹，其中 M 样作用可用阿托品对抗。

【禁忌证与注意事项】

（1）禁用于支气管哮喘、机械性肠梗阻、尿路梗阻等。

（2）口服过量时应洗胃，早期维持呼吸，并常规给予阿托品对抗之。

（3）心率失常、心率减慢、血压下降、迷走神经张力升高和帕金森病等慎用。

【制剂及用法】

（1）片剂　溴新斯的明：15mg/片，15mg/次，每日 3 次。盐酸新斯的明：5mg/片。

（2）注射剂　甲基硫酸盐 1ml∶0.5mg；1ml∶1mg。皮下或肌内注射 0.25～1mg/次，每日 1～2 次。

其他易逆型胆碱酯酶抑制药概况见表 6-2。

表 6-2　其他易逆型胆碱酯酶抑制药概况

药品名称	作用特点	用途	禁忌证	中毒症状	注意事项
吡斯的明	起效慢、作用时间长	主要治疗重症肌无力（疗程通常少于 8 周）、麻痹性肠梗阻、术后尿潴留	同新斯的明，但 M 受体效应较弱		
毒扁豆碱（依色林）	对受体无直接兴奋作用，进入中枢后小剂量兴奋、大剂量抑制	局部用于治疗青光眼（作用较毛果芸香碱强而持久）		呼吸麻痹	压迫内眦

二、难逆型胆碱酯酶抑制药

有机磷酸酯类

有机磷酸酯类可与 AChE 呈难逆性结合而产生毒性作用。主要作为农业和环境卫生杀虫剂，如敌百虫、乐果、马拉硫磷、敌敌畏（DDVP）、内吸磷（E1059）和对硫磷等；有些则用作战争毒气，如沙林、梭曼和塔崩等；仅仅少数作为缩瞳药治疗青光眼，如乙硫磷和异氟磷。

【中毒途径】　有机磷酸酯类大多易挥发、脂溶性高，可以经过呼吸道、消化道黏膜，甚至完整皮肤吸收而中毒。在农业生产中，主要的中毒途径是皮肤吸收。

【中毒机制】　有机磷酸酯类中的磷原子具有亲电性，胆碱酯酶酯解部位丝氨酸羟基上的氧原子具有亲和性。当有机磷酸酯类进入人体后，上述两个部位以牢固的共价键结合，生成难以水解的磷酰化 AChE，这样胆碱酯酶就丧失了水解乙酰胆碱的能力，造成乙酰胆碱在突触间隙的大量堆积，引起一系列的中毒症状。

若不及时抢救，AChE 可在几分钟或几小时内就“老化”，而失去重新活化的能力。“老化”过程可能是磷酰化的 AChE 的磷酰化基团上的一个烷氧基断裂，生成更稳定的单烷氧基磷酰化 AChE。此时即使用 AChE 复活药也不能恢复其活性，必须等待新生的 AChE 出现，才可水解 ACh，此过程可能需要 15～30 天。

【中毒表现】

(1) 急性中毒　轻度中毒以 M 样症状为主；中度中毒时除 M 样症状加重外，还出现 N 样症状；严重中毒者除 M 样和 N 样症状外，还出现中枢神经系统症状。致死原因主要是呼吸麻痹。

① M 样症状。瞳孔缩小、视力模糊、流涎、出汗、支气管平滑肌收缩和腺体分泌增加而引起的呼吸困难、恶心、呕吐、腹疼、腹泻及小便失禁、心动过缓、血压下降等。

② N 样症状。心动过速，血压先升后降，自眼睑、颜面和舌肌逐渐发展至全身的肌束颤动，严重者肌无力，甚至可因呼吸麻痹而死亡。

③ 中枢症状。抑制脑内胆碱酯酶，使脑内 ACh 的含量升高，从而影响神经冲动在中枢突触的传递。先出现兴奋、不安、谵语以及全身肌肉抽搐，进而由过度兴奋转入抑制，而出现昏迷、血管运动中枢抑制致血压下降，以及呼吸中枢麻痹致呼吸停止。

(2) 慢性中毒　可发生于长期接触农药的工人或农民。血中胆碱酯酶活性显著而持久地下降，但下降程度与临床中毒症状不相平行。主要表现为头痛、头晕、失眠、乏力等神经衰弱症状，和腹胀、多汗，偶有肌束颤动及瞳孔缩小。严格执行生产、管理制度，加强相关人员劳动保护措施及安全教育。这类中毒是可以预防的。

【解救原则】

(1) 消除毒物　发现中毒时，应立即把患者移出现场。对由皮肤吸收者，应用温水和肥皂清洗皮肤。经口中毒者，应首先抽出胃液和毒物，并用微温的 2%碳酸氢钠溶液或 1%盐水反复洗胃，直至洗出液中无农药味，然后给予硫酸镁导泻。敌百虫口服中毒时不用碱性溶液洗胃，因其在碱性溶液中可转化为毒性更强的敌敌畏。眼部染毒可用 2%碳酸氢钠溶液或 0.9%盐水冲洗数分钟。

(2) 解毒药物

① 阿托品。为治疗急性有机磷酸酯类中毒的特异性、高效能解毒药物。能迅速对抗体内 ACh 的 M 样作用，表现为松弛平滑肌、抑制腺体分泌、加快心率和扩大瞳孔等效应。由于阿托品对中枢和 N 受体无明显作用，故对有机磷酸酯类中毒引起的中枢症状和 N 样症状较差。使用时应尽量早期给药，并根据中毒情况采用较大剂量，至 M 样症状消失或出现阿托品轻度中毒症状（阿托品化）。

② AChE 复活药。AChE 复活药是一类能使被有机磷酸酯类抑制的 AChE 恢复活性的药物。这些药物都是肟类化合物，它不但能使单用阿托品所不能控制的严重中毒病例得到解救，而且也可显著缩短一般中毒的病程。常用药物有碘解磷定、氯解磷定。

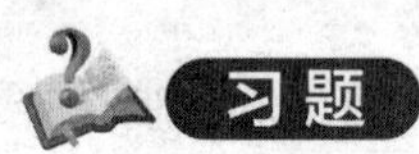

一、思考题

1. 拟胆碱药分几类？请各举一代表药物。

2. 新斯的明的药理作用是什么？

3. 毛果芸香碱对眼的药理作用及其滴眼时应注意的问题是什么？
4. 新斯的明为何对骨骼肌作用强大？

二、是非题

1. 毛果芸香碱对眼的作用是缩瞳、降眼压、调节痉挛。
2. 能直接激动M、N受体的是新斯的明。
3. 新斯的明可解救因琥珀胆碱中毒引起的肌肉松弛。
4. 用于治疗青光眼的是毛果芸香碱。
5. 有机磷酸酯类中毒的致死原因是呼吸衰竭。
6. 有机磷酸酯类中毒出现M样症状用阿托品为最佳治疗药物。

题号	1	2	3	4	5	6
答案	√	×	×	√	√	√

（王　丽）

第七章 抗胆碱药

抗胆碱药又称胆碱受体阻断药，是一类能与胆碱受体结合而不产生或产生微弱拟胆碱作用，却能妨碍 ACh 或胆碱受体激动药与胆碱受体结合，从而产生抗胆碱作用的药物。按其作用选择性不同，可分为 M 胆碱受体阻断药和 N 胆碱受体阻断药，后者包括神经节阻断药和神经肌肉阻断药。

第一节 M 胆碱受体阻断药

一、阿托品类生物碱

本类生物碱有阿托品、东莨菪碱、山莨菪碱和樟柳碱等。其中最重要的为阿托品和东莨菪碱。

阿托品（atropine）

【体内过程】 口服易吸收，1h 血药浓度达峰值，约 3～4h 作用消失；局部滴眼时其作用可维持数天。

【作用机制】 竞争性拮抗 M 受体。阿托品与 M 受体结合后，阻断 ACh 或胆碱受体激动药与受体结合，从而拮抗了其激动作用。

【药理作用】 阿托品各种 M 受体亚型的选择性较低，对 M_1、M_2、M_3 受体均有阻断作用。所以作用广泛，各器官对之敏感性亦不同。随着剂量增加，可依次出现腺体分泌减少、瞳孔扩大和调节麻痹、胃肠道及膀胱平滑肌抑制、心率加快，大剂量可出现中枢症状（表 7-1）。

表 7-1 阿托品剂量与作用的关系

剂量/mg	作用
0.5	轻度心率减慢、轻度口干、汗腺分泌减少
1.0	口干、心率加快、有时心率可先减慢、轻度扩瞳
2.0	心率明显加快、心悸、明显口干、扩瞳、调节麻痹
5.0	上述所有症状加重、说话和吞咽困难、不安、疲劳、头痛、皮肤干燥、发热、排尿困难、肠蠕动减少
10.0	上述所有症状加重、脉细速、瞳孔极度扩大、视力极度模糊、皮肤红热干、运动失调、不安、激动、幻觉、谵妄、昏迷

（1）腺体 阿托品通过 M 胆碱受体的阻断作用抑制腺体分泌，对唾液腺与汗腺的作用最强。泪腺及呼吸道腺体分泌也明显减少。较大剂量也减少胃液分泌，对胃酸浓度影响较少。

（2）眼 阿托品阻断 M 胆碱受体，使瞳孔括约肌和睫状肌松弛，出现扩瞳、眼内压升高和调节麻痹。

① 扩瞳。阿托品松弛瞳孔括约肌，故可使去甲肾上腺素能神经支配的瞳孔扩大肌功能占优势，使瞳孔扩大。

② 升高眼压。由于瞳孔扩大，使虹膜退向四周外缘，因而前房角间隙变窄，阻碍房水回流入巩膜静脉窦，造成眼内压升高。

③ 调节麻痹。阿托品能使睫状肌松弛而退向外缘，从而使悬韧带拉紧、晶状体变为扁平。其折光度减低，只适合看远物而不能将近物清晰地成像于视网膜上，造成看近物迷糊、远物清晰，称为调节麻痹。

（3）内脏平滑肌　阿托品对多种内脏平滑肌具松弛作用，尤其对过度活动或痉挛的平滑肌作用更为明显。它可抑制胃肠平滑肌痉挛、降低蠕动的幅度和频率、缓解胃肠绞痛。对膀胱逼尿肌也有松弛作用，但对胆管、输尿管、支气管的松弛作用较弱。

（4）心血管系统

① 心率。治疗量的阿托品在部分患者中常可见心率短暂性轻度减慢，这可能与其阻断突触前膜的 M_1 受体、减弱对递质释放的抑制作用有关。较大剂量时，可阻断迷走神经对心脏的抑制而使心率加快。

② 房室传导。阿托品可拮抗迷走神经过度兴奋所致的传导阻滞和心律失常。

③ 血管与血压。治疗量阿托品对血管与血压无明显影响，主要原因为许多血管缺乏胆碱能神经支配。大剂量的阿托品可引起皮肤血管舒张，出现潮红、温热等症状。扩血管作用机制未明，但与其抗 M 受体无关，可能是机体对阿托品引起的体温升高后的代偿性散热反应，也可能是阿托品直接的舒张血管作用。

（5）中枢神经系统　较大剂量（1～2mg）可轻度兴奋延脑和大脑，5mg 时中枢兴奋明显加强，中毒剂量（10mg 以上）可见明显中枢中毒症状（表 7-1）。

【临床应用】

（1）各种内脏绞痛　对胃肠绞痛、膀胱刺激症状（如尿频、尿急等）疗效较好，但对胆绞痛或肾绞痛疗效较差，常与阿片类镇痛药合用。

（2）抑制腺体分泌　全身麻醉前给药使用，以减少呼吸道腺体及唾液腺分泌，防止分泌物阻塞呼吸道及吸入性肺炎的发生。也可用于严重的盗汗及流涎症。

（3）眼科

① 虹膜睫状体炎。0.5%～1%阿托品溶液滴眼，可松弛虹膜括约肌和睫状肌，使之充分休息，有助于炎症消退；同时还可预防虹膜与晶状体的粘连，为防止粘连尚可与缩瞳药交替作用。

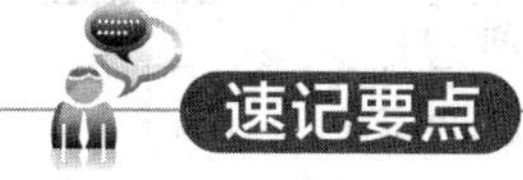

阿托品

抗胆碱药阿托品，抑制腺体平滑肌；
瞳孔扩大眼压升，调节麻痹心率快；
大量改善微循环，兴奋中枢要防范；
临床用途有六点，胃肠绞痛立即缓；
抑制分泌麻醉前，散瞳配镜眼底检；
防止虹晶粘，　　治疗心动缓；
感染休克解痉挛，有机中毒它首选。

② 验光配眼镜。滴眼可使睫状肌松弛，具有调节麻痹作用，此时由于晶状体固定，可准确测定晶状体的屈光度。但阿托品作用持续时间较长，其调节麻痹作用可维持 2～3 天，故现已少用，仅在儿童验光时使用。因儿童的睫状肌调节功能较强，需用阿托品发挥其充分的调节麻痹作用。

③ 检查眼底。如需扩瞳，可用其滴眼。

(4) 缓慢型心律失常　治疗迷走神经过度兴奋所致窦房阻滞、房室阻滞等缓慢型心律失常，还可用于窦房结功能低下所导致的室性异位节律。

(5) 感染性休克　对暴发型流行性脑脊髓膜炎、中毒性菌痢、中毒性肺炎等所致的感染性休克患者，可用大剂量阿托品治疗，能解除血管痉挛、舒张外周血管、改善微循环。但对休克伴有高热或心率过速者，不可用阿托品。

(6) 解救有机磷酸酯类中毒　用其抗 M 样作用对抗有机磷酸酯类的 M 样症状。

【不良反应】 常有口干、眩晕，严重时瞳孔散大、皮肤潮红、心率加快、兴奋、烦躁、谵语、惊厥。极度超量时，可能发生急性青光眼、精神病、体温过高，甚至死亡。中枢神经兴奋症状如狂躁、谵妄、幻觉、抽搐乃至昏迷。

【禁忌证与注意事项】

(1) 仅用于青光眼和前列腺肥大患者，老年人慎用。

(2) 孕妇静脉注射阿托品可使胎儿心动过速。

(3) 本品可分泌入乳汁，并有抑制泌乳作用。

(4) 对诊断存在干扰。酚磺酞试验时，可减少酚磺酞的排出量。

【制剂及用法】

(1) 片剂　0.3mg，0.3～0.6mg/次，3 次/日。极量：1mg/次，3mg/日。

(2) 注射剂　1ml∶0.3mg；1ml∶0.4mg；1ml∶0.5mg；1ml∶1mg；2ml∶5mg；2ml∶10mg。皮下或肌内注射 0.5mg/次，极量为 2mg/次。

(3) 滴眼剂　0.5% (5ml)、1% (5ml)，次数根据需要而定。

(4) 眼膏剂　0.5%、1%、2%、3% (5g)，涂于眼睑内，3 次/日。

其他常用阿托品类生物碱概况见表 7-2。

表 7-2　其他常用阿托品类生物碱概况

药物名称	药理作用	临床应用	不良反应
东莨菪碱	镇静和抑制腺体分泌作用强于阿托品，防晕、防吐、中枢抗胆碱	抗休克、防晕止吐	口干、头昏、视力模糊、面红、疲乏、偶见暂时性黄视、意识模糊、排尿困难
山莨菪碱	明显的外周抗胆碱作用，可改善微循环、抑制唾液分泌、扩瞳作用弱于阿托品	感染中毒性休克、内脏绞痛、血管神经性头痛、眩晕症	口干、面红、轻度扩瞳、视近物迷糊、个别心率加快、排尿困难
樟柳碱	中枢作用略逊于东莨菪碱、外周抗胆碱作用与山莨菪碱相似	血管神经性头痛、脑血管疾病引起的急性瘫痪、震颤麻痹、支气管哮喘、晕动病	比东莨菪碱和阿托品小

二、阿托品合成代用品

阿托品用于眼科时因作用持久而视力恢复很慢，用作解痉时副作用较多，针对这些缺点，通过结构改造已合成许多选择性较高的合成代用品（表 7-3）。

表 7-3　阿托品合成代用品

类别	药物名称	作用特点	应用
合成扩瞳药	后马托品、托比卡胺、尤卡托品、环喷托酯	均为短效 M 受体阻断药。散瞳、调节麻痹作用均较阿托品短暂。仅需散瞳时，可用低浓度的环喷托酯溶液。尤卡托品扩瞳作用比阿托品和后马托品都短暂，无明显调节麻痹作用	扩瞳，用于眼科检查

续表

<table>
<tr><th colspan="2">类别</th><th>药物名称</th><th>作用特点</th><th>应用</th></tr>
<tr><td rowspan="3">合成解痉药</td><td rowspan="2">胃肠道平滑肌</td><td>溴化丙胺太林</td><td>口服不易吸收，对胃肠道平滑肌解痉作用强，并可减少胃酸分泌</td><td>胃及十二指肠溃疡、胃肠痉挛、妊娠呕吐。中毒量可引起呼吸麻痹</td></tr>
<tr><td>贝那替秦(胃复康)</td><td>口服较易吸收，可解除胃肠道痉挛，抑制胃酸分泌，有一定的安定作用</td><td>用于肠蠕动亢进、膀胱刺激征、溃疡伴焦虑症患者</td></tr>
<tr><td>支气管平滑肌</td><td>异丙托溴铵</td><td>由阿托品季铵化得到，不能进入中枢神经系统。松弛支气管平滑肌作用较强</td><td>用于由慢性支气管炎、肺气肿等引起的支气管痉挛和喘息的缓解、维持治疗</td></tr>
<tr><td colspan="2">抑制胃酸分泌</td><td>哌仑西平、替仑西平</td><td>选择性阻断 M_1 受体，抑制胃酸分泌的作用强，同时也抑制胃蛋白酶的分泌</td><td>用于消化道溃疡</td></tr>
</table>

第二节 N胆碱受体阻断药

一、N_1 受体阻断药

N_1 受体阻断药又称神经节阻断药，是指能选择性地与神经节细胞的 N_1 胆碱受体结合，竞争性地阻断 ACh 与受体结合，使 ACh 不能引起神经节细胞除极化，从而阻断神经冲动在神经节传递的一类药物。这类药物对交感神经节和副交感神经节缺乏选择性，可以同时阻断，因此其不良反应多而严重，现已经很少应用。

二、N_2 受体阻断药

N_2 受体阻断药又称骨骼肌松弛药，是一类作用于神经肌肉接头后膜的 N_2 胆碱受体，而产生神经肌肉阻断作用的药物。按其作用机制不同，可将其分为两类，即除极化型肌松药和非除极化型肌松药。

1. 除极化型肌松药

这类药物与神经肌肉接头后膜的 N_2 胆碱受体结合，产生与 ACh 相似但较持久的除极化作用，使神经肌肉接头后膜的 N_2 胆碱受体不能与 ACh 结合而发挥作用。最初可出现短时肌束颤动，连续用药可产生快速耐受性。胆碱酯酶抑制药不仅不能拮抗其肌松作用，反能加强之。治疗剂量并无神经节阻断作用。目前临床应用的除极化型肌松药只有琥珀胆碱。

琥珀胆碱

【药理作用】 静脉注射可见短暂的肌肉颤动，1min 后即出现松弛，2min 时作用达高峰，5min 左右作用消失。肌肉松弛顺序依次为眼睑肌、颜面部肌肉、颈部肌肉、上肢肌、下肢肌、躯干肌、肋间肌和膈肌。肌肉松弛作用恢复顺序与上述顺序相反。

【临床应用】 由于本品对喉肌松弛作用较强，故静脉注射给药适用于气管内插管、气管镜、食管镜检查等短时操作。静脉滴注也可用于较长时间手术。本药可引起强烈的窒息感，故对清醒患者禁用，可先用硫喷妥钠行静脉麻醉后，再给本药。

【不良反应】

(1) 呼吸肌麻痹 过量可引起呼吸肌麻痹，抢救时必须进行人工呼吸。使用本药时应备有人工呼吸机。

（2）肌肉酸痛　可能由肌肉颤动损伤肌束所致，3～5天即可自愈。

（3）血钾升高　由于肌肉持久性除极，导致钾离子外流，使血钾升高。如患者同时有大面积软组织损伤、烧伤、恶性肿瘤、肾功能损害及脑血管意外等疾患存在，应禁用本药。

（4）其他　有增加腺体分泌、促进组胺释放等作用。特异质反应尚可表现为恶性高热。

2. 非除极化型肌松药

非除极化型肌松药能与ACh竞争神经肌肉接头的N_2胆碱受体，能竞争性阻断ACh的除极化作用，使骨骼肌松弛，所以又称“竞争型肌松药”。特点为肌肉松弛前无肌肉颤动现象、同类药联合使用阻断作用相加、吸入性全麻和氨基糖苷类抗生素能加强或延长本药的肌肉松弛作用、胆碱酯酶抑制药可拮抗其肌肉松弛作用。

筒箭毒碱

【药理作用】 口服难吸收，静脉注射后3～6min起效，快速运动肌（如眼部肌肉）首先松弛，而后可见四肢、颈部和躯干肌肉松弛，继之肋间肌松弛，出现腹式呼吸，如剂量加大，最终可致膈肌麻痹，患者呼吸停止。肌肉松弛恢复时，其次序与肌肉松弛时相反，即膈肌麻痹恢复最快。

【临床应用】 主要用于麻醉时的辅助用药，使肌肉松弛，便于手术。第一次注射6～9mg，由于在组织中蓄积，重复用药时剂量减半。过量中毒可进行人工呼吸，使用新斯的明解救。仅用于重症肌无力、支气管哮喘、严重休克。儿童对本药的敏感性高，也不宜使用。

由于本药来源有限、缺点较多，现已少用。临床应用较多且安全的非除极化型肌松药见表7-4。

表7-4　其他非除极化型肌松药分类及特点比较

药物名称	别名	起效时间/min	持续时间/min	消除方式	特点
泮库溴铵	本可松	4～6	120～180	肾消除、肝脏代谢清除	肌肉松弛作用比筒箭毒碱强5～10倍，蓄积性小，无神经节阻断和组胺释放作用
维库溴铵	万可松	2～4	30～40	肾消除、肝脏代谢清除	肌肉松弛作用比筒箭毒碱强，无神经节阻断作用，较少促进组胺释放
阿曲库铵	卡肌宁	2～4	30～40	霍夫曼降解、血浆胆碱酯酶水解	主要被血液中的假性胆碱酯酶水解，尤其适用于肾功能不全的患者

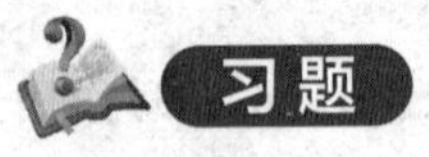

习题

一、思考题

1. 阿托品有哪些主要用途？并分别阐述其药理作用的依据。

2. 阿托品中毒的表现及解救措施是什么？

3. 骨骼肌松药的分类及其代表药物是什么？

二、是非题

1. 阿托品解除平滑肌痉挛效果最好的是支气管平滑肌。

2. 可用于抗晕动病的是山莨菪碱。

3. 神经节阻断药是阻断了 N_1 受体。
4. 除极化型肌松药的代表药是琥珀胆碱。
5. 青光眼患者禁用阿托品。
6. 后马托品现已代替阿托品进行扩瞳。

题号	1	2	3	4	5	6
答案	×	×	√	√	√	√

（王　丽）

第八章 拟肾上腺素药

拟肾上腺素药是一类化学结构与药理作用和肾上腺素、去甲肾上腺素相似的药物。因与肾上腺素受体结合后可激动受体，产生肾上腺素样作用，又称肾上腺素受体激动药。它们都是胺类，而作用又与兴奋交感神经的效应相似，故又称“拟交感胺类”。根据选择性激动不同的肾上腺素受体亚型，可分为三类，即α受体激动剂、α和β受体激动剂、β受体激动剂。

第一节 α受体激动剂

去甲肾上腺素

去甲肾上腺素（NA）是肾上腺素能神经末梢释放的主要递质，也可由肾上腺髓质少量分泌。药用的是人工合成品，化学性质不稳定，见光易失效。在中性尤其在碱性溶液中可迅速氧化变为粉红色乃至棕色而失效；在酸性溶液中较稳定。常用其重酒石酸盐。

【体内过程】 胃内因局部作用使胃黏膜血管收缩而影响其吸收，在肠内易被碱性肠液破坏，故口服不能产生吸收作用。皮下注射时，因血管剧烈收缩，吸收很少，且易发生局部组织坏死，一般采用静脉滴注给药。进入体内后迅速被肾上腺素能神经末梢摄取或被组织中的COMT和MAO破坏而作用终止，因此作用短暂，静脉注射后技能维持几分钟。常用静脉滴注维持有效血药浓度。

【药理作用】 对α受体具有强大激动作用，对心脏β_1受体作用较弱，对β_2受体几乎无作用。

（1）收缩血管　通过激动α受体，使血管普遍地收缩，主要是使小动脉和小静脉收缩，而冠状血管舒张。这主要是由于心脏兴奋，心肌的代谢产物增加，从而舒张血管所致。

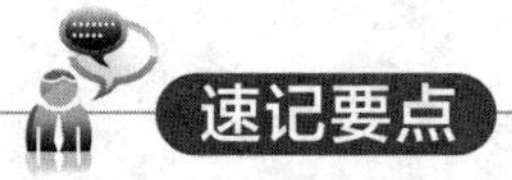

去甲肾上腺素

去甲强烈缩血管，升压作用不翻转。

只能静滴要缓慢，引起肾衰很常见。

用药期间看尿量，休克早期间羟胺。

（2）兴奋心脏　作用较肾上腺素弱。可激动心脏的β_1受体，使心肌收缩性加强、心率加快、传导加速、心输出量增加。在整体情况下，心率可由于血压升高而反射性减慢。另外由于药物的强烈收缩血管作用，总外周阻力增高，增加了心脏的射血阻力，会使心输出量不变或下降。剂量过大时，心脏自律性增加，也会出现心律失常，但较肾上腺素少见。

（3）升高血压　小剂量静脉滴注血管收缩作用尚不剧烈。由于心脏兴奋使收缩压升高而舒张压升高不明显，故脉压加大。较大剂量时，因血管强烈收缩使外周阻力明显增高，故收缩压升高的同时舒张压也明显升高，脉压变小。

【临床应用】

(1) 休克 休克的关键是微循环血液灌注不足和有效血容量下降，故其治疗关键应是改善微循环和补充血容量，所以去甲肾上腺素类血管收缩药在休克治疗中已不占重要地位。主要用于各种休克（出血性休克除外）早期血压骤降时，用小剂量去甲肾上腺素短时间静脉滴注，以保证心、脑等重要器官的血液供应。还可以用于休克经补足血容量后血压仍不能回升者，或外周阻力明显降低及心排出量减少者。

(2) 药物中毒性低血压 中枢抑制药中毒可引起低血压，用 NA 静脉滴注可使血压回升，维持于正常水平。特别是氯丙嗪中毒时应选用 NA，而不宜选用 AD。

(3) 上消化道出血 取本品 1～3g，适当稀释后口服，在食管或胃内因局部作用收缩黏膜血管，产生止血效果。

【不良反应】

(1) 局部组织缺血坏死 静脉滴注时间过长、浓度过高或药液漏出血管，可引起局部缺血坏死。如发现外肠或注射部位皮肤苍白，应停止注射或更换注射部位，进行热敷，并用普鲁卡因或 α 受体阻断药（如酚妥拉明）局部浸润注射，以扩张血管。

(2) 急性肾衰竭 滴注时间过长或剂量过大可使肾脏血管剧烈收缩，产生少尿、无尿和肾实质损伤。

【禁忌证与注意事项】 高血压、动脉硬化症、器质性心脏病及少尿、无尿、严重微循环障碍者禁用。不与含卤素的麻醉剂和其他儿茶酚胺类药合并使用。

【制剂及用法】 注射剂：1ml：2mg；2ml：10mg。5%葡萄糖注射液或葡萄糖氯化钠注射液稀释后静脉滴注。成人开始以每 8～12μg/min 静脉滴注，调整滴速使血压升到理想水平。维持量为 2～4μg/min。

其他 α 受体激动剂概况见表 8-1。

表 8-1 其他 α 受体激动剂概况

名称	作用受体	别名	作用及特点	临床应用
间羟胺	α_1、α_2	阿拉明	激动 α 受体、对 β_1 受体作用很弱。对血管的收缩作用比 NA 弱，不易引起心律失常、少尿等不良反应。	主要代替 NA 用于各种休克早期
去氧肾上腺素	α_1	苯肾上腺素、新福林	收缩血管、升高血压、反射性减慢心率，药效弱于 NA，维持时间长。激动瞳孔扩大肌 α_1 受体，使瞳孔扩大	抗休克、防治麻醉时低血压、阵发性室上性心动过速、眼科检查
可乐定	α_2		激动中枢和突触前膜的 α_2 受体，反馈性减少神经递质释放	降压

第二节 α、β 受体激动剂

肾上腺素

肾上腺素是肾上腺髓质的主要激素，药用肾上腺素可以提取或者人工合成。

【体内过程】 口服不产生吸收作用。皮下注射因收缩血管，故吸收缓慢，作用维持 1h 左右；肌内注射吸收快，作用维持 10～30min；静脉注射立即生效，作用维持时间短。肾上腺素在体内的摄取与代谢途径与去甲肾上腺素相似。

【药理作用】 肾上腺素能激动α和β受体，产生较强的α型和β型作用。

(1) 兴奋心脏　通过激动β_1受体，能加强心肌收缩力、加速传导、加速心率、增加心输出量。肾上腺素还能舒张冠状血管，改善心肌的血液供应，且作用迅速。其不利的一面是使心肌耗氧量增加，加之心肌兴奋性提高。如剂量大或静脉注射过快，可引起心律失常，甚至引起心室纤颤。

(2) 舒缩血管　体内各部位血管的肾上腺素受体的种类和密度各不相同，所以肾上腺素对血管的作用取决于各器官血管平滑肌上α受体和β受体的分布密度以及给药剂量的大小。皮肤黏膜血管和内脏血管α受体占优势，故以皮肤黏膜血管收缩为最强烈；内脏血管尤其是肾血管，也显著收缩；骨骼肌血管平滑肌上β_2受体占优势，故呈舒张状态。

(3) 影响血压　低浓度静脉滴注时，由于心脏兴奋，心输出量增加，故收缩压升高，但由于骨骼肌血管的舒张作用，抵消或超过了皮肤黏膜血管收缩作用，故舒张压不变或下降，此时脉压差加大，使身体各部位血液重新分配，有利于紧急状态下机体能量供应的需要。较大剂量静脉注射时，由于血管收缩超过血管舒张，外周阻力增加，使收缩压和舒张压均升高。

(4) 扩张支气管　能激动支气管平滑肌的β_2受体，发挥强大的舒张作用。

(5) 促进代谢　明显提高机体代谢率和耗氧量，促进糖原、脂肪分解，使血糖升高、血中游离脂肪酸含量升高。

基本知识

休克：为急性循环功能不全综合征。由于有效血容量减少、心排出不足、周围血液分布异常，致使组织灌注不良、细胞功能障碍、代谢异常，最后可造成重要器官功能丧失和机体死亡。分为感染性、低血容量、心源性、神经源性和过敏性休克五种。其治疗关键为“改善微循环，补充血容量”。

心脏骤停：是指心脏射血功能的突然终止，大动脉搏动与心音消失，重要器官（如脑）严重缺血、缺氧，导致生命终止。这种出乎意料的突然死亡，医学上又称“猝死”。引起心脏骤停最常见的是心室纤维颤动。三联针大致分为“老三联”和“新三联”。“老三联”：肾上腺素1mg、去甲肾上腺素1mg、异丙肾上腺素1mg。静脉注射“新三联”：肾上腺素1mg、阿托品1mg、2%盐酸利多卡因100mg，静脉注射。但临床中已不主张千篇一律地使用三联针，最好根据病情，妥善选择。

【临床应用】

(1) 心脏骤停　用于溺水、麻醉和手术过程中的意外、药物中毒、传染病和心脏传导阻滞等所致的心脏骤停。对电击所致的心脏骤停也可用肾上腺素配合心脏除颤器或利多卡因等除颤，一般用心室内注射，同时必须进行有效的人工呼吸、心脏挤压和纠正酸中毒等。

(2) 过敏性休克　过敏性休克表现为小血管扩张和毛细血管通透性增强，引起

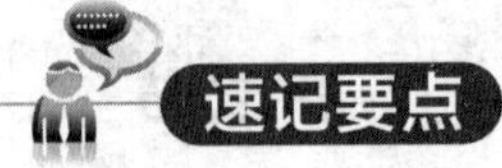

速记要点

肾上腺素

α、β兴奋药，肾上腺素为代表。
血管收缩血压升，局麻用来延时间。
局部止血效明显，过敏休克当首选。
心脏兴奋气管扩，哮喘持续它能缓。
α受体被阻断，升压作用能翻转。

血压下降，同时伴有支气管平滑肌痉挛，出现呼吸困难等症状。肾上腺素激动α受体，收缩小动脉和毛细血管前括约肌，降低毛细血管的通透性。激动β受体可改善心功能，缓解支气管痉挛，减少过敏介质释放，扩张冠状动脉，还可迅速缓解过敏性休克的临床症状，挽救患者的生命，为治疗过敏性休克的首选药。

(3) 支气管哮喘　用于控制支气管哮喘的急性发作，皮下或肌内注射能于数分钟内奏效。

(4) 与局麻药配伍及局部止血　肾上腺素加入局麻药注射液中，可延缓局麻药的吸收，降低吸收中毒的可能性，同时又可延长局麻药的麻醉时间。

【不良反应】 肾上腺素的不良反应有心悸、烦躁、头痛和血压升高等。在剂量过大时，α受体兴奋过强使血压剧升，有发生脑出血的危险，故老年人慎用。当β受体兴奋过强时，可使心肌耗氧量增加，能引起心肌缺血和心律失常，甚至心室纤颤，故应严格掌握剂量。

【禁忌证与注意事项】 禁用于高血压、脑动脉硬化、器质性心脏病、糖尿病和甲状腺功能亢进症等。与其他拟交感药有交叉过敏反应、可透过胎盘以及抗过敏休克时，须补充血容量。

【制剂及用法】 注射剂：0.5ml∶0.5mg；1ml∶1mg。皮下或肌内注射。成人0.5～1.0mg/次，儿童每次0.02～0.03mg/kg。或以0.5～1.0mg/次，用生理盐水稀释10倍后静脉或心内注射。

多　巴　胺

多巴胺是去甲肾上腺素生物合成的前体，也是中枢神经系统的递质。药用的是人工合成品。

【体内过程】 本药与肾上腺素相似，性质不稳定、口服易破坏，常采用静脉给药以维持有效血药浓度。由于不易透过血脑屏障，故外源性多巴胺无中枢作用。

【药理作用】 本药可激动α和β受体，对β_1受体作用较弱，能激动肾、肠系膜和冠状血管的多巴胺受体，使以上血管扩张，还具有促进神经末梢释放去甲肾上腺素的作用。

(1) 心脏　小剂量激动β_1受体，加强心肌收缩力、增加心输出量，对心率的影响不明显；大剂量加快心率、提高自律性，甚至引起心律失常，但发生率比肾上腺素低。

(2) 血管与血压　小剂量时，心输出量增加，皮肤黏膜血管轻度收缩，肠系膜血管舒张，外周阻力变化不大，故收缩压升高、舒张压不变或稍增加，脉压增加；大剂量时，心输出量增加，血管收缩占优势，肠系膜血管收缩，总外周阻力增加，收缩压和舒张压均升高。

(3) 肾　使肾血管舒张，肾血流量及肾小球滤过率均增加，还能直接抑制肾小管对Na^+的重吸收，排钠利尿。

【临床应用】

(1) 抗休克　可用于由感染创伤引起的休克，但必须补充血容量，纠正酸中毒。对休克伴有心收缩力减弱及尿量减少者尤为适宜。

(2) 急性肾衰竭　与利尿药合用。

【不良反应与注意事项】 偶见恶心、呕吐。剂量过大或者滴注过快容易引起心动过速、心率失常和肾血管收缩，导致肾功能下降；静脉滴注时要从小剂量开始，逐渐增量，酌情调整。

【制剂及用法】 注射剂：2ml∶20mg。本品 20mg 加入 5%葡萄糖注射液 200～300ml 中缓慢静脉滴注，开始时按 75～100μg/min，以后根据血压情况可加快速度和加大浓度，但最大剂量不超过 500μg/min。

麻 黄 碱

麻黄碱是从中药麻黄中提取出的生物碱，也可人工合成。

【体内过程】 口服易吸收，可通过血脑屏障。小部分在体内经脱氨氧化而被代谢，大部分以原型自尿排出。代谢和排泄都极慢，故作用较肾上腺素持久。

【药理作用】 作用与肾上腺素相似，但较慢而持久。中枢兴奋作用显著，能直接激动 α 和 β 受体。并能促进去甲肾上腺素的释放，发挥间接作用。

（1）心血管　兴奋心脏，心肌收缩力加强、心输出量增加，对心率影响不大；升血压作用出现缓慢，但维持时间长；内脏血流量减少，但冠脉、脑血管和骨骼肌血流量增加。

（2）支气管　松弛支气管平滑肌的作用较肾上腺素弱，起效慢但作用持久，故用于防止支气管哮喘的发作。

（3）中枢神经系统　兴奋中枢，可引起不安、失眠、震颤等症状。

【临床应用】

（1）用于预防支气管哮喘发作和轻症的治疗，对于重症急性发作无效。

（2）消除鼻黏膜充血所引起的鼻塞，常用溶液滴鼻可明显改善黏膜肿胀。

（3）防治某些低血压状态，如用于防治硬膜外和蛛网膜下腔麻醉所引起的低血压。

（4）缓解荨麻疹和血管神经性水肿的皮肤黏膜症状。

【不良反应与禁忌证】 可出现中枢兴奋所致的副作用，如不安、失眠、头痛、心悸等。禁用于高血压、脑动脉硬化、器质性心脏病、糖尿病和甲状腺功能亢进症等。

【制剂及用法】

（1）片剂　15mg；25mg；30mg。慢性低血压，25～50mg/次，一日 2～3 次；支气管哮喘成人常用量 15～30mg/次，一日 3 次；极量，成人一次 60mg，一日 150mg。

（2）注射剂　1ml∶30mg。皮下或肌内注射 15～30mg/次，一日 3 次。极量，皮下或肌内注射 60mg/次，一日 150mg。

（3）滴鼻剂　1%（8ml）滴鼻。每鼻孔 2～4 滴/次，一日 3～4 次。

第三节　β 受体激动剂

异丙肾上腺素

【体内过程】 异丙肾上腺素口服易失效，舌下及吸入给药可迅速产生疗效。在体内迅速被 COMT 和 MAO 代谢灭活，作用时间维持较短，半衰期略长于肾上腺素。不易透过血脑屏障，故治疗量对中枢无明显作用。

【药理作用】 对 β_1 和 β_2 受体均有激动作用，对 α 受体几乎无作用。

（1）兴奋心脏　因激动 β_1 受体，对心脏有强大的激动作用，表现为心肌收缩力增强、心率加快、传导加速。兴奋心脏的作用强于肾上腺素，也能引起心律失常，但较少产生心室颤动。

（2）扩张血管　因激动 β_2 受体使骨骼肌血管扩张，对肾、肠系膜及冠状血管也有扩张作用。

（3）影响血压　因兴奋心脏，使心输出量增加，故使收缩压升高，但因扩张血管而使外周阻力减小、舒张压下降，脉压差增大。

（4）扩张支气管　可激动 β_2 受体，舒张支气管平滑肌，作用比肾上腺素略强，也有抑制组胺等过敏性物质释放的作用。但对支气管黏膜的血管无收缩作用，故消除黏膜水肿的作用不如肾上腺素。久用可产生耐受性。

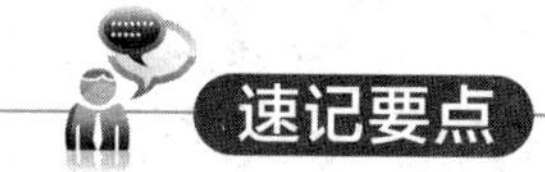

异丙肾上腺素

异丙扩张支气管，哮喘急发它能缓。
扩张血管治感染，血容补足效才显。
兴奋心脏复心跳，加速传导律不乱。
哮喘耐受防猝死，甲亢冠心切莫选。

（5）促进代谢　可明显提高机体代谢率和耗氧量，促进糖原、脂肪分解，使血糖升高、血中游离脂肪酸含量升高。

【临床应用】

（1）支气管哮喘　用于控制支气管哮喘急性发作，舌下或喷雾给药，疗效快而强。久用产生耐受性。

（2）房室传导阻滞　治疗Ⅱ、Ⅲ度房室传导阻滞，舌下含服或静脉滴注给药。

（3）心脏骤停　适用于窦房结功能障碍和高度房室传导阻滞而发生的心脏骤停。常与去甲肾上腺素或间羟胺合用于心室内注射。

【不良反应】 常见的是心悸、头晕。如剂量过大可致心肌耗氧量增加，易引起心律失常，甚至产生危险的心动过速及心室颤动。用药过程中应控制心率。

【禁忌证与注意事项】 禁用于冠心病、心肌炎和甲状腺功能亢进症等；与拟肾上腺素药物、茶碱、甲状腺制剂同时应用将增加此药的毒性作用；舌下含服本药时也可引起周身反应，同时常有口腔溃疡。

【制剂及用法】

（1）注射剂　心脏骤停，心腔内注射 0.5～1mg；Ⅲ度房室传导阻滞，心率不及 40 次/min 时，可以本品 0.5～1mg 加在 5%葡萄糖注射液 200～300ml 内缓慢静脉滴注。

（2）气雾剂　14g∶35mg，0.175mg/揿，喷雾吸入，0.1～0.4mg/次；极量，0.4mg/次，2.4mg/日。

其他 β 受体激动剂概况见表 8-2。

表 8-2　其他 β 受体激动剂概况

药品名称	作用受体	别名	作用及特点	临床应用
多巴酚丁胺	β_1		选择性激动 β_1 受体，治疗量增加心肌收缩力和心输出量，对心率影响不大	心脏手术后心肌梗死并发心力衰竭
沙丁胺醇	β_2		选择性激动 β_1 受体，使支气管、子宫、骨骼肌、血管平滑肌松弛	治疗支气管哮喘
克伦特罗	β_2	瘦肉精		
沙美特罗	β_2		不适用于缓解支气管痉挛发作的急性症状	
福莫特罗	β_2		长效的 β_2 受体激动剂，还具有明显的抗炎活性	特别适用于哮喘夜间发作患者

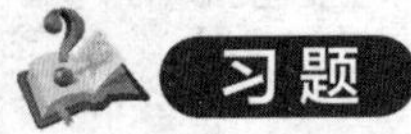

习题

一、思考题

1. 肾上腺素受体激动药按照激动受体选择性的不同可分为几大类？请各举一代表药物。

2. 肾上腺素治疗过敏性休克的作用机制是什么？

3. 去甲肾上腺素的临床用途是什么？使用时应注意什么？

4. 麻黄碱的药理作用和临床用途有哪些？

二、是非题

1. 去甲肾上腺素所导致的局部缺血坏死可用酚妥拉明治疗。

2. 过敏性休克首选异丙肾上腺素。

3. 多巴胺对肾及肠系膜血管的扩张作用较强。

4. 麻黄碱与肾上腺素比较，升压作用弱而持久。

5. 多巴酚丁胺是 β_1 受体激动剂。

6. 多巴胺对尿量已减少的中毒性休克疗效不好。

7. 克伦特罗又叫做瘦肉精。

8. 鼻黏膜充血引起的鼻塞用麻黄碱治疗。

题号	1	2	3	4	5	6	7	8
答案	√	×	√	√	√	×	√	√

（王　丽）

第九章 抗肾上腺素药

抗肾上腺素药又称肾上腺素受体阻断药，能与肾上腺素受体结合，从而拮抗肾上腺素能神经递质或拟肾上腺素药的作用。这类药物按对 α 和 β 受体选择性的不同，分为 α 受体阻断药与 β 受体阻断药两大类。

第一节 α 受体阻断药

α 受体阻断药能选择性地与 α 受体结合。其本身不激动或较少激动受体，却能妨碍肾上腺素能神经递质及拟肾上腺素药与 α 受体结合，从而产生抗 α 型作用。根据作用时间的长短，又分为短效和长效两类。短效 α 受体阻断药与 α 受体结合疏松，易于解离，阻断作用较弱、维持时间短，代表药为酚妥拉明；长效 α 受体阻断药与 α 受体结合牢固，阻断作用较强、维持时间长，代表药为酚苄明。

酚妥拉明

【体内过程】 酚妥拉明的生物利用度低，口服效果仅为注射给药的 1/5，故临床采用肌内注射和静脉给药，体内代谢迅速。大多以无活性的代谢物从尿中排泄，$t_{1/2}$ 为 1.5h。

【药理作用】

（1）扩张血管　直接舒张血管，又可阻断 α_1 受体，使血管舒张，外周阻力减小，血压下降。

（2）兴奋心脏　血压下降，反射性地引起交感神经末梢递质释放增加，同时也阻断 α_2 受体，促进去甲肾上腺素的释放，使心肌收缩力加强、心率加快、心输出量增加。

（3）其他　有拟胆碱作用，使胃肠平滑肌兴奋；有组胺样作用，使胃酸分泌增加、皮肤潮红等。

【临床应用】

（1）外周血管痉挛性疾病及去甲肾上腺素引起的局部缺血　利用其扩血管作用，防止局部组织坏死。

（2）肾上腺嗜铬细胞瘤的诊断　该瘤多发于肾上腺髓质，可分泌大量的肾上腺素和去甲肾上腺素，引起血压升高和代谢紊乱。应用本药可使血压明显下降。

（3）抗休克　使心输出量增加、血管舒张，改善休克时的内脏血液灌注，解除微循环障碍。但必须补充血容量，否则会引起血压降低。

（4）心力衰竭和急性心肌梗死　在心力衰竭时因心输出量不足，交感神经活性增加，外周阻力增高，肺充血和肺动脉压力升高，易产生肺水肿。应用酚妥拉明可扩张血管、降低外周阻力，使心脏后负荷明显降低，减少回心血量，加强心肌收缩力，使心输出量增加，因此对充血性心力衰竭有一定的疗效。心肌梗死引起的致死性心律失常多由于α受体兴奋所致，故酚妥拉明也有一定的疗效。

【不良反应】 不良反应有低血压，胃肠平滑肌兴奋所致的腹痛、腹泻、呕吐和诱发溃疡病（可能与其激动胆碱受体作用有关）。静脉给药有时可引起严重的心率加速、心律失常和心绞痛，因此须缓慢注射或滴注。

【禁忌证】 严重动脉硬化及肾功能不全者禁用。

【注意事项】 胃炎、胃及十二指肠溃疡病、冠心病患者慎用。

【制剂及用法】 注射剂：1ml∶5mg；1ml∶10mg。肌内或静脉注射，5mg/次，20～30min 后可按需要重复给药。

其他α受体阻断药概况见表 9-1。

表 9-1 其他α受体阻断药概况

药品名称	作用受体	分类	作用及特点	临床应用
妥拉唑林	α_1、α_2	短效	与酚妥拉明相似，但作用较弱	血栓闭塞性静脉炎、外周血管痉挛性疾病
酚苄明	α_1、α_2	长效	抗α型作用起效缓慢，强大持久，血管扩张、外周阻力下降，改善微循环	外周血管痉挛性疾病、诊断嗜铬细胞瘤、抗休克
哌唑嗪	α_1		扩张血管、降低血压，不引起去甲肾上腺素的释放，对心率的影响较小	抗高血压
育亨宾	α_2		选择性阻断 α_2 受体	科研工具药

第二节 β受体阻断药

β受体阻断药能选择性地与β受体结合，其本身不激动或较少激动受体，却能妨碍肾上腺素能神经递质及拟肾上腺素药与β受体结合，从而产生抗β型作用。根据其对β受体亚型的选择性不同，可将本类药物分为非选择性β受体阻断药和选择性 β_1 受体阻断药两类，其中部分药物还具有一定的内在拟交感活性。

【药理作用】

（1）β受体阻断作用

① 心血管系统

a. 心脏。使心脏兴奋性和自律性降低，表现为心率减慢、收缩力减弱、心输出量减少、心肌耗氧量下降。可延缓心房和房室结的传导，延长房室结不应期。

b. 血管。阻断血管 β_2 受体，心脏功能受抑，反射性地兴奋交感神经，导致血管收缩和外周阻力增加。除脑外，冠状动脉、肝、肾和骨骼肌等组织器官的血流量均减少。

c. 血压。高血压患者长期服用，可使外周血管阻力降低，而心输出量仍明显减少，收缩压与舒张压均下降。

② 支气管平滑肌。阻断 β_2 受体，支气管平滑肌收缩，使呼吸道阻力增加。但这种作用较弱，对正常人影响较小。

③ 其他。抑制糖原和脂肪分解，抑制肾素的释放。

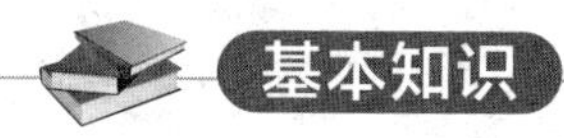

β受体阻断药降压作用机制

1. 阻断心脏β_1受体，使心收缩力减弱、心率减慢、心排出量降低。开始由于总外周阻力的升高，血压没有明显改变，长时间给药后，总外周阻力适应心排出量的降低，重新调整逐渐降到开始水平或较低，因而血压下降。

2. 阻断肾小球旁器细胞的β_1受体，减少肾素分泌，从而抑制肾素-血管紧张素-醛固酮系统而发挥降压作用。

3. 可透过血脑屏障，阻断中枢β受体，使兴奋性神经元活动减弱，外周交感神经张力降低，血管阻力降低。

4. 阻断突触前膜β受体，减少去甲肾上腺素的释放。

5. 增加前列环素PGI_2的合成。

（2）内在拟交感活性　有些β受体阻断药除能阻断受体外，还对β受体有一定激动作用，称内在拟交感活性。这种作用常被其阻断作用所掩盖，不易被观察到。具有内在拟交感活性的β受体阻断药作用较弱，但可减少由于β受体阻断而导致的支气管收缩、心力衰竭和房室传导阻滞等不良反应。

（3）膜稳定作用　能抑制细胞膜对离子的通透性，降低细胞膜的电活动。但此作用在高于有效血药浓度几十倍时才出现。

【临床应用】

（1）高血压　β受体阻断药在高血压患者中使用率高，尤其对轻度和中度高血压患者疗效良好，较少发生直立型低血压，属于一线药物。

（2）心律失常　用于快速型心律失常，如窦性和室上性心动过速。

（3）如心绞痛、心肌梗死等缺血性心脏病　对缺血性心脏病，本类药物能抑制心脏、减少心肌耗氧量，能降低急性心肌梗死的复发率和死亡率。

（4）甲状腺功能亢进（简称“甲亢”）　能控制由甲状腺功能亢进引起的心动过速、肌肉震颤、烦躁等症状。常用于甲亢的辅助治疗，不宜单用；也可用于甲状腺手术或放射性碘治疗前的准备。

（5）偏头痛　可用于偏头痛的预防，但对已发作的头痛无效。机制不明，但与β受体阻断没有联系。

【不良反应与禁忌证】

（1）支气管哮喘患者禁用或慎用　使用β受体阻断药后，会诱发或加重哮喘的急性发作，导致患者死亡。

（2）由于β受体阻断，某些心脏病患者可出现心力衰竭、房室传导阻滞等症状。

（3）糖尿病患者慎用　使用β受体阻断药可能使血糖升高及延缓使用胰岛素后的血糖降低过程。此外，β受体阻断药还可能掩盖低血糖的症状（如心悸、震颤等），从而延误低血糖的及时察觉和治疗。

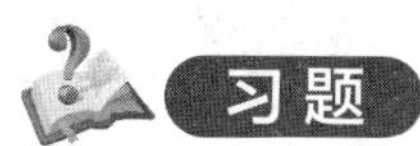

一、思考题

1. 酚妥拉明的临床应用及其作用机制是什么？

2. β受体阻断药共同的药理作用和临床应用是什么？

二、是非题

1. 肾上腺素的升压作用可被α受体阻断药翻转。

2. 酚妥拉明扩血管的机制仅是阻断α受体。

3. 顽固性心力衰竭可用酚妥拉明治疗。

4. β受体阻断药可诱发或加重支气管哮喘。

5. β受体阻断药可具有膜稳定作用。

题号	1	2	3	4	5
答案	√	×	√	√	√

（王　丽）

第十章 中枢神经系统药理学概论

中枢神经系统（central nervous system，CNS）可调节人体生命活动的全部过程，维持内环境的稳定并对外环境的刺激做出即时反应。CNS 含有大量的神经元和神经胶质细胞，神经元之间存在着多种形式的突触联系，并由多种神经递质传递信息。递质作用于相应的受体和离子通道，并与逐级放大的细胞内信号转导途径相偶联而介导繁杂的功能调节。

一、中枢神经递质及其受体

神经递质是由神经末梢释放，作用于突触后膜受体导致离子通道开放并形成兴奋性突触后电位或抑制性突触后电位的化学物质。其特点是传递信息快、作用强、选择性高。主要介绍以下几种。

1. 乙酰胆碱（acetylcholine，ACh）

局部分布的中间神经元，参与局部神经回路的组成中枢乙酰胆碱能通路。脑内乙酰胆碱受体绝大多数是 M 受体，N 受体仅占不到 10%。中枢乙酰胆碱主要涉及觉醒、学习、记忆和运动调节。

2. γ-氨基丁酸（γ-aminobutyric acid，GABA）

GABA 是脑内最为重要的抑制性神经递质，广泛而非均匀地分布在脑内，约有 30%的突触以 GABA 为神经递质；外周组织仅含微量 GABA。脑内 γ-氨基丁酸能神经元，主要分布在大脑皮质、海马和小脑。目前仅发现两条 γ-氨基丁酸能通路，一是小脑-前庭外侧核通路，另一是从纹状体投射到中脑黑质。GABA 受体被分为 $GABA_A$、$GABA_B$、$GABA_C$ 三型。

3. 谷氨酸（glutamic acid，Glu）

Glu 是 CNS 内主要的兴奋性递质，脑内 50%以上的突触是以谷氨酸为递质的兴奋性突触。除谷氨酸外，天冬氨酸也可以发挥相似的作用。谷氨酸受体分为三类：NMDA 受体、非 NMDA 受体、代谢型谷氨酸受体。

4. 去甲肾上腺素（noradrenaline，NA；norepinephrine，NE）

脑内去甲肾上腺素能突触传递的基本过程与外周较为相似，包括递质合成、贮存、释放、与受体相互作用和递质的灭活。脑内 NA 能神经元胞体分布相对集中在脑桥和延髓。

5. 多巴胺（dopamine，DA）

中枢多巴胺能神经系统及其生理功能：①黑质-纹状体通路，是锥体外系运动功能的高级中枢；②中脑-边缘通路；③中脑-皮质通路，中脑-边缘通路和中脑-皮质通路主要调控人类的精神活动，前者主要调控情绪反应，后者主要参与认知、思想、感觉、理解和推理能力的调控；④结节-漏斗通路，主要调控垂体激素的分泌。

DA 受体和神经精神疾病有着密切关系。黑质-纹状体通路的 DA 功能减弱可导致帕金森病；中脑-边缘通路和中脑-皮质通路的多巴胺受体功能亢进可导致精神分裂症。

6. 5-羟色胺（5-hydroxytryptamine，5-HT）

5-羟色胺能神经元与NE神经元的分布相似，主要集中在脑桥、延髓中线旁的中缝核群。脑内5-HT具有广泛的功能，参与心血管活动、觉醒-睡眠周期、痛觉、精神情感活动和下丘脑-垂体的神经内分泌活动的调节。脑内存在众多的5-HT受体亚型，与不同的信号传导系统偶联。

7. 组胺（histamine）

含组胺的神经元主要位于下丘脑结节乳头核和中脑的网状结构，发出上、下行纤维。上行纤维经内侧前脑束弥散投射到端脑，下行纤维可投射到低位脑干及脊髓。脑内组胺的生理功能目前还不清楚，可能参与饮水、摄食、体温调节、觉醒和激素分泌的调节。

二、中枢神经系统药的分类

作用于CNS的药物可分为中枢兴奋药和中枢抑制药两类。

绝大多数中枢药物的作用方式是通过影响突触化学传递的某一环节，引起相应的功能变化。尚有少数药物只一般地影响神经细胞的能量代谢或膜稳定性，这类药物无竞争性拮抗药或特效解毒药。

三、中枢神经系统药物作用的基本方式

1. 直接作用于受体，即激动或阻断受体。
2. 影响递质的传递过程，即影响合成、储存、释放、再取、代谢及灭活。
3. 影响神经细胞能量代谢及膜稳定性。

（王　丽）

第十一章 镇静催眠药

作用于中枢神经系统，能缓和激动、消除躁动、恢复安静情绪的药物称镇静药（sedative）。能促进和维持近似生理睡眠的药物称催眠药（hypnotic）。镇静药和催眠药无本质的区别，随剂量的增加依次出现：安定或思睡（镇静）→药物性睡眠（催眠）→意识丧失→昏迷→外科麻醉→致命性呼吸循环抑制（死亡），因此统称为镇静催眠药（sedative hypnotic）。绝大多数纳入精神类药品管制。

理想的镇静催眠药应具有起效快、作用时间短、消除快、物体内蓄积、无后遗效应等特点，并能维持近似生理性的睡眠，不产生药物的耐受和依赖性。常用的镇静催眠药按照化学结构可分为三类：苯二氮䓬类、巴比妥类和其他类。

基本知识

睡眠：指高等脊椎动物周期性出现的一种自发的、可逆的静息状态，表现为机体对外界刺激的反应性降低和意识的暂时中断。睡眠由两个交替出现的不同时相所组成，一个是慢波相，又称“非快速动眼睡眠”，主要与体力的恢复有关；另一个则是快波睡眠，又称“快速动眼睡眠”，此时相中出现眼球快速运动并经常做梦，主要与脑力的恢复有关。

失眠：指无法入睡或无法保持睡眠状态，导致睡眠不足。又称“入睡和维持睡眠障碍”，是临床上最为常见的一种睡眠障碍。根据失眠发生的时间先后，可分为以下三种。①入睡障碍：入睡困难，一旦入睡，即可熟睡至天亮。②中途觉醒和过早觉醒：主要发生在老年、压力较大人群中。③没有满足感：多梦易醒，无睡熟感。

第一节 苯二氮䓬类

苯二氮䓬类（benzodiazepines，BDZ）药物多为1,4-苯并二氮䓬类衍生物，目前已在临床应用的有20多种。其抗焦虑、镇静催眠、抗惊厥、肌肉松弛作用各有侧重，临床上常用的药物有地西泮、硝西泮、氟西泮等。由于苯二氮䓬类有较好的抗焦虑和镇静催眠作用，安全范围大，目前几乎已完全取代了巴比妥类镇静催眠药。

【体内过程】 苯二氮䓬类药物口服吸收迅速而完全，约1h达血药浓度峰值。其中三唑仑吸收最快，奥沙西泮和氯氮䓬口服吸收较慢。肌内注射给药吸收缓慢且不规则，欲快速显效时，应静脉注射。

本类药物血浆蛋白结合率较高，其中地西泮的血浆蛋白结合率高达99%。由于脂溶性高，静脉注射时首先分布至脑和其他血流丰富的组织和器官，但又迅速向组织中分布，并在脂肪组织中蓄积，使脑中浓度迅速下降，故静脉注射后起效快、维持时间短，此类药物主要经肝药酶进行生物转化。但多数药物的代谢产物具有与母体药物相似的活性，而其半衰期则比母体药物更长，故重复给药会有一定的蓄积性。最后与葡萄糖醛酸结合经肾脏排出，也可经胎盘或乳汁排泄。

【作用机制】 GABA 是中枢神经系统的抑制性递质，与 $GABA_A$ 受体结合后，使 Cl^- 通道开放，Cl^- 流向细胞内，细胞膜产生超极化而产生中枢抑制效应。当 BDZ 与 BDZ 受体结合时，可以促进 GABA 与 $GABA_A$ 受体结合，使 Cl^- 通道开放得频次增加，从而使得更多的 Cl^- 内流，进一步增强中枢抑制效应。但是在没有 GABA 存在时，BDZ 与 BDZ 受体结合后不能直接使 Cl^- 通道开放（图 11-1）。

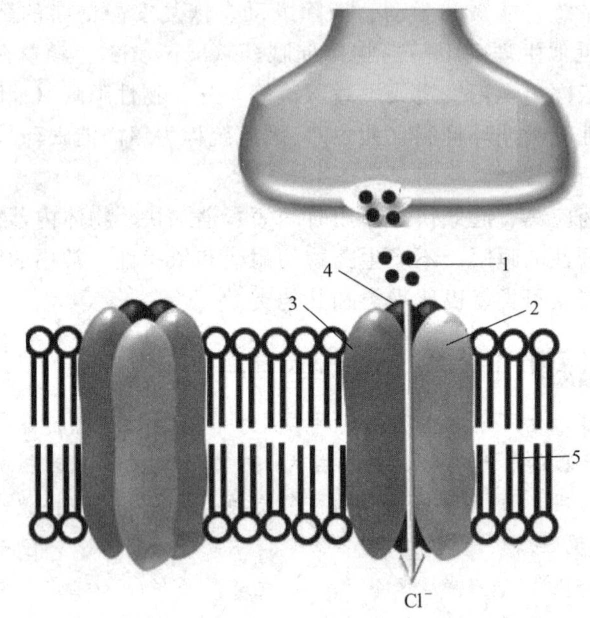

图 11-1　苯二氮䓬类与巴比妥类作用机制模式图

1—GABA；2—巴比妥受体；3—苯二氮䓬受体；4—$GABA_A$ 受体；5—细胞膜

地　西　泮

地西泮（diazepam）又名安定，为苯二氮䓬类的代表药物，为白色或者类白色结晶性粉末；无臭，味微苦。在丙酮或者三氯甲烷中易溶，乙醇中可溶，水中几乎不溶。

【作用与应用】

（1）抗焦虑作用　小剂量时即可明显地改善焦虑患者的紧张、忧虑、不安、恐惧等症状。

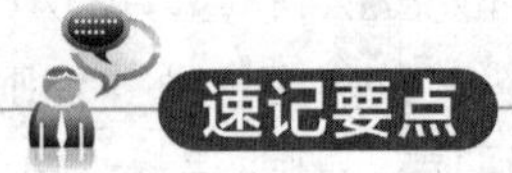

地西泮

镇静催眠抗焦虑，生理睡眠成瘾轻，能抗惊厥和癫痫，中枢肌松止痉挛。

（2）镇静催眠作用　剂量增加可出现镇静催眠作用，可明显缩短入睡时间、延长睡眠持续时间、减少觉醒次数，产生近似生理性的睡眠。与巴比妥类比较具有以下优点：①不引起麻醉、对呼吸影响较小、治疗指数高、安全范围大、不影响其他药物代谢。②对快速动眼睡眠影响较小，停药后出现反跳性的快速动眼睡眠时间延长较巴比妥类要轻。③对肝药酶几乎无诱导作用，所以依赖性、戒断症状轻。

（3）抗惊厥、抗癫痫作用　地西泮有明显的抗惊厥作用。用于破伤风、子痫、小儿高热和药物中毒所致的惊厥。地西泮静脉注射是治疗癫痫持续状态的首选药。

（4）中枢性肌肉松弛　抑制脊髓多突触反射，抑制中间神经元的传递，大剂量对神经肌肉接头也有阻断作用。用于缓解大脑麻痹患者的肌肉强直，也用于缓解关节病变、腰肌劳损引起的肌肉痉挛。

【不良反应】

（1）后遗效应　可出现头昏、嗜睡和乏力等，大剂量可致共济失调。

（2）耐受性和依赖性　长期应用可产生耐受性和依赖性，久服突然停药可出现戒断症状，如焦虑、失眠、震颤、心动过速及惊厥等，但远比巴比妥类的戒断症状轻。

（3）急性中毒　大剂量偶尔可致共济失调、运动功能障碍、语言含糊不清，甚至昏迷和呼吸抑制。

（4）其他　偶有皮疹和白细胞减少等。

【注意事项】 肝肾功能不全、青光眼、重症肌无力，及老年人、高空作业人员、驾驶员慎用。

【制剂及用法】

（1）片剂　2.5mg；5mg。抗焦虑、镇静，口服一次2.5～5mg，一日3次；催眠，口服一次5～10mg。

（2）注射液　2ml∶10mg。镇静、催眠，开始10mg，以后按需每隔3～4h加5～10mg。24h总量以40～50mg为限。

其他苯二氮䓬类药物概况见表11-1。

表11-1　其他苯二氮䓬类药物概况

药物名称	药理作用	临床应用
地西泮	抗焦虑、镇静催眠、抗惊厥、抗癫痫、中枢性肌肉松弛	焦虑症、失眠、各种惊厥、癫痫持续状态首选药
氟硝西泮	镇静催眠作用和肌肉松弛作用比地西泮强	失眠、诱导麻醉
劳拉西泮	抗焦虑作用比地西泮强	焦虑症、骨骼肌痉挛、失眠症
奥沙西泮	抗焦虑与抗惊厥作用较强，催眠与肌肉松弛作用较弱	焦虑症
艾司唑仑	镇静催眠作用强	失眠症和焦虑症
三唑仑	速效、短效、强效。催眠作用、肌肉松弛作用和抗焦虑作用分别为地西泮的45倍、30倍和10倍	与地西泮相似，主要治疗失眠症和焦虑症，尤其是焦虑性失眠
咪达唑仑	与地西泮相似。特点为作用快、代谢灭活快、持续时间短	各种失眠症、睡眠节律障碍。注射剂用于内窥镜检查及手术前给药
依替唑仑	抗焦虑作用比地西泮强3～5倍，有中枢性肌肉松弛作用	用于神经症和抑郁症的焦虑、紧张及精神分裂症、睡眠障碍等

第二节　巴比妥类

巴比妥类（barbiturates）是巴比妥酸的衍生物。药理作用与剂量关系如图11-2所示。

根据巴比妥类药物作用时间的长短，将该药物分为长效、中效、短效和超短效四种（表11-2）。

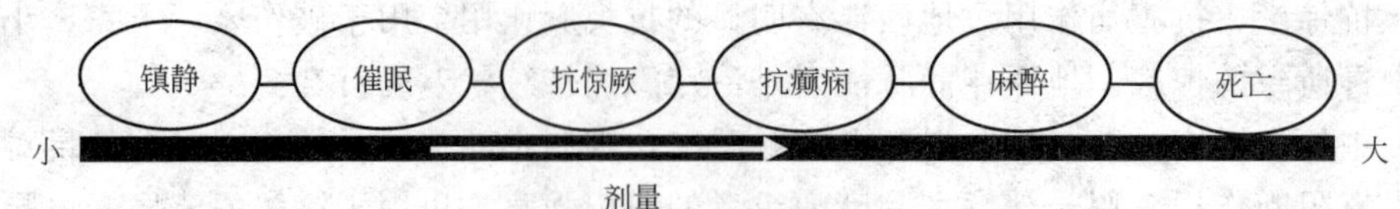

图 11-2　巴比妥类药理作用与剂量关系

表 11-2　巴比妥类药物的分类

分类	药物名称	显效时间/h	作用维持时间/h	主要用途
长效	苯巴比妥	0.5～1	6～8	静脉麻醉
中效	戊巴比妥	0.25～0.5	3～6	抗惊厥
中效	异戊巴比妥	0.25～0.5	3～6	镇静催眠
短效	司可巴比妥	0.25	2～3	镇静催眠、抗惊厥
超短效	硫喷妥钠	立即	0.25	静脉麻醉（诱导）

【体内过程】 巴比妥类药物口服、肌内注射均易吸收，并迅速分布于全身组织、体液，也易于透过胎盘屏障进入胎儿体内。脂溶性高的药物易于透过血脑屏障，起效快、作用维持时间短，如硫喷妥钠；脂溶性低的刚好相反，如苯巴比妥。血浆蛋白结合率与其脂溶性成正比。

【作用机制】 巴比妥类药物与巴比妥受体结合后，促进 GABA 与 $GABA_A$ 受体结合，通过延长 Cl^- 通道开放时间而增加 Cl^- 内流，使神经细胞超极化，产生中枢抑制作用。

【作用与应用】 巴比妥类药物随剂量由小到大，相继出现镇静、催眠、抗惊厥、抗癫痫、麻醉和抑制呼吸而死亡，因此安全范围小，临床上已经很少用于镇静催眠，主要用于抗惊厥、抗癫痫和麻醉。镇静剂量时才显示抗焦虑作用，所以本类药物的安全性远不及苯二氮䓬类药物。

（1）抗惊厥、抗癫痫　肌内注射巴比妥可用于小儿高热、破伤风、子痫、脑膜炎、脑炎及中枢兴奋药引起的惊厥。

（2）静脉麻醉　短效及超短效巴比妥类可用于小手术或内窥镜检查时的静脉麻醉。长效及中效巴比妥类可作麻醉前给药，以消除患者的紧张、不安情绪，但效果不如地西泮。

【不良反应】

（1）后遗效应　次日醒后可出现眩晕、困倦、精神不振、精细运动不协调等。

（2）耐受性　药效降低，必须加大剂量才能维持预期作用（药酶诱导剂）。

（3）依赖性　长期应用产生精神依赖性和身体依赖性，突然停药时产生戒断症状。

（4）变态反应　偶见药物热、荨麻疹、粒细胞减少，严重可见剥脱性皮炎等过敏反应。

（5）呼吸中枢抑制　中等剂量可抑制呼吸中枢；中毒剂量可致昏迷、呼吸衰竭而死亡。

（6）肝药酶诱导作用　苯巴比妥是肝药酶诱导剂，可提高肝药酶活性，加速自身和其他药物的代谢，影响药效。

【中毒和解救】 口服 10 倍于催眠剂量可致中度中毒，15～20 倍则可引起严重中毒。急性中毒主要表现为深度昏迷、高度呼吸抑制、血压下降、体温降低、休克及肾衰竭。直接死因是深度呼吸抑制。

抢救措施：维持呼吸与循环功能，保持呼吸道通畅，吸氧，必要时行人工呼吸甚至气管切开。为加速巴比妥类药物的排泄，可用碳酸氢钠等碱性药物碱化尿液、使该药物解离增加、肾小管重吸收减少。

【制剂及用法】

(1) 片剂　15mg；30mg；100mg。镇静，一次15～30mg，每日2～3次；催眠，晚一次顿服30～100mg；抗惊厥，可晚一次顿服90～180mg/日或一次30～60mg，一日3次。

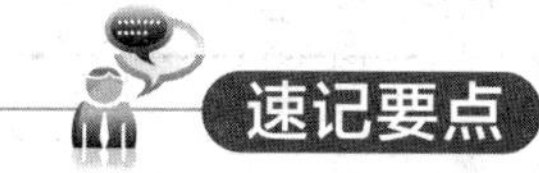

巴比妥类

麻醉诱导抗惊厥，剂量不同效有异，

过量中毒快抢救，碱化尿液促排泄。

(2) 注射剂　1ml∶0.1g；2ml∶0.2g。肌内注射用于抗惊厥与癫痫持续状态，成人一次100～200mg，必要时可每4～6h重复1次。

第三节　其他类镇静催眠药

本类镇静催眠药化学结构不同于前两类，产生了催眠、抗焦虑的新型药物（表11-3）。

表11-3　其他类镇静催眠药

药物名称	作用机制	药理作用	应用及特点
水合氯醛	与巴比妥类似	口服后15min起效，催眠作用温和、不缩短快动眼睡眠、无宿醉后遗效应	顽固性失眠或对其他失眠药效果不佳者；小儿CT、MRI、腰椎穿刺术等检查及操作之前给药，起镇静作用；大剂量用于子痫、破伤风以及小儿高热惊厥
唑吡坦	与苯二氮䓬受体其中一种亚型结合，发挥镇静催眠作用	具有较强的镇静催眠作用，对呼吸系统无抑制，抗惊厥和肌肉松弛作用较弱	快速，可以缩短入睡时间，减少夜醒次数，增加总的睡眠时间和改善睡眠质量
佐匹克隆	作用于$GABA_A$受体-Cl^-通道复合物的特殊位点	催眠作用迅速，可提高睡眠质量，有"第三代催眠药"之称	速效，作用强于苯二氮䓬类，服用时间不宜超过4周，与乙醇、红霉素合用会加重神经运动功能损害
扎来普隆	与苯二氮䓬受体其中一种亚型结合	速效、短效，主要产生催眠作用	几乎没有"宿醉"作用（如次晨嗜睡、乏力），适用于入睡困难的失眠症的短期治疗
丁螺环酮	激动特异性突触5-HT受体	抗焦虑作用强大，没有镇静催眠、肌肉松弛作用	适合驾驶、高空作业等焦虑症患者使用

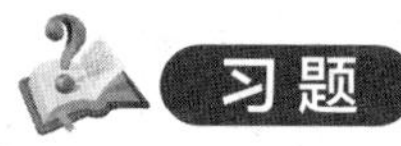

一、思考题

1. 地西泮的作用机制、药理作用、临床应用各是什么？

2. 巴比妥类药物剂量与产生的药理作用有何特点？

3. 新型催眠药都有哪些？各有何特点？

二、是非题

1. 使用小剂量的安定，能使精神上焦虑不安的患者趋向宁静。

2. 安定的依赖性、成瘾性出现缓慢，但戒断症状比巴比妥类药物严重。

3. 苯巴比妥为较强的肝药酶抑制剂，不仅减慢自身代谢，而且还减慢其他多种药物的代谢。

4. 佐匹克隆有"第三代催眠药"之称。

5. 丁螺环酮不适合驾驶、高空作业等焦虑症患者使用。

6. 扎来普隆主要用于催眠。

7. 苯巴比妥中毒要碱化尿液。

8. 奥沙西泮主要用于焦虑症。

题号	1	2	3	4	5	6	7	8
答案	×	×	×	√	×	√	√	√

（王　丽）

第十二章 解热镇痛抗炎药

解热镇痛抗炎药（antipyretic-analgesic and anti-inflammatory drugs）是一类具有解热镇痛作用，大多数还有抗炎、抗风湿作用的药物。由于其化学结构和特殊的抗炎机制，又将本类药物称为非甾体抗炎药（NSAIDs）。

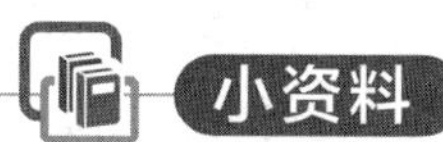

前列腺素（PG）

前列腺素（prostaglandin，PG）是存在于动物和人体中的一类由不饱和脂肪酸组成的具有多种生理作用的活性物质。20 世纪 30 年代末，由 Von Euler 等人在人的前列腺提取液和精液中发现的，当时以为这一物质是由前列腺释放的，因而定名为前列腺素。现证明精液中的前列腺素主要来自精囊，除之全身许多组织细胞都能产生前列腺素。故 PG 普遍存在于各个组织，局部合成，调整局部，含量少，生物活性高。

第一节　概　　述

一、药物分类

本类药物均可抑制体内前列腺素（PG）合成所必需的环氧酶（COX），从而产生一系列解热、抗炎、抗风湿作用。COX 有两种同工酶，即 COX-1 和 COX-2，其分类与功能见表 12-1。

表 12-1　COX 的分类与功能

项目	COX-1	COX-2
生成途径	固有	需经诱导
功能	参与调节血管舒张与收缩、血小板聚集、胃黏膜血流、胃液分泌和肾脏功能，主要起生理性的保护作用	参与发热、疼痛、炎性过程，引起发热、疼痛及炎性反应

经典解热镇痛抗炎药对上述两种同工酶没有选择性，往往在发挥治疗作用的同时引起胃肠道等不良反应；选择性环氧酶抑制剂选择性抑制 COX-2，对 COX-1 抑制作用较轻，从而增强解热抗炎作用，减轻胃肠道不良反应。

根据抑制环氧酶种类和化学结构的不同，解热镇痛抗炎药通常分为以下几类（表 12-2）。

表 12-2　解热镇痛抗炎药的分类

抑制剂	分类	代表药物
非选择性环氧酶抑制剂	水杨酸类	乙酰水杨酸、水杨酸钠
	苯胺类	对乙酰氨基酚
	吡唑酮类	氨基比林、保泰松
	其他有机酸类	吲哚美辛、布洛芬、双氯芬酸钠

续表

抑制剂	分类	代表药物
选择性环氧酶抑制剂	塞来昔布、罗非昔布、尼美舒利、美洛昔康、氯诺昔康	

二、解热镇痛抗炎药的作用机制（图 12-1）

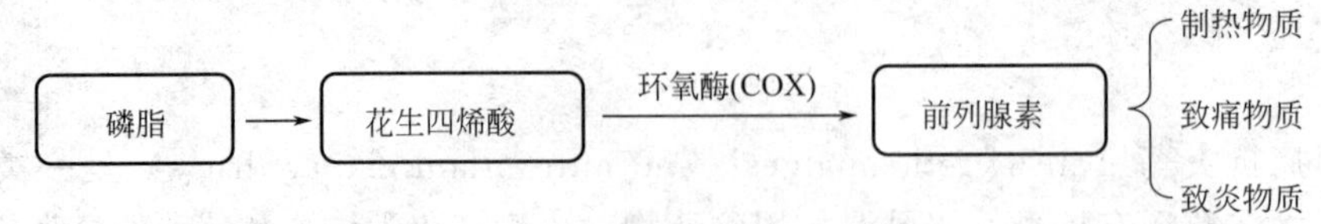

图 12-1　解热镇痛抗炎药的作用机制

三、解热镇痛抗炎药的共同作用

1. 解热作用

正常人恒定的体温主要依靠下丘脑的体温调节中枢对产热和散热两个过程的调节作用。当机体受到病原体及其毒素的侵害后，可刺激中性粒细胞产生并释放内热源，内热源使中枢的 PG 合成与释放增多，PG 再作用于体温调节中枢，使体温调定点升高到37℃以上，从而产热增加、散热减少、引起发热。治疗量的解热药可抑制 PG 合成酶（环氧酶），从而减少 PG 合成。因此，此类药物仅能减低发热者的体温，对正常体温无影响。

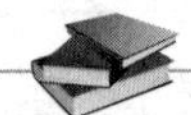

基本知识

发热：是机体的一种防御机制，往往热型也是诊断的重要依据，故对于一般发热者无需急于用药，但是体温过高或者持久发热会消耗体力和精力，引起头痛、全身不适、失眠、谵妄、昏迷、小儿高热，易致惊厥，严重可危及生命，因此应及时应用解热药对症治疗，但必须同时进行对因治疗。

炎症：就是平时所说的“发炎”，是机体对于刺激的一种防御反应，分为感染型和非感染型两类。由于致炎物质使血管扩张、通透性增加、渗出液增多，所以表现为“红、肿、热、痛”和功能障碍。通常情况下，炎症是有益的，是人体的自动防御反应，但是有的时候炎症也是有害的，例如对人体自身组织的攻击等。

2. 镇痛作用

本类药物仅有中度镇痛作用，只适用于头痛、牙痛、神经痛、肌肉痛、关节痛、月经痛等轻中度慢性钝痛。对各种严重创伤性剧痛和内脏平滑肌绞痛无效。一般不产生欣快感和药物依赖，亦不抑制呼吸，故临床应用较为广泛。本类药物镇痛作用部位主要在外周，组织炎症或者损伤时，局部产生和释放组胺、缓激肽、PG 等致痛物质。缓激肽作用于痛觉感受器引起疼痛；PG 除有镇痛作用外，还能使痛觉感受器对缓激肽等致痛物质的敏感性增高，因此在炎症过程中 PG 对炎性疼痛起了放大作用。

解热镇痛药仅能抑制 PG 的合成，因此只能缓解致痛物质引起的炎性疼痛（多为慢性钝痛），对直接刺激感觉神经末梢引起的急性锐痛无效。

3. 抗炎作用

本类药物的大多数具有抗炎、抗风湿作用，能缓解“红、肿、热、痛”和控制风湿性和类风湿性关节炎的临床症状，但无对因治疗作用，也不能防止疾病的发展及并发症的发生。PG 和缓激肽还是很强的致炎物质，本类药物通过抑制 PG 的合成和释放缓解炎症。

第二节　常用药物

一、非选择性环氧酶抑制剂

1. 水杨酸类

水杨酸类的水杨酸钠因其刺激性较大仅作外用，有抗真菌和溶解角质作用。本类药物中最常用的是阿司匹林。

乙酰水杨酸（又名阿司匹林，aspirin）

小常识

阿司匹林又名乙酰水杨酸，为经典非选择性环氧酶抑制剂。使用阿司匹林的历史可以追溯到古希腊文明时代：希波克拉底曾记载过柳树树皮的酿制物可以帮助退烧和减轻分娩痛苦。但它的活性成分——水杨酸直到 1865 年才由德国化学家雅可布·洛维希从植物原料中提取出来。1899 年德莱塞将其介绍到临床，并取名为阿司匹林。成为医药史上三大经典药物（另两种为青霉素、安定）之一的阿司匹林已经应用百年，仍是世界上应用最为广泛的解热镇痛抗炎药，同时也成为了评价其他同类药物的标准。阿司匹林被认为是“可以制造奇迹的神药”。不仅有卓越的退热、消炎、止痛能力，还可以用于预防心血管疾病，如防止血栓形成、预防冠心病和脑卒中。最新的研究表明其具有抗糖尿性心脏病、抗老年痴呆、抗结肠癌与食管癌等。

【体内过程】 口服阿司匹林后在胃和小肠上部吸收，2h 后血药浓度达高峰。在吸收过程中能被存在于胃肠黏膜、血浆、红细胞及肝中的酯酶迅速分解为水杨酸，分布到全身各组织器官，也能透入关节腔和脑脊液起作用，并能进入乳汁和胎盘。阿司匹林主要经肝代谢后由肾排出，也有部分以原形经肾排出。肝脏对水杨酸的代谢能力有限。口服小剂量阿司匹林（<1g）时，其代谢按一级动力学进行，$t_{1/2}$ 约为 2～3h。水杨酸与血浆蛋白结合率高达 80%～90%。经肾排出量与尿 pH 值有很大关系，尿呈碱性时排出量可达 85%以上，而尿呈酸性时排出量仅在 5%左右。

【作用与应用】

（1）解热、镇痛、抗炎、抗风湿　阿司匹林有较强的解热、镇痛作用，常用于感冒发热及头痛、牙痛、神经痛、月经痛、肌肉痛等慢性钝痛。抗炎、抗风湿作用较强，较大剂量（3～5g/日，大包装）可使急性风湿热患者在用药后 24～28h 退热，关节红肿疼痛症状明显缓解，红细胞沉降速度减慢。由于控制急性风湿热疗效迅速而确实，可作为鉴别诊断。对类风湿性关节炎可迅速镇痛，使关节炎症消退，减轻关节损伤，目前仍属首选。抗风湿的疗效与剂量成正相关，因此最好用至最大耐受量，但应防止中毒。

（2）抑制血小板聚集、防止血栓形成（老药新用）　阿司匹林抑制血小板聚集作用与其抑制环氧酶有关，通过抑制此酶，使血栓素（TXA_2）的合成受到抑制，从而抑制血小板聚集，防止血栓的形成。小剂量（40～80mg/日）的阿司匹林常用于预防脑栓塞、心肌梗死等病的发作。

(3) 其他　预防老年痴呆、治疗放射诱发的腹泻、驱除胆道蛔虫。

【不良反应】 长期、大量用于抗风湿治疗时不良反应较多。

(1) 胃肠道反应　直接刺激胃黏膜，引起恶心、呕吐、上腹不适，大剂量可诱发和加重溃疡及无痛性出血。餐后服药、服用抗酸药或服用肠溶片，可减轻胃肠道反应。故溃疡病患者应禁用，糖皮质激素禁合用。

(2) 凝血障碍　抑制血小板聚集，延长出血时间。对严重肝损害、凝血酶原过低、维生素K缺乏及血友病患者可引起出血，故这些患者应避免使用。

(3) 水杨酸反应　服用大剂量可出现眩晕、恶心、呕吐、耳鸣、听力下降等症状。症状出现时应停药，并静脉滴注碳酸氢钠，以促进药物排泄。

(4) 过敏反应　以荨麻疹和哮喘最常见。哮喘的发生与抑制PG合成有关，有些哮喘患者服用解热镇痛药后可诱发支气管哮喘，称为“阿司匹林哮喘”，故哮喘患者禁用。

速记要点

阿司匹林不良反应

胃肠道反应——为(胃) 凝血障碍——您(凝)
水杨酸反应——扬(杨) 过敏反应——名(敏)
瑞夷综合征——易(夷)

(5) 瑞夷（Reye）综合征　极少数病毒感染伴发热的儿童或青年在应用阿司匹林后出现严重肝功能损害合并脑病，严重者可致死。其表现为短暂发热、惊厥、频繁呕吐、颅内压增高、昏迷、一过性肝功能异常等。故10岁以下患病毒感染（“流感”或水痘）的儿童忌用本药。

【制剂及用法】 阿司匹林的剂型有片剂、水溶片、肠溶片、栓剂、缓释片、咀嚼片、复方制剂、等。口服，解热镇痛，成人一次300～600mg。小剂量药（每日40～80mg）用于预防暂时性脑缺血发作，心肌梗死或其他手术后的血栓形成。

2. 苯胺类

对乙酰氨基酚（又名扑热息痛，acetaminophen）

对乙酰氨基酚不良反应少、不诱发瑞夷综合征和溃疡，被WHO推荐为儿童高热时的首选解热镇痛药。

【体内过程】 口服易吸收，0.5～1h血药浓度达峰值，$t_{1/2}$约为1.25～3h，主要经肝脏代谢，与葡萄糖醛酸结合后由肾脏排泄。小部分乙酰化物代谢为羟化物并产生肝毒性。

【作用与应用】 解热作用与阿司匹林相当，镇痛作用较弱，几乎无抗炎作用。原因可能是其抑制中枢PG合成作用强度强，抑制外周PG合成作用弱。用于感冒发热、头痛、牙痛、神经痛、肌肉痛，以及对阿司匹林过敏和不能耐受者。

【不良反应】 偶见皮疹、厌食、恶心、呕吐、高铁血红蛋白血症。剂量过大可导致肝坏死、严重昏迷，甚至死亡。长期应用可导致药物依赖性和肾损害。

【制剂及用法】 乙酰氨基酚的剂型有胶囊、栓剂、泡腾片、分散片、滴剂、复方缓释片等。缓释片作用持续8h之久。本品为对症治疗药，解热一般不超过3天，止痛一般不超过5天。对本品过敏者禁用。

3. 吡唑酮类

本类药物有氨基比林、保泰松及其代谢产物羟基保泰松。氨基比林可引起致命性粒细胞缺乏症，已经不再单独使用。

保泰松（又名布他酮，phenylbutazone）

【体内过程】 口服吸收迅速、完全，2h血药浓度达峰值。吸收后98%与血浆蛋白结合，然后再缓慢释出，故作用持久，$t_{1/2}$为50～65h。其代谢产物羟基保泰松仍有活性。长期服用保泰松，可造成羟基保泰松在体内蓄积，引起中毒。

【作用与应用】 解热镇痛作用弱、抗炎抗风湿作用强大，主要用于风湿及类风湿性关节炎、强直性脊柱炎的治疗；较大剂量可促进尿酸盐的排泄，用于急性痛风的治疗。

【不良反应】 常见的不良反应有胃肠道反应、过敏反应、水钠潴留等。溃疡、高血压，以及心、肝、肾功能不良者慎用。

4. 其他有机酸类

吲哚美辛（又名消炎痛，indomethacin）

【体内过程】 口服吸收迅速、完全，$t_{1/2}$＝2～3h，3h血药浓度达峰值，90%与血浆蛋白结合。主要在肝代谢，代谢物从尿、胆汁、粪便排泄；小部分以原形排泄于尿中。

【作用与应用】 本药为最强的PG合成抑制药之一，有显著抗炎及解热作用，对炎性疼痛有明显镇痛效果。但不良反应多，故仅用于其他药物不能耐受或疗效不显著的病例。对急性风湿性及类风湿性关节炎的疗效与保泰松相似，约2/3的患者可得到明显改善。对强直性脊柱炎、骨关节炎也有效，对癌性发热及其他不易控制的发热常能见效。

【不良反应】 不良反应发生率高，其中有20%必须停药，往往与剂量过大有关。

（1）胃肠道反应　食欲减退、恶心、腹痛、腹泻。上消化道溃疡，偶可穿孔、出血，还可引起急性胰腺炎。

（2）中枢神经系统症状　前额头痛、眩晕，偶有精神失常。

（3）造血系统　可引起粒细胞减少、血小板减少、再生障碍性贫血等。

（4）过敏反应常见为皮疹，严重者哮喘。本药抑制PG合成作用强大。“阿司匹林哮喘”者禁用本药。

【制剂及用法】 吲哚美辛的剂型有胶囊、栓剂、肠溶片、软膏、胶丸等。口服，开始时每次服25mg，1日2～3次，饭时或饭后立即服（可减少胃肠道不良反应）。用于治疗风湿性关节炎时，若未见不良反应，可逐渐增至每日125～150mg。采用胶丸或栓剂剂型可使胃肠道副反应发生率降低，栓剂具有维持较长药效时间的特点，一般连用10日为1个疗程。

布洛芬（ibuprofen）

布洛芬具有较好的抗炎、解热及镇痛作用。口服吸收迅速，1～2h血药浓度达峰值。血浆蛋白结合率为99%，可缓慢地进入滑膜腔，并在此保持高浓度，99%的代谢物自尿排出。主要用于治疗风湿性关节炎和类风湿性关节炎。胃肠道反应较轻，易于耐受，但长期服用时仍应注意。一旦出现视力模糊及中毒性弱视时，立即停药。

【制剂及用法】 布洛芬的剂型有缓释胶囊、混悬滴剂、颗粒剂、片剂、缓释片等。缓释胶囊，规格300mg，口服。成人，一次1粒，一日2次（早、晚各一次）。布洛芬混悬液主要用于儿童退烧。

萘普生（naproxen）

萘普生具有解热和镇痛、抗炎作用，还有抑制血小板的功能。主要用于风湿性和类风湿性关节炎、骨关节炎、强直性脊柱炎和各种类型风湿性肌腱炎。对各种疾病引起的疼痛和发热也有良好的缓解作用。

吡罗昔康（piroxicam）

吡罗昔康为强效、长效抗炎镇痛药。对风湿性关节炎及类风湿性关节炎的疗效与吲哚美辛、乙酰水杨酸和萘普生相似，但不良反应较少。其优点是长效、给药剂量小，每日服1次（20mg）即显效。

双氯芬酸（diclofenac）

双氯芬酸为强效解热镇痛抗炎药。解热、镇痛、抗炎效应是阿司匹林的26～50倍。临床用于类风湿性关节炎、粘连性脊柱炎、椎关节炎等引起的疼痛、各种神经痛、手术及创伤后疼痛等中等程度疼痛。

二、选择性环氧酶抑制剂（表12-3）

表12-3 选择性环氧酶抑制剂

药物名称	特点	临床应用	不良反应
塞来昔布	对COX-2的抑制作用比对COX-1强400倍	骨关节炎、类风湿性关节炎和牙痛的治疗	诱导心脏病的发作，并使患脑卒中的风险加大
帕瑞昔布	全球第一种注射用选择性COX-2抑制剂，对COX-2的抑制作用比对COX-1强2.8万倍	肾脏、胃肠道、出血不良事件发生率低，耐受性好，安全性高	可广泛用于控制与外科手术或创伤有关的急性疼痛及其他相关痛症
尼美舒利	很强的解热、镇痛和抗炎作用，还具有抗过敏、抗血小板聚集等作用	风湿性关节炎、类风湿性关节炎、骨关节炎、术后疼痛、软组织损伤等，"阿司匹林哮喘"者可使用尼美舒利	消化道和肾功能不良反应发生率低
美洛昔康	长效选择性的COX-2抑制剂，对各靶组织、器官的COX-2抑制作用强于COX-1 10倍以上	风湿性关节炎、骨关节炎、类风湿性关节炎、神经炎、软组织炎均有良好的抗炎镇痛作用，而对血小板聚集功能无明显影响	对胃肠道和肾脏的不良反应较少，胃黏膜损伤及胃肠出血发生率也低
氯诺昔康	镇痛抗炎作用强，但解热作用弱	缓解术后疼痛、剧烈坐骨神经痛、强直性脊柱炎的慢性疼痛。可用于中度至剧烈疼痛时的镇痛，也可用于关节炎的治疗	不产生镇静、呼吸抑制和依赖性等不良反应

第三节 常用复方制剂

临床上常将解热镇痛药配伍其他制剂制成复方制剂，以提高药物疗效和减少不良反应（表 12-4）。

表 12-4 常用复方制剂

制剂名称 \ 成分/mg		对乙酰氨基酚	阿司匹林	非那西丁	苯巴比妥	伪麻黄碱	金刚烷胺	咖啡因	右美沙芬	氯苯那敏	苯海拉明	人工牛黄	氨基比林
复方氨酚烷胺片		250					100	15		2		10	
美息伪麻片(白加黑)	白片	325				30			15				
	黑片	325				30			15		25		
复方阿司匹林片			220	15				35					
去痛片				150	15			50					150
复方氯苯那敏片		126	230					30		1			
氨咖黄敏胶囊		250						15		1		10	

其中，对乙酰氨基酚、阿司匹林、非那西丁为解热镇痛抗炎药；伪麻黄碱为减充血药，有缓解鼻咽部黏膜充血、肿胀的作用，可使鼻塞症状减轻；右美沙芬为镇咳药，是 WHO 推荐可取代可待因的高效安全止咳药，属于非麻醉性药物，老少皆可使用，极少产生副作用；苯海拉明为组胺 H_1 受体拮抗剂的抗过敏药，能对抗由组胺引起的毛细血管扩张和通透性增加；金刚烷胺具有抗流感 A 型病毒作用；马来酸氯苯那敏为抗组胺药，能竞争性阻断 H_1 受体而产生抗过敏作用，同时还可消除或减轻鼻塞、打喷嚏、流鼻涕以及各种过敏症状，并具有镇静作用。

常用经典解热镇痛抗炎药小结见表 12-5。

表 12-5 常用经典解热镇痛抗炎药小结

药物名称	作用			不良反应		
	解热镇痛	抗炎	其他	胃肠道（出血）	过敏	其他
乙酰水杨酸(阿司匹林)	较强	较强	抑制血小板聚集、抗血栓形成	较大	有	凝血障碍、水杨酸反应
对乙酰氨基酚(扑热息痛)	较强、缓慢持久	较弱	感冒发热，复方制剂		有	高铁血红蛋白血症、肝坏死
保泰松、羟基保泰松	有	较强	风湿性关节炎、类风湿性关节炎、脊柱炎	较大	有	水钠滞留、甲状腺肿大、黏液性水肿、肝肾损害
吲哚美辛	较强	较强	其他药不能耐受或疗效不佳，癌性发热	较大	有	中枢神经系统、造血系统症状
布洛芬	较强	较强	风湿性、类风湿性关节炎	有		视力模糊、头痛
双氯芬酸	较强	较强	剂量小，个体差异小	有		有致骨髓抑制的可能

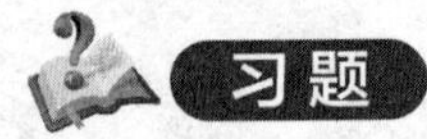

习题

一、思考题

1. 解热镇痛抗炎药共同的药理作用及作用机制是什么？

2. 简述阿司匹林的药理作用、临床应用和不良反应。

3. 比较乙酰水杨酸和吗啡的镇痛作用、作用机制、临床应用及不良反应。

4. 选择性环氧酶抑制剂都有哪些？它们的共同作用机制是什么？

二、是非题

1. 解热镇痛抗炎药共同的作用基础是抑制前列腺素（PG）合成。

2. 解热镇痛药有降温作用。

3. 解热镇痛药对正常人的体温无影响。

4. 解热镇痛抗炎药对急性锐痛和剧痛有效。

5. 解热镇痛抗炎药具有成瘾性，能抑制呼吸。

6. 解热镇痛抗炎药能控制症状，不能根治疾病。

7. 乙酰水杨酸对急性风湿热和类风湿性关节炎均为首选。

8. 大剂量乙酰水杨酸可防止血栓形成。

9. 乙酰水杨酸的副作用之一是胃肠道反应。

10. 哮喘患者禁用阿司匹林。

11. 小儿退热首选对乙酰氨基酚。

12. 吲哚美辛为最强的PG合成酶抑制药之一，解热、镇痛、抗炎作用均强。

13. 布洛芬的缓释胶囊称“芬必得（缓释芬）”。

题号	1	2	3	4	5	6	7	8	9	10	11	12	13
答案	√	×	√	×	×	√	√	×	√	√	√	√	√

（王　丽）

第十三章　麻醉性镇痛药

基本知识

疼痛：是机体的一种保护性机制，能提醒机体避开或者处理伤害，也是临床很多疾病表现的一种症状，不仅使患者痛苦、紧张、不安并引起功能紊乱，甚至休克。疼痛也是疾病诊断的重要依据，在诊断未明确之前，应慎用镇痛药，以免掩盖病情，贻误诊断。一般将疼痛分为锐痛和钝痛两种。锐痛疼痛感觉发生快、定位清楚、感觉鲜明，如心肌梗死、癌症、创伤性疼痛等；钝痛感觉发生缓慢、定位弥散、持续时间长，如关节痛、头痛、肌肉痛、痛经等。

本章所介绍的镇痛药是指作用于中枢神经的特定部位，在患者意识清醒的状态下选择性地解除或减轻疼痛，同时缓解不良情绪的药物。因其作用与阿片受体有关，易产生成瘾性和药物依赖性，故称为麻醉性镇痛药，且绝大多数纳入麻醉性药品管理范围。

罂粟未成熟蒴果浆汁干燥物（阿片）为最早使用的镇痛药，到公元16世纪被广泛地用于镇痛、止咳、止泻。随着时间的推移，阿片受体的确认进一步提示脑内一定有阿片样的活性物质，后经实验证实，体内存在能与阿片受体结合并具有镇痛作用的阿片肽，包括脑啡肽、强啡肽、内啡肽等20余种。

阿片受体与阿片肽共同构成了机体的内源性抗痛系统，可调控痛觉、维持正常的痛阈，起着生理性止痛的作用。痛觉向中枢神经传递的过程中，感觉神经末梢兴奋，释放兴奋性物质递质（P物质），P物质与接受神经元的受体结合，将痛觉传入中枢。内源性镇痛物质有含脑啡肽的神经元释放后激动感觉神经末梢的阿片受体，使突触后膜超极化而抑制痛觉传导，从而产生镇痛作用（图13-1）。

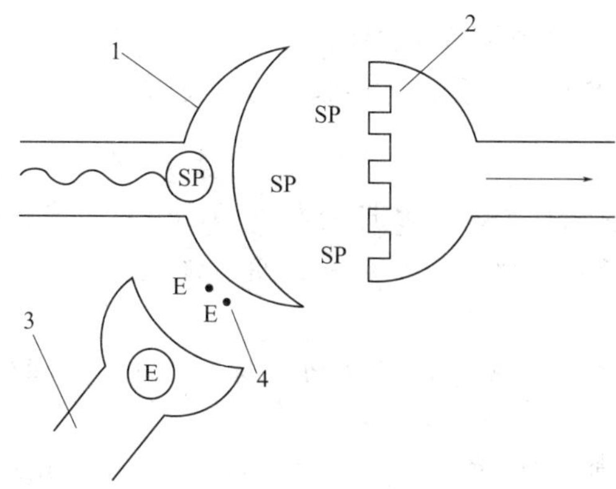

图13-1　阿片类药物作用机制

1—感觉神经元；2—接受神经元；3—含脑啡肽的神经元；4—阿片受体；SP—P物质；E—脑啡肽

临床上的镇痛药可分为阿片受体激动剂、阿片受体部分激动剂、其他类镇痛药和阿片受体拮抗剂四类。

第一节　阿片受体激动剂

阿片的希腊文含义为“浆汁”，1806 年德国学者首先从其中分离出一种生物碱，自身注射后产生了梦幻般飘飘然的感觉，就以希腊神话中的梦神 Morphus 的名字将其命名为吗啡。吗啡是阿片二十多种生物碱中镇痛作用的主要成分。

一、阿片生物碱类

吗啡（morphine）

【体内过程】 口服易吸收，但首过效应明显，生物利用度低，一般采用皮下注射。脑内浓度很低，但足以产生高效镇痛作用。吗啡经肝脏代谢，代谢产物活性强于吗啡。吗啡可透过胎盘进入胎儿体内。主要从肾脏排泄，少量通过乳汁排泄。

【药理作用】 吗啡是一种阿片受体激动剂，其镇痛、镇静、抑制呼吸、镇咳作用均与激动阿片受体有关。

1. 对中枢神经系统（CNS）的作用

（1）镇痛、镇静　吗啡镇痛作用强大，对各种疼痛均有效。对慢性钝痛与间断性锐痛，镇痛的同时产生欣快感，这是镇痛效果良好的体现，也是产生成瘾性的重要原因。其具有明显的镇静作用，能够消除疼痛引起的紧张、焦虑、恐惧等不良情绪，但无催眠作用。

（2）抑制呼吸　抑制脑干呼吸中枢，降低呼吸中枢对 CO_2 的敏感性，使呼吸频率减慢、加深。对呼吸的抑制强度随剂量的增加而加强，中毒剂量时，可使呼吸频率降至 3～4 次/min，甚至因呼吸衰竭而死亡。

（3）其他中枢作用

① 镇咳。抑制咳嗽中枢，镇咳作用强大。由于成瘾性极高，临床不作为镇咳药使用，常用成瘾性低的可待因治疗无痰干咳。

② 缩瞳。使瞳孔缩小，中毒时呈现“针尖样”瞳孔。

③ 催吐。兴奋延髓催吐化学感受器，引起恶心、呕吐。

2. 对外周的作用

（1）扩张血管　吗啡促进组胺释放及抑制血管运动中枢，使扩张血管、外周阻力降低，引起体位性低血压。由于抑制呼吸、CO_2 蓄积，使脑血管扩张，颅内压升高。

（2）对平滑肌的作用

① 提高胃肠道平滑肌张力，使推动性蠕动减弱、胃排空时间延长，中枢性抑制作用使便意迟钝，引起便秘。

② 收缩胆道奥狄括约肌，胆道排空受阻，内压增高，引起胆绞痛。

③ 增加子宫平滑肌张力，延长产程，故不宜用于分娩止痛。

④ 提高膀胱括约肌张力，引起排尿困难、尿潴留。

⑤ 大剂量时收缩支气管平滑肌，诱发或加重呼吸困难。

3. 免疫系统

吗啡可抑制 HIV 蛋白酶诱导的免疫反应，这可能是吗啡吸食者易感染艾滋病的主要原因。

【临床应用】

(1) 镇痛 吗啡可用于严重创伤、烧伤、手术后引起的剧痛；心肌梗死引起的剧痛，若血压正常也可使用；长期定量给药以减轻癌症晚期患者的疼痛；也用于其他药物无效的急性锐痛。胆绞痛、肾绞痛药合用阿托品。

(2) 心源性哮喘 由于各种原因引起的左心衰，可导致发作性气喘，体内 CO_2 蓄积，患者呼吸急促并伴有明显的窒息感，称为心源性哮喘。吗啡可以降低呼吸中枢对 CO_2 的敏感性，使急促的浅表性呼吸得以缓解，扩张外周血管，降低外周阻力，减轻心脏的负荷，起到镇静作用，可以缓解患者因窒息感带来的焦虑恐惧情绪。

(3) 止泻 可选用阿片酊或复方樟脑酊减轻非细菌性急、慢性消耗性腹泻的症状。

【不良反应】

(1) 副作用 治疗量时可引起头晕、嗜睡、恶心、呕吐、便秘、排尿困难、呼吸抑制、胆绞痛，还可引起颅内压升高和直立性低血压。

(2) 耐受性、成瘾性 连续反复用药可形成耐受性，需要增大剂量或者缩短服药时间间隔才能维持原有效果。一旦停药会产生戒断症状，表现为兴奋、失眠、流泪、流涕、出汗、震颤、呕吐、腹泻，甚至虚脱、意识丧失等，造成很大痛苦，若给予吗啡，症状立即消失。成瘾者为追求吗啡产生的欣快感或者免于阶段症状的痛苦，会不择手段获取吗啡，对社会造成极大的危害。故阿片类镇痛药应按国家颁布的《麻醉药品和精神药品管理条例》严格管理，限制使用。

(3) 急性中毒 吗啡可引起昏迷、呼吸深度抑制、瞳孔极度缩小如“针尖样”、血压降低甚至休克，最后死于呼吸肌麻痹。抢救时应迅速给氧、人工呼吸、注射阿片受体拮抗剂纳洛酮，也可用呼吸中枢兴奋药尼可刹米。

【禁忌证】 禁用于分娩及哺乳期妇女、新生儿，以及支气管哮喘、肺源性心脏病、颅脑损伤所致颅内压增高、肝功能严重减退等患者。

【滥用及其治疗】 本类药物滥用俗称“吸毒”，涉及的有海洛因、吗啡、哌替啶、粗制阿片、二氢埃托啡、美沙酮和丁丙诺啡，其中以海洛因居多。滥用者停药后 6～10h 开始出现戒断症状，36～48h 症状最严重，72h 后逐渐减轻，一周后主要症状徐缓消除，失眠、焦虑、烦躁和不适感会持续较长时间。脱毒治疗方法主要有以下几种。

(1) 药物替代递减法 采用美沙酮或丁丙诺啡等代替海洛因、吗啡，适用于长时间的维持治疗。替代疗法是一种“以小毒攻大毒”的替代和递减性的脱毒治疗方法，国外使用较普遍。

(2) α_2 受体激动药 用可乐定选择性激动抑制神经元，导致 NA 释放减少，改善脱毒期间出现的恶心、呕吐、腹痛、出汗、心率加速及血压升高等症状。

(3) 自然戒断法 即停掉依赖者的毒品，靠戒毒者的毅力忍受戒断症状的痛苦。戒毒时吸毒者畏寒颤抖、汗毛竖起，浑身起“鸡皮疙瘩”，犹如火鸡皮，故也称“冻火鸡疗法”或“干戒法”。

(4) 亚冬眠疗法 采用盐酸氯丙嗪与异丙嗪联合应用，使患者处于亚冬眠状态，戒断症状在睡眠时出现，痛苦小、费用低。但治疗中可出现意识障碍、大小便失禁、呼吸抑制、兴奋躁动等不良反应，故临床慎重应用。

可待因(又名甲基吗啡，codeine)

可待因在阿片中含量仅为0.5%，口服易吸收，在肝脏中代谢。其中有10%脱甲基后转变成吗啡。具有镇痛和镇咳作用，镇痛为吗啡的1/12，镇咳为吗啡的1/4。无明显镇静作用，欣快感和成瘾性弱于吗啡。临床用于中等程度以上疼痛的止痛，与解热镇痛药合用有协同作用，也作为中枢性镇咳药，用于无痰干咳及剧烈频繁的咳嗽。

【制剂及用法】

(1) 片剂　5mg/片、10mg/片、20mg/片、30mg/片，5～15mg/次，一日15～60mg；极量30mg/次，一日100mg。

(2) 缓释片　30mg；60mg。10mg/12h或20mg/12h。

(3) 注射剂　0.5ml：5mg；1ml：10mg。

二、人工合成阿片类镇痛药

哌替啶(又名杜冷丁，pethidine)

【体内过程】 口服吸收，生物利用度为52%，故一般静脉注射给药。$t_{1/2}=3h$，血浆蛋白结合率为40%。主要经肝脏代谢成去甲哌替啶和哌替啶酸，前者有明显的中枢兴奋作用。

【药理作用】 与吗啡极其类似，可镇静镇痛、抑制呼吸中枢、扩张血管、免疫抑制、产生欣快感，只是都弱于吗啡。镇痛强度相当于吗啡的1/10，持续时间2～4h。能提高胃肠道平滑肌及括约肌张力，减少推进性蠕动，但作用短暂，不引起便秘，无止泻作用。无中枢镇咳作用。

【临床应用】 常作为吗啡的代用品用于各种剧痛，胆绞痛和肾绞痛患者需加用阿托品；麻醉前给药及人工冬眠；心源性哮喘和肺水肿。

【制剂及用法】

注射剂：1ml：50mg、2ml：100mg。

① 镇痛。成人肌内注射常用量，25～100mg/次，一日100～400mg；极量一次150mg，一日600mg。静脉注射成人一次按体重以0.3mg/kg为限。

② 分娩镇痛。阵痛开始时肌内注射，常用量25～50mg，每4～6h按需重复；极量，一次量以50～100mg为限。

③ 麻醉前用药。30～60min前按体重肌内注射1.0～2.0mg/kg。

④ 麻醉维持中。按体重1.2mg/kg计算60～90min总用量，配成稀释液，成人一般以每分钟静脉滴注1mg，小儿滴速相应减慢。

其他合成镇痛药见表13-1。

表13-1　其他合成镇痛药

药物名称	药理作用	临床应用	其他
芬太尼	镇痛作用是吗啡的100倍，起效快、维持时间短	各种原因引起的剧痛	速效、强效、短效
美沙酮	镇痛作用强度、维持时间与吗啡相当，缩瞳、便秘、升高胆内压、抑制呼吸作用弱于吗啡	创伤、术后、癌症晚期引起的剧痛，吗啡、海洛因成瘾者的脱毒治疗	脱毒替代药物

续表

药物名称	药理作用	临床应用	其他
二氢埃托啡	镇痛作用是吗啡的500～1000倍，起效快、持续时间短，是强效镇痛药	用于顽固性疼痛、癌症晚期疼痛	反复用药产生耐受性和依赖性

第二节　阿片受体部分激动剂

阿片受体分为μ、κ、δ三种亚型，镇痛药的镇痛、呼吸抑制、欣快感和成瘾性主要与μ受体有关。本类药物是对阿片受体某一亚型起激动作用，而对另一亚型阿片受体起拮抗作用，因此是阿片受体混合型激动-拮抗药。这类药物以镇痛作用为主，呼吸抑制作用较弱，成瘾性较小（表13-2）。

表13-2　阿片受体部分激动剂

药物名称	激动受体部位、药理作用	临床应用	不良反应
喷他佐辛	激动κ受体、拮抗μ受体	各种慢性剧痛及术后疼痛	恶心、呕吐、出汗、眩晕
丁丙诺啡	μ受体部分激动药，作用时间长，躯体依赖性低，戒断症状较轻	用于癌症、术后、烧伤和心肌梗死疼痛等，阿片类药物成瘾者脱毒治疗的重要替代药物，用于戒毒治疗	头痛、眩晕、恶心、呕吐
布托啡诺	激动κ受体、拮抗μ受体	中、重度疼痛	恶心、呕吐、乏力、出汗
纳布啡	激动κ受体、拮抗μ受体	中、重度疼痛	均轻于吗啡
曲马多	弱的μ受体激动剂作用，治疗量不抑制呼吸，无明显心血管功能影响，不产生便秘，久用产生依赖性	外科、产科手术，癌症晚期疼痛，中、重度急慢性疼痛	头晕、恶心、呕吐、多汗、口干、易疲劳

第三节　其他类镇痛药

罗　通　定

罗通定（又名左旋四氢帕马丁、左旋延胡索乙素，rotundine）是罂粟科植物延胡索中的生物碱，现已经人工合成。

口服吸收良好，15min起效，持续2h。镇痛作用较哌替啶弱，但较解热镇痛药强，其机制可能与阻断脑内多巴胺受体以及促进脑啡肽和内啡肽释放有关。毒性小、安全范围大、无成瘾性，为非麻醉性镇痛药。主要用于胃肠及肝胆系统引起的钝痛、头痛、月经痛等，也可用于分娩痛与失眠。

布　桂　嗪

布桂嗪（又名强痛定，bucinnarizine）的镇痛作用为吗啡的1/3，适用于偏头痛、三叉神经痛、炎症性及外伤性疼痛、关节痛、痛经及癌症疼痛等。个别病例出现成瘾性，应慎用。

其他类镇痛药概况见表 13-3。

表 13-3　其他类镇痛药

药物名称	药理作用	临床应用
奈福泮	镇痛作用为吗啡的 1/3，镇痛持续较长，无成瘾性	用于创伤、术后、癌症引起的疼痛，也用于肌痛、牙痛及急性内脏平滑肌绞痛
高乌甲素	镇痛作用强度与哌替啶相似，镇痛维持时间长于哌替啶，还具有解热、局麻等作用，无成瘾性	用于癌症疼痛阶梯疗法中的轻度和中度疼痛的治疗
氟吡汀	除对多种疼痛均有良好的镇痛效果外，还有肌肉松弛和神经保护作用	缓解肌紧张引起的急性和慢性疼痛，缓解骨骼肌疼痛和骨质疏松引起的疼痛。无药物依赖性
齐考诺肽	阻止初级传入神经末梢兴奋性神经递质的释放，阻断痛觉传入而止痛	带状疱疹后遗神经痛、幻肢痛、HIV 相关神经病理性疼痛、难治性癌痛、手术后疼痛

第四节　阿片受体拮抗剂

阿片受体拮抗剂有纳洛酮和纳曲酮，化学结构和吗啡相似，对 μ、κ、δ 三种亚型均有竞争性拮抗作用，用于阿片类药物的过量中毒。

纳洛酮 (naloxone)

纳洛酮的口服生物利用度仅为 2%，一般采用静脉注射，$t_{1/2}$ 为 1.1h。本身无明显药理效应，但与阿片受体的亲和力比吗啡强，能阻止吗啡和阿片类物质与阿片受体结合，为竞争性拮抗药。吗啡中毒患者仅需注射小剂量即能迅速翻转吗啡的作用，1～2min 使呼吸抑制现象消失，增加呼吸频率。吗啡依赖者应用纳洛酮后迅速出现戒断症状。还用于乙醇中毒、中重度 CO 中毒、缺血性脑血管疾病及心力衰竭等治疗。

纳曲酮与纳洛酮相似，作用时间长，临床应用同纳洛酮。

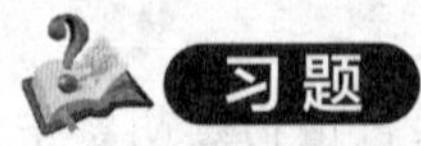

一、思考题

1. 为什么吗啡治疗胆绞痛、肾绞痛要合用阿托品？
2. 吗啡是否可用于心源性哮喘和支气管哮喘？为什么？
3. 哌替啶的药理作用及临床应用是什么？
4. 成瘾性较低的新型麻醉性镇痛药的作用机制有何特点？
5. 常用的解毒方法有哪些？

二、是非题

1. 吗啡禁用于治疗支气管哮喘。
2. 吗啡可用于治疗脑肿瘤疼痛。
3. 曲马多久用不产生依赖性。

4. 吗啡急性中毒的主要致死原因是呼吸抑制。
5. 吗啡最严重的不良反应是成瘾性。
6. 吗啡中毒一般采用纳洛酮解救。
7. 胆绞痛的止痛治疗可单用吗啡。
8. 吗啡的作用机制是激动中枢阿片受体，使P物质增多。

题号	1	2	3	4	5	6	7	8
答案	×	×	×	√	√	√	×	×

（王　丽）

第十四章 抗精神失常药

精神失常是由多种原因引起的认知、情感、意志、行为等精神活动障碍的一类疾病，包括精神分裂症（精神病）、躁狂症、抑郁症和焦虑症等疾病。治疗的药物统称为“抗精神失常药”。根据作用不同，分为抗精神病药、抗抑郁症药、抗躁狂症药和抗焦虑症药。

基本知识

精神分裂症：又称精神病，主要表现在以下几个方面。①思维障碍：谈话或写作内容缺乏逻辑性，不能明确表达自己的意思，与其交谈有十分困难的感觉，使人感到迷惑不解（思维松弛），语句之间缺乏联系，言语凌乱（思维破裂）。②情感倒错：对涉及自身利益的重大事漠不关心，对正常人感到痛苦的事无情感反应（情感淡漠），还表现出无原因的自笑，很难与患者进行情感沟通。③行为异常：孤僻离群、被动退缩、缺乏主动性和积极性，整日无所事事，生活懒散等。④产生妄想：会产生被害妄想和夸大妄想，被害妄想最为多见，即无根据地认为有人想陷害、破坏、谋害自己，进行跟踪、监视等。⑤幻听幻视：听到正常人听不到的声音，以言语性幻听多见，内容为评论性、争论性、命令性，还可看到可怕的东西而产生强烈的恐惧感。

第一节 抗精神病药

抗精神病药主要用于治疗精神分裂症及其他精神失常的躁狂症状。精神分裂症的原因多是中枢多巴胺（DA）系统功能亢进，如阻断中枢DA通路，即可改善精神分裂症的症状。本类药物的代表药物为氯丙嗪。

氯丙嗪（又名冬眠灵，chlorpromazine）

【体内过程】 口服或注射均易吸收，但吸收速度受剂型、胃内食物的影响，如同时服用抗胆碱药，可显著延缓其吸收。口服氯丙嗪有首过效应，2～4h血浆药物浓度达峰值，肌内注射吸收迅速，但因刺激性强应深部注射，其生物利用度比口服大3～4倍。吸收后，约90%与血浆蛋白结合。氯丙嗪具有高亲脂性，易透过血脑屏障，脑内浓度可达血浆浓度的10倍，过高的脂溶性也导致氯丙嗪蓄积于脂肪组织，排泄缓慢。主要经肝代谢，肾脏排泄。老年患者的代谢与消除速率减慢。口服相同剂量时，血浆药物浓度相差可达10倍以上，因此临床用药应个体化。

【药理作用】 氯丙嗪为多巴胺受体阻断药，同时阻断α受体、H_1受体、5-HT受体和M受体，因此药理作用广泛，副作用也多。

1. 对中枢神经系统的作用

（1）抗精神病作用 正常人服用治疗量氯丙嗪可产生镇静安定、活动减少、感情淡漠作用，在安静环境下容易诱导入睡，但易觉醒。精神分裂症患者用药后产生抗精神病作用，控制兴奋躁动、躁狂，减少或消除患者的幻觉和妄想症状可能是阻断中脑-皮质和中脑-边缘系统的多巴胺受体。

（2）镇吐作用 镇吐作用强大。小剂量时抑制延脑催吐化学感受区的多巴胺受体；大剂量可直接抑制呕吐中枢，但不能对抗前庭刺激（如晕车、晕船）引起的呕吐。

（3）影响体温调节 抑制丘脑下部的体温调节中枢，使其“失灵”，体温可随环境温度变化而变化。与解热镇痛药不同，氯丙嗪不仅能降低发热者的体温，在物理降温配合下也能降低正常体温。

（4）加强中枢抑制药作用 可加强镇静催眠药、抗惊厥药、镇痛药、麻醉药及乙醇的作用。

2. 对自主神经系统的作用

（1）阻断α受体 扩张血管、降低血压，但反复应用可产生耐受性，不作抗高血压药使用。可翻转肾上腺素的升压作用，因此氯丙嗪引起的低血压，肾上腺素不能缓解。

（2）阻断 M 受体 可引起口干、便秘、视力模糊等阿托品样作用。

（3）对内分泌系统的影响 阻断结节-漏斗通路的多巴胺受体（“四抑制”）。

① 减少下丘脑催乳素抑制因子的释放，使催乳素分泌增加，导致乳房肿大及泌乳。

② 抑制促性腺激素释放因子，使排卵延迟、月经紊乱。

③ 抑制促肾上腺皮质激素的释放，导致糖皮质激素分泌减少。

④ 抑制垂体生长激素分泌，使生长激素减少。

【临床应用】

（1）精神分裂症 主要用于控制精神分裂症，以精神运动兴奋和幻觉妄想、躁狂症疗效尤为突出。

（2）止吐 主要用于药物、尿毒症、恶性肿瘤、放射病等疾病所致的呕吐。对顽固性呃逆也有显著疗效，但对晕动症引起的呕吐无效。

（3）低温麻醉与人工冬眠 氯丙嗪配合物理降温可用于低温麻醉。也可与异丙嗪、哌替啶制成冬眠合剂进行“人工冬眠疗法”，用于严重感染性休克、创伤性休克、高热及甲状腺危象等的辅助治疗。

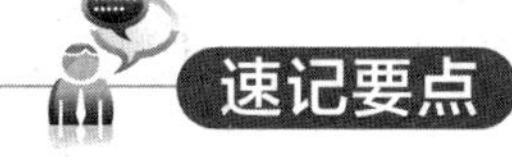

氯丙嗪

精神分裂氯丙嗪，M、α和 DA。
止吐镇静又降温，人工冬眠效神奇。
长期应用毒性大，激素分泌帕金森。
静坐不能张力增，迟发障碍低血压。

【不良反应】

（1）一般不良反应 常见嗜睡、淡漠、无力等中枢抑制症状，视力模糊、口干、便秘、无汗和眼内压升高等 M 受体阻断症状，鼻塞、血压下降、直立性低血压及心悸等α受体阻断症状。

（2）锥体外系反应

① 由于长期阻断多巴胺受体，表现为肌张力增高、面容呆板、动作迟缓、肌肉震颤和流涎的药源性帕金森综合征。

② 静坐不能。青、中年人多见，表现为坐立不安、反复徘徊。

③ 急性肌张力障碍。青少年多见，引起强迫性张口、伸舌、斜颈、呼吸运动障碍及吞咽困难。

上述不良反应与氯丙嗪阻断黑质-纹状体通路的多巴胺受体使胆碱能神经相对占优势有关，可用中枢抗胆碱药苯海索或促 DA 释放药金刚烷缓解。

④ 迟发性运动障碍。出现口-舌-颊三联征，如吸吮、舔舌、咀嚼及广泛性舞蹈样手足徐动症等。其原因可能与氯丙嗪长期阻断突触后 DA 受体，使 DA 受体数目上调有关。

(3) 过敏反应　可出现皮疹、接触性皮炎、光敏性皮炎。少数患者出现肝损伤、黄疸。

(4) 内分泌系统紊乱　乳腺增大、泌乳、月经停止、阳痿、抑制儿童生长等。

(5) 急性中毒　出现昏睡、血压下降、心肌损害、心动过速、心电图异常，应立即对症处理，但禁用肾上腺素，以防血压进一步降低。

【禁忌证】 氯丙嗪能降低惊厥阈，诱发癫痫，有病史者禁用；昏迷患者（特别是应用中枢抑制药后）禁用；伴有心血管疾病的老年患者慎用，冠心病患者易致猝死，应加注意；乳腺增生症和乳腺癌患、严重肝功能损害者禁用。

【制剂及用法】

(1) 片剂　12.5mg；25mg；50mg。日剂量 200～600mg。

(2) 注射剂　1ml∶10mg；1ml∶25mg；2ml∶50mg。

其他抗精神病药概况见表 14-1。

表 14-1　其他抗精神病药

药物名称	特点	临床应用	不良反应
氟哌啶醇	抗精神病作用和镇吐作用较氯丙嗪强，而镇静作用较弱，降温作用不明显	以兴奋、躁动、幻觉、妄想为主的精神分裂症及躁狂症，对氯丙嗪无效的患者仍有效，还可用于呕吐及顽固性呃逆、焦虑性神经官能症等	锥体外系反应发生率高、严重，α受体和 M 受体阻断作用轻，对心血管系统的副作用较小
舒必利	选择性阻断中脑-边缘和中脑-皮质系统的多巴胺受体，对纹状体多巴胺受体的亲和力较低	对精神分裂症的阳性和阴性症状均有效，对长期用其他药物治疗无效的难治病例也有效，也可用于顽固性恶心呕吐	锥体外系不良反应少，可出现失眠、多梦、烦躁、月经不调、泌乳、运动失调等
氯氮平	阻断多巴胺受体、5-HT 受体，协调 5-HT 和 DA 系统的平衡和相互作用	急、慢性精神分裂症，对其他药物无效的病例（包括慢性精神分裂症的退缩等阴性症状）仍有疗效	几乎无锥体外系反应及内分泌方面的不良反应，其他有流涎、便秘、发热、粒细胞减少等
奥氮平		适应证及疗效与氯氮平相当，亦可缓解精神分裂症及相关疾病常见的继发性情感症状	无锥体外系不良反应，其他不良反应较氯氮平少而轻
利培酮	已成为治疗精神分裂症的一线药物，但是价格较贵	对精神分裂症阳性和阴性症状均有效，适于首发急性患者和慢性患者；对精神分裂症患者的认知功能障碍和继发性抑郁也有治疗作用	锥体外系不良反应轻，常见不良反应有失眠、焦虑、头痛、口干、疲劳、注意力下降、皮肤过敏和体重增加等
阿立哌唑	极少引起锥体外系不良反应	对精神分裂症阳性和阴性症状均有效	最常见的不良反应是头痛、焦虑和失眠，此外可见恶心、呕吐、便秘、直立性低血压、心动过速
齐拉西酮	几乎无锥体外系不良反应	用于急性、慢性精神分裂症及其他各种精神疾病引起的阳性症状和阴性症状，并改善患者认知功能	多在用药初期出现，主要表现为头痛、头晕、失眠焦虑、食欲减退等，一般均可耐受

第二节 抗抑郁症药

抑郁症是一种常见的心境障碍，可由多种原因引起，以显著而持久的心境低落为主要特征，且心境低落与其处境不相称，严重者可出现自杀倾向和行为。多数病例反复发作，每次发作时大多数可以得到缓解。抑郁症发生原因尚不清楚，普遍认为是与脑内 NA 和 5-HT 浓度降低有关。常用的抗抑郁药有以下几类。

（1）非选择性 5-HT 和 NA 再摄取抑制剂　丙咪嗪（米帕明）、阿米替林、多塞平等。

（2）选择性 NA 再摄取抑制剂　地昔帕明、去甲替林等。

（3）选择性 5-HT 再摄取抑制剂　氟西汀、帕罗西汀、舍曲林等。

（4）单胺氧化酶抑制剂　氯贝胺等。

目前看来，5-HT 再摄取抑制剂以选择性强、多无抗胆碱和抗组胺作用、对心血管系统毒性小等优点，在临床抑郁症的治疗中日益受到重视，逐渐成为一线抗抑郁症药物。

【作用机制】 抗抑郁药的作用机制可概括为通过抑制 5-HT 和 NA 的再摄取和抑制单胺氧化酶这两种途径，提高突触间隙 NA、5-HT 浓度，促进和改善突触传递功能，从而改善抑郁症患者的症状。

丙咪嗪（imipramine）

【体内过程】 口服吸收良好，个体差异较大，血浆 $t_{1/2}$ 为 10～20h。分布于全身各组织，以脑、肝、肾及心肌分布较多。主要在肝代谢成侧链 N 脱甲基的地昔帕明，有显著抗抑郁作用。二者最终代谢为无效产物从尿液排出。

【药理作用】 具有较强抗抑郁症作用，但兴奋作用不明显，镇静作用弱。

（1）对中枢神经系统　正常人服用丙咪嗪可出现以镇静为主的症状；抑郁症患者使用则出现精神振奋、情绪提高，但疗效缓慢，连续用药 2～3 周后才显效（不是兴奋剂）。

（2）对自主神经系统　阻断 M 受体，引起口干、便秘、尿潴留和视力模糊等。

（3）对心血管系统　治疗量阻断 α 受体，从而降低血压，引起心律失常。

【临床应用】 用于各种类型的抑郁症。对内源性抑郁症疗效较好，对躁狂抑郁症的抑郁状态也有一定疗效，也可治疗酒精依赖症、遗尿症，但对精神分裂症伴发的抑郁状态疗效较差。

【不良反应】

（1）阿托品样作用　由于阻断 M 受体，引起口干、扩瞳、心动过速、视力模糊、便秘、尿潴留、眼内压升高等症状。

（2）中枢反应　头晕、失眠、精神紊乱、震颤，大剂量可引起癫痫样发作。

【制剂及用法】 片剂：12.5mg；25mg。开始 25mg/次，一日 1～2 次，以后增至 25～50mg。

其他抗抑郁症药概况见表 14-2。

表 14-2　其他抗抑郁症药

药物名称	分类	临床应用	不良反应
地昔帕明	强效选择性 NA 再摄取抑制剂	抑郁症，对轻、中度的抑郁症疗效好，也可用于遗尿症的治疗	不良反应较少，过量导致心律失常、震颤、惊厥、口干及便秘等，偶致直立性低血压

续表

药物名称	分类	临床应用	不良反应
马普替林	选择性NA再摄取抑制剂	适用于迟钝型抑郁症，也适用于激越型抑郁症	以胆碱能阻断症状最为常见，如口干、便秘、视力模糊等，也偶见皮炎、皮疹
氟西汀	强效选择性5-HT再摄取抑制剂	治疗伴有焦虑的各种抑郁症，对强迫症、贪食症、社交恐惧症和神经性厌食症亦有疗效	偶有恶心呕吐、头痛头晕、乏力失眠、厌食、体重下降、震颤、惊厥、性欲降低等不良反应
帕罗西汀	选择性5-HT再摄取抑制剂	伴有焦虑症的抑郁症	口干、便秘、视力模糊、震颤、头痛、恶心等，禁与MAO抑制剂联用
舍曲林	选择性抑制5-HT再摄取的抗抑郁症药	各类抑郁症的治疗或预防其发作，并对强迫症、经前焦虑症有效	不良反应比较少，偶见口干、恶心、腹泻、男性射精延迟、震颤、出汗等
曲唑酮	选择性5-HT再摄取抑制剂	其他抗抑郁药治疗无效的顽固性抑郁症，尤其适用于老年或伴有心血管疾病的抑郁症患者	不良反应较少而轻微，最常见的是嗜睡

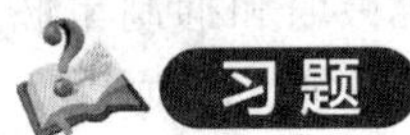

习题

一、思考题

1. 氯丙嗪阻断脑内4条DA能神经通路的DA受体可产生哪些药理作用？
2. 氯丙嗪中枢神经系统的药理作用有哪些？
3. 氯丙嗪的常见不良反应有哪些？
4. 丙咪嗪治疗抑郁症的作用机制是什么？

二、是非题

1. 久用氯丙嗪有可能产生椎体外系反应。
2. 氯丙嗪解热的特点和阿司匹林相同。
3. 氯丙嗪是冬眠合剂中的一种。
4. 氯丙嗪为多巴胺受体阻断药，可同时阻断α受体、H_1受体、5-HT受体和M受体。
5. 氯丙嗪具有强大的镇吐作用，吗啡同样具有镇吐作用。
6. 氟西汀为强效选择性5-HT再摄取抑制剂。
7. 丙咪嗪对内源性抑郁症疗效较好。
8. 大剂量丙咪嗪可引起癫痫样症状。

题号	1	2	3	4	5	6	7	8
答案	√	×	√	√	×	√	√	√

（王　丽）

第十五章 抗帕金森病药

帕金森病（parkinson disease，PD）是神经系统常见的慢性进行性退变疾病，典型症状为运动徐缓、肌强直、震颤和共济失调，严重者伴有记忆障碍和痴呆等症状。绝大多数发生于老年人，在我国55岁以上的人中约有170万帕金森病患者。

关于帕金森病的发病机制，现认为是因黑质-纹状体多巴胺能神经通路病变，多巴胺合成减少所致。死于帕金森病的患者纹状体中多巴胺含量显著减少，仅为正常人的5%～10%，故提高脑内多巴胺含量对治疗帕金森病有效。若耗竭中枢的多巴胺或阻断多巴胺受体，能诱发帕金森病。

正常时乙酰胆碱和多巴胺两种递质处于平衡状态，共同调节运动功能。当多巴胺含量减少，致使胆碱能神经相对占优势，因而产生帕金森病的肌张力增高症状，故应用抗胆碱药治疗帕金森病也能改善其症状。因此，抗帕金森病药分为拟多巴胺药和中枢抗胆碱药两类。

第一节 拟多巴胺药

本类药物主要的作用为增加脑内的多巴胺含量，按其作用机制可分为多巴胺前体药（左旋多巴）、多巴胺受体激动剂（溴隐亭）、外周多巴脱羧酶抑制剂（卡比多巴，为左旋多巴的增效药）以及单胺氧化酶抑制剂（司来吉兰）。

左旋多巴（levodopa,L-DOPA）

【体内过程】 口服，小肠吸收迅速，0.5～2h达峰值，血浆半衰期1～3h。药物须以原形进入脑内才能发挥疗效，但99%左旋多巴吸收后在肝、肠、心脏和肾等外周组织中脱羧生成DA。DA很难通过血脑屏障，故进入中枢的左旋多巴仅为1%左右，不仅减弱疗效而且增加了外周不良反应。

【药理作用】

（1）抗帕金森病作用　左旋多巴进入中枢后在多巴胺脱羧酶的作用下转变为多巴胺，补充纹状体中DA的不足，使DA和ACh两种递质重新取得平衡，而产生抗帕金森病的作用。其作用特点可总结为“一慢二差”。

① 起效较慢，2～3周后开始生效，1～6个月后才获得最大疗效。

② 对轻症及年轻患者疗效较好，对重症及年老衰弱者疗效较差。

③ 对肌肉僵直及运动困难的疗效较好，而对肌震颤的疗效较差。

（2）内分泌系统作用　中枢多巴胺作用于垂体腺细胞，促进催乳素抑制因子释放，减少催乳素的分泌。

【临床应用】

（1）帕金森病　对各种类型的帕金森病均有效，但对抗精神病药阻断了中枢多巴胺受体而引起的帕金森病无效。

(2) 肝昏迷 服用左旋多巴，在脑内转变成去甲肾上腺素，恢复正常的神经活动，从而使肝性脑病患者意识苏醒，但不能改善肝脏损伤与肝功能。

【不良反应】

(1) 消化道反应 80%出现恶心、呕吐和食欲减退等，还可引起腹气胀、腹痛、腹泻等。

(2) 心血管反应 左旋多巴在外周脱羧形成的DA，可引起轻度体位性低血压，继续服药可因耐受性而逐渐减轻或消失。DA可兴奋心脏β受体，引起心律失常、心绞痛和心动过速。

(3) 精神障碍 表现为失眠、焦虑、噩梦、狂躁等兴奋症状，尤其是高龄者可出现幻觉、妄想等，需减量或更换药物。

(4) 运动障碍 高龄患者出现头颈不规则扭动，皱眉和伸舌等不自主运动；年轻患者出现舞蹈样异常运动。

(5) "开-关"现象 多发生于持续服药1年以上的患者，即突然多动不安（开），而后又出现全身性或肌强直性运动不能（关），两种现象可交替出现。多见于年轻患者。

(6) 排尿困难 老年患者更易发生。

【制剂及用法】 片剂：0.25g/片。开始一次0.25g，每日2～4次，以后每隔3～7日递增0.125～0.75g，日极量为6g（抗帕金森）。

卡比多巴

卡比多巴（carbidopa）为外周氨基酸脱羧酶抑制剂，不易通过血脑屏障进入脑内，单用无抗帕金森病作用。和左旋多巴合用时，可抑制外周的左旋多巴转化为多巴胺，减少外周多巴胺的生成，减轻副作用。同时使进入中枢神经系统的左旋多巴增加，可使较多的左旋多巴到达黑质-纹状体而发挥作用，从而提高左旋多巴的疗效。主要与左旋多巴1∶10合用，治疗各种原因引起的帕金森病。可减少左旋多巴剂量；明显减轻或防止由外周多巴胺引起的心脏毒性作用；能更快达到左旋多巴的有效治疗浓度。

金刚烷胺

金刚烷胺（amantadine）原为人工合成抗病毒药，在预防流感时意外发现有抗帕金森病的作用。原因是其可促进患者黑质-纹状体中的多巴胺能神经末梢释放多巴胺，抑制多巴胺再摄取，并有直接激动多巴胺受体及较弱的抗胆碱作用。抗帕金森病的特点有显效快、持续时间短，应用数天即可获得最大疗效，但连用6～8周后疗效逐渐减弱。与左旋多巴合用可协同增强药效，减少左旋多巴剂量及不良反应。用于不能耐受左旋多巴治疗的帕金森病患者，对震颤麻痹有明显疗效，对肌肉僵直、运动徐缓均有缓解作用。但长期应用，因儿茶酚胺释放，外周血管收缩引起下肢皮肤网状青斑、踝部浮肿，老年患者大剂量应用可引起幻觉、谵妄。

溴隐亭

溴隐亭（bromocriptne）是一种半合成麦角生物碱，大剂量可激动黑质-纹状体通路多巴胺受体，用于治疗帕金森病。对震颤的作用较明显，常用于左旋多巴疗效不好或不能耐受者，特点是显效快、作用时间长。不良反应为恶心、头痛、眩晕、呕吐、腹痛，也可出现低血压、多动症、运动障碍及精神症状。

司来吉兰

司来吉兰（selegiline）可抑制纹状体中的β型单胺氧化酶，减少多巴胺降解，增加多巴胺在脑内的浓度，抑制突触处多巴胺的再摄取，延长多巴胺作用时间。单独使用无效，常与左旋多巴合用，可减少后者的剂量和副作用，使左旋多巴的“开-关”现象消失。偶有兴奋、失眠、幻觉、恶心、低血压和运动障碍等。大剂量有可能引起高血压危象。

第二节　中枢抗胆碱药

中枢抗胆碱药可阻断中枢胆碱受体，减弱纹状体中 ACh 的作用。本类药物曾是应用已久的抗帕金森病药，自左旋多巴使用以来，已退居次要地位，其疗效不如左旋多巴。主要用于轻症患者，和由于不良反应或禁忌证不能耐受左旋多巴以及左旋多巴治疗无效的患者。

苯海索

苯海索（又名安坦，trihexyphenidyl）对抗精神病药引起的帕金森病也有疗效。作用机制为阻断中枢胆碱受体，减弱黑质-纹状体通路中 ACh 的作用。抗震颤效果较好，改善僵直及运动障碍疗效不如左旋多巴；对过度流涎等继发症状有改善作用。不良反应较多但轻微，如口干、散瞳、视力模糊、尿潴留、便秘等。青光眼、前列腺肥大者慎用。

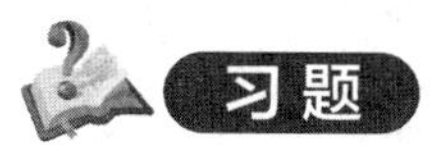

一、思考题

1. 应用左旋多巴治疗帕金森病时，如何提高疗效减轻其不良反应？
2. 左旋多巴、溴隐亭和金刚烷胺对抗震颤麻痹的作用机制和临床应用分别是什么？

二、是非题

1. 金刚烷胺治疗震颤麻痹的主要作用机制是激动 D_2 受体。
2. 抗帕金森病的最佳药物联用是左旋多巴与卡比多巴。
3. 左旋多巴治疗肝昏迷的原理是在脑内转化成 NA。
4. 安坦的不良反应较轻但多。

题号	1	2	3	4
答案	×	√	√	√

（王　丽）

第十六章 抗癫痫药和抗惊厥药

第一节 抗癫痫药

癫痫是一类慢性、反复性、突然发作性大脑功能失调的疾病，以脑神经元突发性异常高频率放电并向周围扩散为特征。由于异常放电神经元所在部位（病灶）和扩散范围不同，临床就表现为不同的运动、感觉、意识和自主神经功能紊乱的症状。由此可将癫痫分为以下几种。

① 大发作（强直-阵挛性发作）。突然意识丧失，全身持续性强直性痉挛，后转为阵挛性抽搐、昏睡，而后恢复，持续数分钟。

② 小发作（失神性发作）。短暂的意识突然丧失，常有对称的阵挛性活动。每次发作约持续 5～30s。

③ 单纯局限性发作。面部或一侧肢体或某肌肉群痉挛、抽搐，多无意识障碍。

④ 复合性局限性发作（精神运动性发作）。通常伴有意识障碍，发作时出现精神失常，每次发作持续 0.5～2min。

抗癫痫药的作用机制，从电生理学上来说有两种方式，一是抑制病灶神经元过度放电，二是遏制异常放电的扩散。上述效应可能与增强脑内 GABA 介导的抑制作用有关（如苯二氮䓬类和苯巴比妥），也可能与干扰 Na^+、K^+、Ca^{2+} 等阳离子通道有关（如苯妥英钠）。

苯妥英钠（大仑丁，phenytoin sodium）

【体内过程】 因药物成强碱性，刺激性大，不易肌内注射。口服吸收慢而不规则，6～10h 达到有效血药浓度。血药浓度差异较大，使用时应注意给药剂量个体化。脂溶性较高，易透过血脑屏障，血浆蛋白结合率 90%，新生儿及老人结合率较低。经肝脏代谢成羟基苯妥英，再与葡萄糖醛酸结合经肾脏排泄。

【作用与应用】

(1) 抗癫痫　主要是提高病灶周围正常细胞的兴奋阈值。通过抑制神经末梢对 GABA 的摄取，使 GABA 受体上调，从而间接增强 GABA 的作用；具有膜稳定作用，对于 Na^+ 通道具有选择性阻断作用。为癫痫大发作的首选药，对局限性发作和精神运动性发作亦有效，但对小发作无效，有时甚至使病情恶化。

(2) 外周神经痛　如三叉神经痛、舌咽神经痛和坐骨神经痛等中枢性痛症，与苯妥英钠的细胞膜稳定作用有关。

(3) 抗心律失常　用于强心苷所致的心律失常。

【不良反应】

(1) 局部刺激　胃肠反应，宜饭后服用，静脉注射可发生静脉炎。

(2) 齿龈增生　多发生于青少年，发生率约为 20%，可能与药物由唾液排出有关。

（3）神经系统反应　眩晕、精神紧张、头痛等症。药量过大引起急性中毒，可致共济失调、眼球震颤、复视等。严重者可出现精神错乱、昏睡甚至昏迷。

（4）造血系统　长期应用可导致叶酸缺乏，发生巨幼细胞贫血。

（5）变态反应　偶可引起皮疹、粒细胞缺乏、血小板减少、再生障碍性贫血和肝脏损害。

（6）其他　男性乳房增大、女性多毛症、淋巴结肿大、畸胎，久服骤停癫痫发作加剧，甚至诱发癫痫持续状态。静脉注射过快可致心律失常、心脏抑制和血压下降等。少数患者由于维生素 D 代谢加快，出现骨软化症。

【制剂及用法】 片剂　0.05g，0.1g。每日 250～300mg，开始时 100mg/次，一日 2～3 次，1～3 周内加至 250～300mg，分 3 次服用。

苯巴比妥

苯巴比妥是经典的镇静催眠药，也具有抗癫痫作用。苯巴比妥与苯妥英钠相似，可抑制 Na^+ 内流，阻止异常高频放电的扩散，对出现小发作意外的各种癫痫（包括持续状态）有效。因中枢抑制作用显著，不作为抗癫痫的首选。

乙琥胺

乙琥胺对小发作有效，其疗效虽不及氯硝西泮，但是不良反应及耐受性的产生较少，故为防治小发作的首选药。对其他类型癫痫无效。常见恶心、呕吐、胃部不适等胃肠道不良反应；眩晕、嗜睡、视力模糊等 CNS 不良反应；有精神病史者可引起精神行为异常。偶见嗜酸性粒细胞增多症和粒细胞减少症、再生障碍性贫血等。此外，可能使部分小发作的患者转为大发作。

丙戊酸钠

丙戊酸钠为广谱抗癫痫药，对各种癫痫均有一定疗效。对小发作疗效优于乙琥胺，但因有肝毒性，小发作仍选用乙琥胺。在小发作合并大发作时作为首选药使用。不良反应有肝功能损坏，具严重毒性，约 25%～40%的患者出现，用药期间应定期检查肝功能；孕妇慎用；也有胃肠反应；偶见 CNS 反应。

苯二氮䓬类

地西泮：是癫痫持续状态的首选药，静脉注射显效快，且较其他药物安全。

硝西泮：用于小发作、阵挛性发作、幼儿阵挛性发作。

氯硝西泮：是 BDZ 类中抗癫痫谱比较广的抗癫痫药物。抗惊厥作用强，而镇静催眠作用弱。对癫痫小发作疗效较地西泮强，可减少发作或完全终止发作。静脉注射也可以治疗癫痫持续状态。对肌阵挛性发作、婴儿痉挛也有良效。

卡马西平（酰胺咪嗪）：安全、有效、广谱、无认知功能不良反应，还具有抗躁狂抑郁症和抗利尿作用，是精神运动性发作首选，尤其儿童适用。

【临床应用】（前三点几乎与苯妥英钠相同，后两点为卡马西平特有）

（1）抗癫痫　是精神运动性发作的首选药。对大发作和混合型癫痫也有效。本药对儿童的认知功能和行为影响较小，尤其适用于儿童患者。对小发作的效果差。

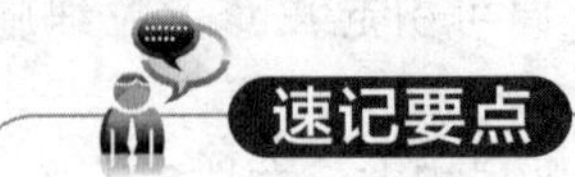

抗癫痫首选药

大苯小乙丙戊混，精神卡马持续泮。

（2）外周神经痛　用于三叉神经和舌咽神经痛。

（3）心律失常　能对抗地高辛中毒所导致的心律失常。

（4）躁狂抑郁症。

（5）神经源性尿崩症。

【不良反应】　最常见的不良反应为复视和共济失调。高剂量可引起房室传导阻滞、嗜睡，故应该控制剂量。还会引起眩晕、恶心、呕吐等。罕见再生障碍性贫血和粒细胞减少。

第二节　抗惊厥药

惊厥是由于中枢神经系统过度兴奋而引起的全身骨骼肌强烈地不自主收缩，呈强直性或阵挛性抽搐。常见于高热、破伤风、子痫、癫痫大发作和某些药物中毒等。除应用巴比妥类、BDZ类或水合氯醛治疗外，也可注射硫酸镁抗惊厥。

硫　酸　镁

【药理作用】　给药途径不同，可产生完全不同的药理作用。

（1）口服吸收很少，有泻下及利胆作用。

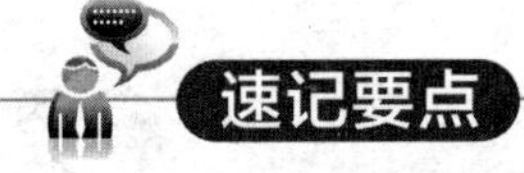

硫酸镁

外敷消炎消水肿，口服导泻兼利胆，注射降压抗惊厥。

（2）注射引起中枢抑制和骨骼肌松弛；抗惊厥作用是由于 Mg^{2+} 能阻滞神经肌肉接头的传递，产生肌肉松弛作用。另外还可抑制血管平滑肌，导致全身小血管扩张，血压下降。

（3）外用热敷　具消炎、消肿作用。

【临床应用】　常以肌内注射或静脉注射给药。用于缓解子痫、破伤风等惊厥，也常用于高血压危象的救治。

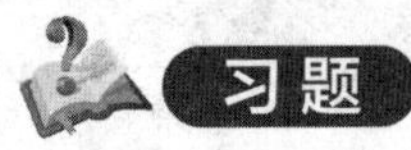

一、思考题

1. 苯妥因钠抗癫痫的主要作用机制是什么？

2. 简述硫酸镁的抗惊厥作用机制。

3. 各型癫痫的首选用药是什么？

二、是非题

1. 用于癫痫持续状态的首选药是地西泮。

2. 对癫痫大发作疗效好，且无催眠作用的首选药是苯巴比妥。

3. 对癫痫失神小发作疗效最好的药物是乙琥胺。

4. 抗惊厥的首选药物是静脉注射地西泮。

题号	1	2	3	4
答案	√	×	×	√

（王　丽）

第十七章 治疗慢性心功能不全药

第一节 概　　述

慢性心功能不全又称充血性心力衰竭（congestive heart failure，CHF），简称“心衰”，是具有心脏功能异常致心输出量减少，不能满足组织代谢需要而导致血流动力学异常和神经激素系统激活两方面特征的临床综合征。慢性心功能不全的发病基础包括高血压、心瓣膜病、心肌缺血、阻塞性肺气肿、心肌炎、严重贫血和甲状腺功能亢进等。

治疗慢性心功能不全的药物是指用于减轻心脏负荷、提高和改善心脏功能、治疗心力衰竭的药物，主要有以下几类。

（1）强心苷类　强心苷有正性肌力、正性频率、正性传导、增加心搏出量、缩短心肌细胞的复极过程、使周围血管收缩等作用。强心苷类以洋地黄类为代表，可以分为慢速（如洋地黄毒苷）、中速（如地高辛）、快速（如毒毛旋花苷 K）三类。

（2）非苷类强心药　非苷类强心药的主要作用为正性肌力和血管扩张，可降低心脏的前负荷和后负荷，改善心功能，主要用于顽固性慢性心功能不全，尤其是应用强心苷无效的病例，如氨力农、米力农等。

（3）血管扩张药　可通过扩张动脉与静脉降低前负荷和后负荷，从而减轻心脏负担、增加心输出量、缩小心室容积、减少心肌耗氧量，使心功能不全得到改善，如肼屈嗪、硝酸酯类卡托普利等。

（4）利尿药　通过促进体内潴留水、钠的排出，减少循环血量、降低心脏前负荷、改善心脏功能，多用作辅助用药，用于轻度或中度心功能不全患者，如呋塞米、依他尼酸等。

（5）肾素-血管紧张素-醛固酮系统（RAAS）抑制药　近三十年来，人们认识到心脏重构是慢性心功能不全重要的危险因素，它的发生与 RAAS 激活有关。研究证实，RAAS 抑制药可改善血流动力学、缓解慢性心功能不全的症状、延缓病程进展、提高生活质量、降低慢性心功能不全的发病率和病死率，已作为一线药物广泛用于临床。

小资料

前负荷和后负荷

前负荷：指心脏在收缩之前所承受的负荷，一般可用舒张末期心室的血容量或由此对心室形成的压力来间接表示。

后负荷：是指心脏在收缩过程中所承受的压力负荷，即心室射血时所需克服的阻抗，包括室壁张力和血管阻力。

第二节　常用药物

一、强心苷类

强心苷类药物化学结构相似，作用性质基本相同，只是因结构上的某些取代基不同，导致它们在药物代谢动力学上的差异，而有作用强弱、快慢和久暂之分。其中长效强心苷类如洋地黄毒苷半衰期为5～7天，中效如地高辛半衰期约36h，短效如毒毛花苷K半衰期约33h。

地高辛（又名狄戈辛，digoxin）

【作用及特点】

1. 对心脏的作用

（1）正性肌力作用　强心苷对心肌细胞有高度的选择性，使心肌收缩敏捷有力，在心脏前后负荷不变的情况下，搏出量增加。

（2）负性频率作用　治疗量的强心苷对正常心率影响较小，但对心率加快并伴有心房颤动的心功能不全患者可显著减慢心率。

2. 利尿作用

强心苷可增加肾血流量和肾小球的滤过功能，此外还可减少肾小管的重吸收，发挥利尿作用。

【不良反应及注意事项】　强心苷类安全范围小，剂量的个体差异性大，中毒症状与心力衰竭症状难区别，因此，毒性反应发生率高，临床大约有20%患者发生不同程度的毒性反应。

1. 毒性反应

（1）胃肠道反应　主要有厌食、恶心、呕吐、腹泻等（早期中毒症状）。需要注意的是这些胃肠道症状应与强心苷用量不足、未能控制心力衰竭所致的胃肠道淤血症状鉴别。还应注意，如果患者剧烈呕吐可导致失钾而加重强心苷中毒，应注意补钾并考虑停药或换药。

（2）神经系统反应　可有头痛、眩晕、疲乏、失眠、谵妄等；偶见视觉障碍，如黄视症、绿视症及视物模糊。视觉障碍是特殊的中毒先兆，是停药指征之一。

（3）心脏毒性反应　主要是心律失常和心力衰竭加重。

① 心律失常

a. 快速型心律失常。室性期前收缩（室性期前收缩）、二联律、三联律、室性心动过速、心室颤动。其中，室性期前收缩是中毒时出现最早和最常见的症状（最有价值的停药指征），而室性心动过速则是最危险的信号，一旦出现应立即停药并进行抢救，以免发展为致命的心室颤动。

b. 房室传导阻滞。可见各种程度的房室传导阻滞。

c. 窦性心动过缓。心率降至60次/min以下应作为停药的指征之一。

② 心衰加重。体循环和肺循环静脉淤血症状加重。

2. 中毒的防治

（1）预防

① 注意剂量个体化，随时调整剂量。

② 注意补钾、补镁，禁用钙剂。低血钾、低血镁、高血钙等均可诱发强心苷中毒，应注意避免并予以纠正。

③ 警惕中毒先兆。一旦出现频发性室性期前收缩、视觉障碍、心率低于 60 次/min 等，应立即停药。

④定期进行药动学监测。一般每 2～3 个月 1 次，根据监测报告，酌情调整剂量。当地高辛血浆浓度大于 3ng/ml、洋地黄毒苷大于 45ng/ml 时即可诊断为中毒。

（2）治疗

① 快速型心律失常。轻者口服钾盐，必要时静脉滴注钾盐，因细胞外 K^+ 可阻止强心苷与 Na^+，K^+-ATP 酶结合，阻止毒性发展。但补钾不可过量，并要注意患者的肾功能，以防高血钾发生。对并发传导阻滞的强心苷中毒不能补钾，因可致心脏停搏。重度强心苷中毒者可用苯妥英钠，以阻止强心苷与 Na^+，K^+-ATP 酶结合而解毒，并能控制室性心律失常。也可用利多卡因解救室性心动过速及心室颤动。

② 缓慢型心律失常。宜用阿托品解救。

③ 严重中毒。可应用地高辛抗体 Fab 片段抢救，该抗体与强心苷有强大亲和力（每 80mg Fab 能拮抗 1mg 地高辛），可使强心苷与 Na^+，K^+-ATP 酶解离而解除毒性，效果迅速可靠。

【给药方法】

（1）传统给药方法　先给全效量，后给维持量。即先在短期内给予能够充分达到疗效而又不发生中毒的剂量（全效量、洋地黄化量、饱和量），然后逐日给予小剂量以补充每天从体内的消除量（维持量），以维持疗效。

全效量又分为缓给法和速给法。

① 缓给法。适用于轻症，可于 3～4 天内给予全效量，通常用地高辛口服。

② 速给法。适用于重症，且近 2 周内未用过强心苷类药物的患者，可在 24h 内给足全效量。

可用毛花苷 C 或毒毛花苷 K。传统给药方法易致中毒，现已少用。

（2）每日维持量疗法　目前对轻、中度心力衰竭者，多采用小剂量地高辛逐日恒量给药法，既可达到治疗目的，又可减少中毒的发生率。如地高辛每日给予 0.25mg，需经 4～5 个半衰期（即 6～7 天），即可达到稳态血药浓度而产生治疗作用。通常 7 天后可改为每 36h 给药一次，以防过量中毒。

【制剂及用法】

（1）片剂　每片 0.25mg。

（2）注射剂　2ml：0.5mg。常用量 0.25～0.5mg。

二、非苷类强心药

氨力农 (amrinone)

氨力农是一种新型的非苷类强心药物，口服吸收好且迅速。本品可抑制磷酸二酯酶，使心肌细胞内 cAMP 浓度增高、细胞内钙离子浓度增高、心肌收缩力加强、心排血量增加。同时也可直接扩张小动脉，降低心脏前、后负荷，改善左心室功能，对心率无明显影响，不易引起心律失常。可用于利尿剂、血管扩张剂、洋地黄治疗效果欠佳及其他各种原因引起的充血性心力衰竭。

米 力 农

米力农能选择性抑制磷酸二酯酶Ⅲ（PDE-Ⅲ）而明显提高细胞内 cAMP 含量，增强心肌收缩力、扩张血管。现主要采用短期静脉给药法治疗急性心力衰竭，也用于对强心苷、利尿药等无效的 CHF 患者。不良反应少，常见心律失常、低血压等。

三、血管扩张药

硝酸甘油（nitroglycerin）

硝酸甘油可扩张静脉、减少回心血量、降低心脏前负荷，使肺淤血得以缓解，还可扩张小动脉、降低心脏后负荷、增加心输出量、缓解组织缺血。血管扩张药主要作为心功能不全的辅助用药，在紧急情况下可用于急性心力衰竭的抢救。

四、利尿药

利尿药可用于轻度或中度的心功能不全患者，可选用噻嗪类或强效利尿药。主要通过增加水、钠排出，减少血容量，降低心脏前、后负荷，使心功能改善、心输出量增加，可作为慢性心功能不全的辅助用药。也可用于急性或严重心功能不全，可选用强效利尿药，但应注意补钾或与保钾利尿药同用，防止失钾诱发中毒。

五、肾素-血管紧张素-醛固酮系统（RAAS）抑制药

卡托普利（captopril）

卡托普利治疗慢性心功能不全的作用机制包括抑制血管紧张素转化酶活性、减少血管紧张素Ⅱ产生、扩张小动脉和小静脉、降低心脏前后负荷，使心功能恢复；抑制心肌及血管过度生长、阻止或逆转血管和心室重构，改善心脏舒缩功能。

本药可用于慢性心功能不全，尤其是重度及难治性心功能不全，可改善症状、减少并发症、降低病死率。可与利尿药、强心苷合用作为基础药物，高血压并发 CHF 可作为首选。不良反应主要有血管神经性水肿、刺激性干咳和皮疹等。

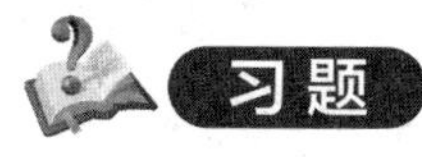

一、思考题

1. 强心苷的药理作用及临床应用有哪些？

2. 强心苷中毒的表现有哪些？如何防治？

3. 为什么说血管紧张素转化酶抑制剂在心力衰竭治疗中占重要地位？

二、是非题

1. 强心苷正性肌力作用的基本机制是增加心肌细胞内的钙含量。

2. 负性频率作用是继发于强心苷正性肌力作用，是反射性迷走神经活性增强和交感神经活性降低的共同结果。

3. 强心苷中毒引起的心动过缓或房室传导阻滞者宜用苯妥英钠解救。

4. 卡托普利能抑制心肌及血管平滑肌的重构，提高心肌及血管壁的顺应性。
5. 氯化钾能使强心苷从 Na^{+}，K^{+}-ATP 酶上解离下来，从而解救中毒。
6. 强心苷中毒导致窦性心动过缓是由于窦房结抑制。
7. 强心苷最严重的不良反应是咳嗽。
8. 纠正强心苷中毒所致的心动过缓宜选用阿托品。
9. 强心苷的最佳适应证是伴有心房纤颤的 CHF。
10. 强心苷的正性肌力作用机制是激动 Na^{+}，K^{+}-ATP 酶。

题号	1	2	3	4	5	6	7	8	9	10
答案	√	√	×	√	×	√	×	√	√	×

（冯　里、刘建明）

第十八章 抗心绞痛药

第一节 概　　述

心绞痛是冠状动脉粥样硬化性心脏病（冠心病）的常见症状，是由于冠状动脉供血不足，心肌急剧的、暂时的缺血与缺氧所引起的临床综合征。发作时表现为阵发性的前胸紧缩或压榨性疼痛，主要位于胸骨后方，可放射至心前区与左上肢，多在劳累或情绪激动时发生。

心肌缺血的发病机制是冠脉供血不能满足心肌代谢所需。发病类型可分为以下三类。

① 劳累性心绞痛。在机体活动增加或情绪激动等情况下，心肌耗氧量增加，冠脉因动脉粥样硬化而不能相应扩张以增加供血，又称“典型性心绞痛”，约占心绞痛发病的三分之二。特点是有明显的诱因，经休息和（或）及时舌下含服硝酸甘油后可缓解。

② 自发性心绞痛。冠脉自发性、短暂性痉挛，造成心肌供血不足，又称“变异性心绞痛”。本类型发病特点是与体力劳动或情绪无明显关系，发作无明显诱因，并常见于安静状态；发作时症状重、持续时间长，服用硝酸甘油不易缓解。

③ 混合性心绞痛。特点是患者在体力活动和安静状态下均可发作，冠脉有一定程度的器质性狭窄，又可伴发由劳力诱发的痉挛。

抗心绞痛药的作用机制主要是通过两种途径实现，一是扩张动、静脉血管，降低心脏前、后负荷，并增加心肌缺血区供血；二是通过舒张冠状动脉，解除冠状动脉痉挛或促进侧支循环开放而增加缺血区的供血、供氧。

第二节 常用药物

一、硝酸酯类

硝酸甘油（nitroglycerin）

【体内过程】 口服首过消除明显，生物利用度仅为10%～20%，且起效慢，一般不采用口服给药；舌下含服吸收好，可避免首过消除，生物利用度高。所以舌下含服比口服剂量明显减少，且起效快（1～2min），作用持续时间短（约30min），常作为急救用药。

【作用及特点】 硝酸甘油在血管平滑肌细胞内释放出一氧化氮（NO），即血管内皮舒张因子而舒张血管，可舒张全身静脉和动脉及较大的冠状动脉。硝酸甘油抗心绞痛机制主要与其舒张血管作用有关。

硝酸甘油可扩张静脉血管和动脉，降低前、后负荷，降低心室壁张力及射血阻力，减少心脏作功，降低心肌耗氧量。射血阻力下降又可使心腔内血液充分排空，结果使心室壁张力及心室容积下降，减小心内膜下血管受到的压力，从而增加心内膜下缺血心肌的血液供应。同时，大的冠脉血管由于硝酸甘油的作用扩张后也能增加对缺血区的血液灌注。硝酸甘油还可开放侧支循环或刺激侧支循环生成，增加缺血区的血液供应。硝酸甘油释放的NO可促进内源性PGI_2等物质的释放，这些物质对心肌细胞具有保护作用。

硝酸甘油可用于心绞痛的治疗及预防，也可用于高血压和充血性心力衰竭的治疗。硝酸甘油扩张血管后，血压降低所致的反射性心率加快和心肌收缩力增加可加大心肌耗氧量，心率加快可缩短心脏舒张期冠脉灌流时间，减少供氧而不利于心绞痛治疗，合用β受体阻滞药可对抗之。

【不良反应】 常见因血管扩张所继发的搏动性头痛、皮肤潮红、眼内压升高和颅内压增高，大剂量可见体位性低血压。颅脑外伤、颅内出血者、低血容量者禁用，青光眼患者慎用。剂量过大使血压过度下降，可反射性引起心率加快，心肌收缩力增加而加大心肌耗氧量，导致心绞痛加重，合用β受体阻滞药可对抗之。超剂量可引起高铁血红蛋白血症。长期应用可出现耐受性，停药1～2周恢复。

【制剂及用法】 硝酸甘油舌下含片、气雾剂、口颊片等起效时间2～5min，持续时间10～30min；口服片、注射液、软膏、敷贴膜剂等，起效时间15～60min，持续时间3～24h。心绞痛急性发作时，常用舌下含服的给药方法。

【临床应用注意】 硝酸甘油舌下含片应置密闭棕色瓶，保存有效期为6个月；服用后无疗效、无头胀感、舌下无麻刺感或烧灼感可能是失效。发作前数分钟用药效果最好；患者取半卧位效果更佳，但可能头晕；出现诱因应预防给药。

硝酸异山梨酯（又名消心痛，isosorbide dinitrate）

硝酸异山梨酯经肝代谢生成异山梨醇-2-单硝酸酯和异山梨醇-5-单硝酸酯，代谢产物仍有扩张血管和抗心绞痛作用。舌下含服吸收好，可避免首过消除，生物利用度高，所以舌下含服比口服剂量明显减少，且起效快。

小常识

单硝酸异山梨酯为第二代硝酸异山梨酯，是硝酸异山梨酯的主要活性代谢产物。可通过扩张外周血管，特别是增加静脉血容量、减少回流量、降低心脏前后负荷，而减少心肌耗氧量。作用与硝酸异山梨酯类似，但一字之差毕竟是两种药，应引起医务人员及患者的注意。

二、β受体阻滞药

普萘洛尔（又名心得安，propranolol）

【作用及特点】 β受体阻滞药有负性肌力、负性心率、负性传导的作用，可使心率减慢、心脏舒张期延长而增加冠脉灌流时间，并抑制心肌收缩力，血压下降，降低心肌耗氧量而抗心绞痛。还可使心肌非缺血区血管阻力升高，缺血区由于缺氧呈代偿性扩张，使血液更多地流向缺血区。本品适用于稳定型及不稳定型心绞痛，对伴有高血压和快速性心律失常者效果更好。

【不良反应】 易诱发支气管平滑肌收缩，不宜用于伴有支气管哮喘或有哮喘病史的心绞痛患者；低血压、心动过缓、房室传导阻滞或心功能不全者不宜使用。长期用药后应缓慢停药，突然停药可出现反跳现象。易导致心肌收缩力减弱、射血时间延长、心排血不完全，使心室容积扩大及心室壁张力增加，增加心肌耗氧，可予硝酸酯类对抗。

硝酸酯类与β受体阻滞药合用治疗心绞痛的效应见表18-1。

表18-1 硝酸酯类与β受体阻滞药合用治疗心绞痛的效应

作用	硝酸酯类	β受体阻滞药	硝酸酯类＋β受体阻滞药
心率	↑（反射性）*	↓	↓
心肌收缩力	↑（反射性）*	↓	抑制或不变
射血时间	缩短	延长 *	不变
舒张期灌流时间	缩短 *	延长	延长
心室壁张力	↓	↑ *	不变或降低
心脏容积	↓	↑ *	不变或缩小

注：*表示治疗心绞痛的不利因素。

【制剂及用法】

（1）片剂 每片10mg，常用量为一日30～40mg，可单独使用或与利尿剂合用。

（2）缓释胶囊 每粒含40mg，1日1次。

三、钙通道阻滞药

硝苯地平（又名心痛定、硝苯吡啶，nifedipine）

本品为钙拮抗剂，通过抑制钙离子内流而使心肌收缩性降低并使血管扩张。通过扩张外周血管、降低心脏收缩力、减慢心率等作用，降低心肌耗氧量；扩张冠脉和开放侧支循环，可以增加缺血区心肌血液供应；增强心肌抗缺氧能力。

硝苯地平舒张冠脉作用强大，可作为变异性心绞痛治疗的首选药之一，还可用于急性心肌梗死、高血压、心力衰竭等疾病，以及伴有哮喘、肺阻塞性疾病、外周血管痉挛性疾病的患者。

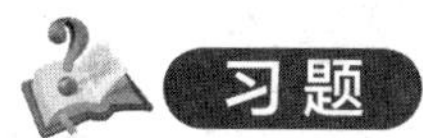

一、思考题

1. 硝酸酯类抗心绞痛的作用机制表现在哪些方面？

2. 硝酸酯类和β受体阻滞药合用治疗心绞痛有何意义？

二、是非题

1. 硝酸甘油口服给药易吸收，故可采取口服给药方式来治疗心绞痛。

2. 硝酸甘油能舒张全身小动脉、小静脉以及冠状血管。

3. 硝酸甘油连续用药出现快速耐受性，原因可能是硝酸酯受体中的巯基被耗竭。

4. 对变异型心绞痛疗效最好的药物是硝苯地平。

5. 与硝酸甘油合用可避免普萘洛尔抑制心脏。
6. 血管扩张性头痛是硝酸甘油常见的不良反应。
7. 强心苷可用于治疗心绞痛。
8. 普萘洛尔有扩张冠状动脉的作用。
9. 硝酸甘油可反射性使心率加快。
10. 普萘洛尔对稳定性、变异性、不稳定性心绞痛都有良好疗效。

题号	1	2	3	4	5	6	7	8	9	10
答案	×	√	√	√	×	√	×	√	√	×

（冯　里、葛喜珍）

第十九章 抗高血压药

高血压是最常见的心血管病，是全球范围内的重大公共卫生问题。1999 年世界卫生组织（WHO）将高血压定义为：在未服抗高血压药的情况下，收缩压超过 140mmHg（18.665kPa）和（或）舒张压超过 90mmHg（11.999kPa）。2004 年的《中国居民营养与健康现状》调查结果显示，我国 18 岁及以上居民高血压患病率为 18.8%，估计全国患者数超过 1.6 亿。除约 10%为继发性高血压外，其余绝大多数（约 90%）均为原发性高血压。目前尚无针对病因的根治方法。

高血压还是多种疾病的导火索，会使冠心病、心力衰竭及肾脏疾患等疾病的发病风险增高。由于部分高血压患者并无明显的临床症状，高血压又被称为人类健康的“无形杀手”。因此提高对高血压病的认识，对早期预防、及时治疗有极其重要的意义。合理应用抗高血压药不仅能控制血压、改善症状、延缓动脉粥样硬化的形成和发展，还能防止或减少并发症的发生，从而提高患者生活质量、降低病死率，延长寿命。

第一节 抗高血压药的分类

抗高血压药根据其作用部位，可分为以下几类。

（1）利尿降压药　如氢氯噻嗪等。

（2）钙通道阻滞药　如硝苯地平、尼群地平等。

（3）β 受体阻滞药　如普萘洛尔、美托洛尔等。

（4）肾素-血管紧张素系统抑制药　包括血管紧张素转化酶抑制药（ACEI），如卡托普利、依那普利等；血管紧张素Ⅱ受体阻滞药，如氯沙坦等；肾素抑制药，如雷米吉林等。

（5）交感神经阻滞药　包括中枢性降压药，如可乐定、甲基多巴等；神经节阻滞药，如樟磺咪芬、美加明等；去甲肾上腺素能神经末梢阻滞药，如利舍平、胍乙啶等；肾上腺素受体阻滞药，又分为 α_1 受体阻滞药（如哌唑嗪、特拉唑嗪等）及 α 和 β 受体阻滞药（如拉贝洛尔等）。

（6）血管扩张药　包括直接扩张血管药，如肼屈嗪、硝普钠等；钾通道开放药，如吡那地尔、米诺地尔等；其他扩张血管药，如吲达帕胺等。

目前国内外广泛应用的第一线抗高血压药包括利尿药、钙通道阻滞药、β 受体阻滞药、ACE 抑制药及血管紧张素Ⅱ受体阻滞药。由于高血压发病机制复杂，为了增强疗效、减少药物不良反应，通常采用联合用药的方法。

第二节 常用抗高血压药

一、利尿降压药

利尿药作为 WHO 推荐的一线降血压药，是治疗高血压的基础药物。常用噻嗪类，其中以氢氯噻嗪最常用。

氢氯噻嗪（又名双氢克尿塞，hydrochlorothiazide）

【体内过程】 口服生物利用度为60%～90%，口服后1h产生效应，大多数噻嗪类作用持续时间为12h，以原型自尿液中排泄。

【作用及特点】 氢氯噻嗪降压作用确切、温和、持久，降压过程平稳，可使收缩压与舒张压成比例地下降，对卧位和立位血压均能降低。

【临床应用】 通常小剂量（6.25～12.5mg/d）即可获满意降压效果，因此氢氯噻嗪为降压治疗的基础药物。单用治疗轻度高血压，与其他降压药合用可治疗中、重度高血压。应注意控制用药剂量，以免不良反应增多。

【不良反应】 长期应用不易发生耐受性。可单用于轻度高血压或与其他降压药合用治疗各类高血压，联合用药可增强降压作用，并防止其他药物引起的水、钠潴留。该药长期大剂量使用可致低血钾，引起血脂、血糖及尿酸升高，还能增高血浆肾素活性，合用β受体阻滞药可避免或减少不良反应。

【制剂及用法】 片剂：10mg；25mg；50mg。治疗高血压，1日25～100mg。

二、钙通道阻滞药

硝苯地平（nifedipine）

【作用及特点】 抑制细胞外Ca^{2+}的内流，选择性松弛血管平滑肌。降压时伴有反射性心率加快，心输出量增加。各型高血压，可单用或与利尿药、β受体阻滞药、ACEI合用，以增强疗效、减少不良反应。若使用该药的控释剂或缓释剂减少血药浓度波动，可降低不良反应的发生率、延长作用时间、减少用药次数。

【临床应用】 硝苯地平对各种类型高血压均有降压作用，目前多推荐使用缓释剂或控释剂以减轻迅速降压造成的反射性交感神经活性增强。

【不良反应】 一般较轻，常见面部潮红、头痛、眩晕、心悸、踝部水肿。踝部水肿系毛细血管前血管扩张所致，非水、钠潴留。该药的短效制剂有可能加重心肌缺血，伴有心肌缺血的高血压患者慎用。

【制剂及用法】

（1）片剂　每片10mg，口服，1次1～2片，1日3次。

（2）控释片　每片10mg，口服，1次1～2片，每12h 1次。

（3）气雾剂　每瓶100mg，口腔喷雾，每次1.5～2mg，1日1～2次。

尼群地平（nitrendipine）

尼群地平的作用、用途与硝苯地平相似，对血管平滑肌松弛作用较硝苯地平强，降压作用温和持久。不良反应与硝苯地平相似，肝功能不良者慎用或减量。

氨氯地平（amlodipine）

氨氯地平具有高度的血管选择性，半衰期长，作用平稳而持久，属于第三代钙通道阻滞药。该药起效缓和，渐进降压，由血管扩张引起的头痛、面红、心率加快等症状不明显。口服吸收好，生物利用度高，半衰期长达40～50h，每日服药一次，降压作用可维持24h。血药浓度较稳定，可降低血压波动造成的器官损伤，用于治疗各型高血压。不良反应与硝苯地平相似，但发生率较低，价格较贵。

三、β受体阻滞药

普萘洛尔（propranolol）

【体内过程】 普萘洛尔口服吸收完全，1～1.5h达血药浓度峰值，半衰期约4h，首过效应明显，个体差异大，起效慢，连续使用两周以上才有明显降压作用。

【作用及特点】 普萘洛尔为非选择性β受体阻滞药，阻滞心肌β受体，心脏收缩力减弱，心率减慢，使心输出量和循环血量减少，心肌耗氧量降低。还可抑制肾素分泌，从而抑制血管紧张素系统。

【临床应用】 临床适用于轻、中度高血压，也可用于心绞痛和各种原因引起的心律失常的治疗（室性心动过速者须慎用），尤其适用于伴有冠心病、脑血管病变的高血压患者。

【不良反应】 不良反应有乏力、嗜睡、头晕、失眠、恶心、腹胀、皮疹、低血压、心动过缓等。支气管哮喘、严重左心室衰竭及重度房室传导阻滞者禁用。该类药物长期使用不能突然停药，以免诱发或加重心绞痛。

【制剂及用法】 片剂、胶囊剂，每日剂量40mg，最高不超过200mg，可单独使用或与利尿剂合用。

美托洛尔（metoprolol）

美托洛尔的降压机制与普萘洛尔相同，但对心脏β_1受体有较大选择性，对支气管的β_2受体影响较小。口服用于各种程度的高血压，降压作用持续时间较长，每日服用1～2次，作用优于普萘洛尔。

四、肾素-血管紧张素系统抑制药

1. 血管紧张素转化酶抑制药

卡托普利（captopril）

【体内过程】 口服生物利用度约70%，胃肠道食物可减少其吸收，宜在饭前1h空腹服用。口服后15～30min血压开始下降，1～1.5h达降压高峰，降压持续8～12h，剂量超过25mg时可延长作用时间。部分在肝脏代谢，主要从尿排出，约40%～50%为原型药物。肾功能不全者药物有蓄积，半衰期为2～3h，乳汁中有少量分泌，不透过血脑屏障。

【作用及特点】 本品主要用于肾素-血管紧张素-醛固酮系统，在体内和体外均能竞争性抑制血管紧张素转化酶（ACE），减少血管紧张素Ⅱ（AngⅡ）的生成，从而对抗 AngⅡ收缩血管、促进儿茶酚胺释放的作用，并有促进水、钠排泄的作用。

卡托普利的特点包括：降压时不伴有反射性心率加快，对心排血量没有明显影响；可防止或逆转高血压患者的血管壁增厚、心肌肥大和心肌重构；能增加肾血流量，保护肾脏；能改善胰岛素抵抗，不引起电解质紊乱和脂质代谢改变；久用不易产生耐受性。

【临床应用】 临床适用于各种类型的高血压，尤其适用于伴有糖尿病、心力衰竭、左心肥厚、心肌梗死的高血压患者。重度及顽固型高血压患者宜与利尿剂或β受体阻滞药合用。

【不良反应】 耐受性良好，但本品含有—SH 基团，用量又大，不良反应多见，应从小剂量开始使用。常见不良反应有皮疹、血管神经性水肿、味觉及嗅觉改变、咳嗽等，久用可发生血细胞减少或缺乏，应定期检查血象，一般减药或停药后可自行恢复。

【制剂及用法】

（1）片剂　12.5mg；25mg。1 次 25mg，1 日 3 次；可增至 1 次 50mg，1 日 3 次。1 日最大剂量不超过 450mg。

（2）注射剂　1ml：25mg；2ml：50mg。

依那普利(enalapril)

依那普利的降压作用机制与卡托普利相似，但抑制 ACE 的作用较卡托普利强 10 倍，降压作用强而持久。主要用于高血压，对心功能的有益影响优于卡托普利。因其不含—SH 基团，无青霉胺样反应（皮疹、嗜酸细胞增多）。其他不良反应与卡托普利相似。

2. 血管紧张素Ⅱ受体拮抗药

氯沙坦（又称洛沙坦，losartan）

氯沙坦口服易吸收，首过效应明显，部分在体内转变为作用更强、半衰期更长的活性代谢产物。每日服药 1 次，作用可维持 24h。可选择性地与 AT_1 受体结合，阻断 AngⅡ引起的血管收缩，从而降低血压。可用于各型高血压，效能与依那普利相似，多数患者每日服 1 次，每次 50mg，即可有效控制血压，用药 3～6 日可达最大降压效果，也可用于充血性心力衰竭。不良反应较 ACEI 少，可见头晕、头痛、乏力、腹泻、腹痛、高血钾和与剂量相关的体位性低血压等症状，一般不需中断治疗。妊娠妇女及哺乳期妇女禁用。

目前临床常用的同类药物还有：坎地沙坦、替米沙坦、厄贝沙坦、缬沙坦。

第三节　其他抗高血压药

一、中枢性抗高血压药

可乐定（又称可乐宁，clonidine）

可乐定为咪唑类衍生物，口服吸收好，半小时后起效，易透过血脑屏障。属α受体激动剂，降压作用中等偏强，可激动中枢抑制性神经元，从而抑制外周交感神经活动，还可负反馈抑制去甲肾上腺素的释放，降低外周阻力，减慢心率，降低血压。与利尿剂合用有协同作用。常用于中度及重度高血压，对兼有溃疡病或青光眼的高血压及肾性高血压患者较为适宜。

可乐定的不良反应常见口干、嗜睡和便秘，其他还有头痛、眩晕、腮腺肿痛、鼻黏膜干燥、阳痿、抑郁、浮肿、体重增加和心动过缓等。合用利尿药可减少水肿等水、钠潴留现象。突然停药可引起交感神经亢进的停药综合征，需要逐渐减量后再停药。

二、α_1 受体阻滞药

哌唑嗪（又称降压嗪，prazosin）

哌唑嗪为选择性突触后膜 α_1 受体阻滞剂，可舒张小动脉和静脉血管平滑肌，降低血压，对具有负反馈作用的突触前膜 α_2 受体无影响，降压时不引起反射性心率加快。本品还可扩张动脉和静脉，降低心脏前、后负荷，降低耗氧量，改善心肌功能。可治疗心力衰竭，用于轻、中度高血压及伴有肾功能障碍者，重度高血压需合用利尿药或β受体阻滞药，也用于嗜铬细胞瘤的治疗。

哌唑嗪的主要不良反应为首剂现象，表现为体位性低血压、眩晕、晕厥、意识消失、心悸、视力模糊，用药数次后这种现象可消失。其他不良反应有眩晕、疲乏、鼻塞、口干、尿频、头痛、嗜睡及胃肠道反应等，一般无须停药。主要制剂有盐酸哌唑嗪片：0.1mg；1mg；2mg。口服，初始剂量1次0.5mg，逐渐增至1～2mg，1日3～4次。

三、直接舒张血管药

肼屈嗪（又称肼苯哒嗪，hydralazine）

本品口服吸收良好，但生物利用度低，首过效应明显，口服后20～30min显效。一次给药维持12h。具有中等强度的降压作用，主要通过松弛小动脉平滑肌，降低外周阻力而降压。降压作用快且强，降压的同时伴有反射性交感神经兴奋，使心率加快、心输出量增加，从而减弱其降压作用，降压时还伴有血浆肾素活性增高及水钠潴留。与β受体阻滞药、利尿药合用可增强疗效，相互纠正不良反应。较少单独使用，仅在常用药无效时加用，可用于治疗中、重度高血压。

肼屈嗪的不良反应多由血管扩张作用而产生，如头痛、面红、黏膜充血、心动过速、胃肠道反应、感觉异常、药热、荨麻疹等。冠心病、心绞痛、心动过速者禁用。

硝普钠（sodium nitroprusside）

硝普钠口服不易吸收，静脉滴注后起效迅速，是强效、速效降压药。其可在血管内释放NO而产生强大的舒张血管作用而降低血压。主要用于高血压危象、难治性心力衰竭及麻醉时控制性降压。常见的不良反应为低血压、恶心、呕吐、出汗、头痛、发热、不安、肌肉痉挛等。

四、其他舒张血管药

吲达帕胺（indapamide）

吲达帕胺具有利尿作用与钙通道阻滞作用，是一种强效、长效的降压药。其可阻断 Ca^{2+} 内流，使小血管扩张，外周阻力下降，血压降低。本品化学结构虽不同于噻嗪类，但利尿强度相似，通过抑制肾远曲小管近段对钠的再吸收而发挥利尿作用。该药对血管平滑肌的作用大于利尿作用，但不引起体位性低血压、颜面潮红和心动过速。单独使用对轻、中度原发性高血压具有良好疗效，也可与β受体阻滞药联合应用。不良反应有眩晕、头痛、恶心、失眠等。高剂量时利尿作用增强，可致低血钾。严重肝、肾功能不良者慎用。

小常识

降压药品多，选择适合的降压药

1. 选药多效，少而精

如患有其他疾病，应尽量选择能够兼治其他疾病的药物。

2. 有效治疗的原则

高血压的治疗要使血压降到可以接受的水平。老年人的血压应控制在140/90mmHg[1]为好，且要保持稳定，才能起到预防并发症的效果。如患者动脉硬化比较严重，一定要注意，测得的血压可能不代表真实的动脉压。

3. 防治结合要坚持

高血压是终生性疾病。许多患者往往根据头昏等症状来决定自己的用药，头昏时就吃降压药，头昏等症状一消失，就停止用药。这是非常危险的，因为有些患者的血压可能很高而无症状。高血压并发症的发生，是一个由量变到质变的过程，在治疗高血压的时候，一定要注意坚持有效用药，才能预防并发症。

4. 剂量要准确适宜

遵循从小剂量开始逐渐达到适宜于个体的最佳剂量，使血压缓慢下降，逐渐达到目标。低有效量才是最佳用药剂量。老年患者降压药物的初始剂量的增加均比年轻患者要小，药物调整的间隔时间比年轻患者要长。

5. 使用可引起明显直立位低血压的降压药物时，宜向患者说明。从坐到起立或从平卧位起立时，动作应尽量缓慢，特别是夜间起床如厕时更要注意，以免血压突然降低引起昏厥而发生意外。

6. 临床上常联合应用几种降压药物治疗

联合用药的优点是：药物的协同作用可提高疗效；几种药物共同发挥作用，可减少各药的单剂量；减少每种药物的副作用，或使一些副作用互相抵消；使血压下降较为平稳。最常用的联合是利尿剂和其他降压药合用，利尿剂既可增强多种降压药疗效，又可减轻引起浮肿的副作用。如利血平和肼屈嗪、β受体阻滞剂和米诺地尔合用时，各自减慢和增快心率的副作用可互相抵消。

---

[1] 1mmHg=133.322Pa。

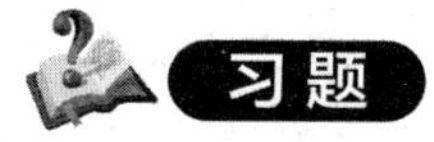

习题

一、思考题

1. 根据抗高血压药的作用部位和机制，试述其分类和代表药。
2. 试述 ACEI 在降压方面相对于其他降压药的优势。
3. β受体阻滞药在高血压治疗中的作用机制有哪些?

二、是非题

1. 卡托普利能抑制心肌及血管平滑肌的重构，提高心肌及血管壁的顺应性。
2. 氢氯噻嗪长期应用可致低血钾、低血镁、低血钙及低氯碱血症。
3. ACEI 降压的同时伴有反射性心率加快和体位性低血压。
4. 在长期使用普萘洛尔降压的过程中，突然停药后易引起心动过速等停药综合征。
5. 高血压并发支气管哮喘时可使用β受体阻滞剂。
6. 哌唑嗪首次给药可导致严重的低血压。
7. 氯沙坦是常用的 ACEI 药物。
8. 伴有消化性溃疡的高血压患者宜选用可乐定。

题号	1	2	3	4	5	6	7	8
答案	√	×	×	√	×	√	×	√

（冯　里）

第二十章　利尿药和脱水药

第一节　利　尿　药

利尿药是一类直接作用于肾脏，影响尿液生成过程，促进体内电解质和水分排出而使尿量增加的药物。大多数利尿药作用于肾单位，通过影响肾小球滤过、肾小管重吸收和分泌等功能而发挥利尿作用。不同的利尿药在不同部位、不同环节上影响尿液的生成，起到利尿作用。利尿药可用于消除水肿，也可用于高血压等非消肿性疾病的治疗。

一、利尿药作用的生理学基础

尿液的生成过程包括肾小球滤过、肾小管和集合管的重吸收及分泌。

1. 肾小球的滤过

血液流经入球小动脉进入肾小球，除蛋白质和血细胞外，其他成分均可由肾小球滤出而形成原尿。正常人每日生成的原尿量可达 180L 左右，其中绝大部分被肾小管重吸收。肾血流量和有效滤过压是影响原尿量的主要因素，强心苷、氨茶碱等某些药物虽能增加肾血流量和肾小球滤过率使原尿量增多，但由于机体存在球-管平衡的自身调节机制，终尿量增加并不明显，产生的利尿作用较弱。

2. 肾小管和集合管的重吸收和分泌

正常人每日排出终尿约 1～2L，仅占原尿量的 1%左右，而其余 99%的水、钠等物质被肾小管重吸收。如果药物能使肾小管重吸收减少 1%，则终尿量就可增加 1 倍，可见肾小管是利尿药产生作用的重要部位。根据利尿药对肾小管作用部位的不同，其作用强度又有所区别。

（1）作用于近曲小管　原尿中 85%的 $NaHCO_3$、40%的 NaCl、葡萄糖、氨基酸等在此段被重吸收。该段 Na^+ 主要通过钠泵和 Na^+-H^+ 交换的方式被重吸收。近曲小管上皮细胞内的 H^+ 来自 H_2CO_3，而 H_2CO_3 由碳酸酐酶催化 CO_2 和 H_2O 生成。低效利尿药乙酰唑胺可通过抑制碳酸酐酶减少 H^+ 的生成，抑制 Na^+-H^+ 交换，促进 Na^+ 排出，产生利尿作用。但由于受近曲小管以下各段肾小管代偿性重吸收增加的影响，乙酰唑胺的利尿作用较弱，而且易致代谢性酸中毒，现已少用。

（2）作用于髓袢升支粗段　此段对水不吸收，原尿中 30%～35%的 Na^+ 可被重吸收。该段管腔膜上的 Na^+-K^+-$2Cl^-$ 转运载体，将 Na^+、K^+ 和 Cl^- 按 1∶1∶2 的比例同时重吸收进入细胞内。高效利尿药能选择性地阻断该转运体，因而也称为髓袢利尿药。

由于此段 Na^+ 重吸收的同时几乎不伴有水的重吸收，所以管腔内的原尿随着 Na^+、Cl^- 的重吸收而被逐渐稀释，这就是尿液的稀释过程。同时，被转运到髓质间液的 Na^+、Cl^- 与尿素一起，形成此段髓质间液的高渗。当低渗尿流经处于髓质高渗区的集合管时，在血管紧张素的影响下，大量的水被重吸收，形成高渗尿，这就是尿液的浓缩过程。髓袢类高

效利尿药通过抑制 Na^+-K^+-$2Cl^-$ 共同转运载体，不但抑制了尿液的稀释过程，并且由于抑制了 Na^+、Cl^- 的重吸收，髓质的高渗无法维持，抑制了肾对尿液的浓缩过程，从而排出大量低渗尿，故利尿作用强大。

(3) 作用于远曲小管和集合管 这段可重吸收原尿中约10%的 Na^+。

① 远曲小管近段对 Na^+ 重吸收的方式主要通过 Na^+-Cl^- 共同转运载体，但转运速率比髓袢升支粗段慢。中效利尿药噻嗪类主要抑制远曲小管的 Na^+-Cl^- 共同转运载体，影响尿液的稀释过程，产生中等强度的利尿作用。

② 远曲小管远端和集合管腔膜存在着钠和钾通道，管腔液中的 Na^+ 经钠通道进入细胞内，而细胞内的 K^+ 则经钾通道排入管腔液，形成 K^+-Na^+ 交换。这一过程主要受醛固酮的调节，低效利尿药螺内酯通过拮抗醛固酮，间接抑制 K^+-Na^+ 交换，排 Na^+ 留 K^+ 而产生利尿作用。低效利尿药氨苯蝶啶等则通过直接抑制位于该段的钠通道，减少 Na^+ 和水的重吸收而利尿。由于作用于该部位的药物均能"排钠留钾"而利尿，故又称为"留钾利尿药"。

③ 远曲小管和集合管还可分泌 H^+，并进行 Na^+-H^+ 交换，进入管腔中的 H^+ 可与肾小管上皮细胞产生的 NH_3 结合，生成 NH_4^+ 从尿中排出，阿米洛利可抑制该处的 Na^+-H^+ 交换。

综上所述，利尿药通过作用于肾小管的不同部位，影响尿生成的不同环节而产生强弱不等的利尿作用。

二、常用利尿药

1. 高效利尿药

高效利尿药也称为髓袢利尿药，常用药物有呋塞米、布美他尼、依他尼酸、托拉塞米等。

呋塞米（又称速尿，furosemide）

【体内过程】 口服吸收迅速，生物利用度约为60%，约30min起效，1～2h达高峰，持续6～8h；静脉注射5～10min起效，30min达高峰，$t_{1/2}$ 约1h，维持4～6h，血浆蛋白结合率约98%。大部分以原型经近曲小管有机酸分泌系统分泌，随尿排出，反复给药不易蓄积。由于吲哚美辛和丙磺舒与此药相互竞争近曲小管有机酸分泌途径，同用时会影响后者的排泄和作用。

【作用及特点】 本药利尿作用强大、迅速而短暂。抑制髓袢升支粗段 Na^+-K^+-$2Cl^-$ 共同转运载体，使 Na^+、Cl^- 重吸收减少，肾脏稀释功能降低，NaCl 排出量增多，同时使肾髓质间液渗透压降低，影响肾脏浓缩功能及减少集合管对水的重吸收，从而产生强大的利尿作用。还能扩张肾血管，增加肾血流量，扩张全身小静脉，减轻肺水肿。

【临床应用】 临床对各类水肿均有效，主要用于其他利尿药无效的顽固性水肿和严重水肿；也可用于急性肺水肿和脑水肿、急性肾衰竭的早期防治；大剂量可治疗慢性肾衰竭，使尿量增加，但禁用于无尿患者；可用于经肾排泄的药物中毒抢救，如苯巴比妥、水杨酸类、溴化物等急性中毒；还可用于治疗高钾血症和高钙血症。

【不良反应】 长期用药，易出现水和电解质紊乱，可引起低血容量、低血钠、低血钾、低血镁及低氯性碱中毒。以低血钾最为常见，应注意及时补钾，加服留钾利尿药有一定预防作用。当低血镁同时存在时，如不纠正低血镁，即使补充 K^+，也不易纠正低血钾。还可引起耳毒性、胃肠道反应、高尿酸血症、过敏、骨髓抑制等。严重肝肾功能不全、糖尿病、痛风及小儿慎用。

【制剂及用法】

(1) 片剂　每片20mg，初始剂量1日20～40mg。

(2) 注射剂　2ml∶20mg。肌内注射或静脉注射，1次20mg，1日最多120mg。

布美他尼（又称丁苯氧酸，bumetanide）

布美他尼的利尿作用起效快、作用强、毒性低、用量小。该药对水和电解质排泄作用基本同呋塞米，利尿作用为呋塞米的20～60倍，尤其适用于其他利尿药应用效果不佳的各种水肿。布美他尼还能扩张血管，增加肾血流量，降低肺或全身的动脉阻力，降低右心房压力和左心室舒张末期压，改善肺循环。当噻嗪类药物用于高血压疗效不佳，尤其当伴有肾功能不全或出现高血压危象时，本品尤为适用。

布美他尼主要的不良反应为电解质紊乱，排钾作用小于呋塞米，耳毒的发生率稍低，但仍应避免与有耳毒性的药物同用。

2. 中效利尿药

噻嗪类是临床广泛应用的一类口服利尿药和降压药，代表药物是氢氯噻嗪，其他还有氯噻酮（chlortalidone）、苄氟噻嗪（bendroflumethiazide）、环戊噻嗪（cyclopenthiazide）、美托拉宗（metolazone）等。该类药物的作用部位及作用机制相同、药理作用相似、毒性小、安全范围较大，仅所用剂量不同，但均能达到相似效果。

氢氯噻嗪

【体内过程】 脂溶性较高，口服吸收迅速而完全，一般口服后1～2h起效，可持续6～8h。所有噻嗪类药物均以有机酸的形式从肾小管分泌，自尿排出，因而与尿酸的分泌产生竞争，使尿酸的分泌速率降低。氢氯噻嗪口服生物利用度为（71±15）%。可通过胎盘进入胎儿体内。血浆蛋白结合率为64%，主要以原型从近曲小管分泌，自尿排出。$t_{1/2}$约为2.5h。尿毒症患者对氢氯噻嗪的清除率下降，半衰期延长。

【作用及特点】

(1) 利尿　作用温和而持久。其机制是抑制远曲小管近段的Na^+-Cl^-共同转运载体，减少Na^+、Cl^-的重吸收，影响肾脏的稀释功能而产生利尿作用。因该类药物对尿液的浓缩过程没有影响，所以利尿效能中等，是治疗各类轻、中度水肿的首选药。对肾性水肿的疗效与肾功能有关，肾功能不良者疗效差；对肝性水肿与螺内酯合用疗效增加，可避免血钾过低诱发肝昏迷。

(2) 抗利尿　噻嗪类药物使尿崩症患者尿量明显减少，口渴症状减轻。因其排出Na^+、Cl^-使血浆渗透压下降，可减轻患者的口渴感。用于肾性尿崩症及加压素无效的垂体性尿崩症。

(3) 降压　用药初期通过利尿作用减少血容量而降压，后期因排钠较多，可通过降低血管平滑肌对儿茶酚胺等加压物质的敏感性而降压。轻、中度高血压可单用或与其他降压药合用。

【不良反应】

（1）电解质紊乱　长期用药可引起低血钾、低血镁、低氯性碱中毒及低钠血症。低钾血症较多见，表现为疲倦、软弱、眩晕或轻度胃肠反应，合用留钾利尿药可防治。

（2）代谢异常

① 血糖升高。与剂量有关，一般在用药 2～3 个月后出现，停药后能自行恢复。可能因抑制胰岛素的分泌以及组织利用葡萄糖减少使血糖升高。糖尿病患者应慎用。

② 脂血症。甘油三酯及 LDL 增加、HDL 减少。脂血症患者不宜使用。

③ 高尿酸血症。可竞争性抑制尿酸从肾小管分泌，增加近曲小管对尿酸的重吸收。痛风患者慎用。

（3）过敏　偶有过敏性皮疹、皮炎、粒细胞减少、血小板减少、溶血性贫血等过敏反应。

【制剂及用法】　片剂：10mg；25mg；50mg。治疗水肿 1 次 25～50mg，1 日 25～100mg；治疗高血压 1 日 25～100mg。

三、低效利尿药

螺内酯（又称安体舒通，spironolactone）

【作用及特点】　螺内酯是人工合成的抗醛固酮药。螺内酯及其代谢产物的结构均与醛固酮相似，可与醛固酮竞争远曲小管远端和集合管细胞质内的醛固酮受体，拮抗醛固酮的排钾保钠作用，促进 Na^+ 和水的排出。

其特点为：作用弱、起效慢、维持时间长，作用的发挥依赖于体内醛固酮的存在，对伴有醛固酮升高的顽固性水肿，如肝硬化腹腔积液，利尿作用较明显。但因利尿作用弱，较少单用，常与噻嗪类利尿药合用，也用于原发性醛固酮增多症。

【不良反应】　不良反应较少，久用可致高血钾；少数患者可出现消化道反应及头痛、困倦、精神错乱；还有性激素样副作用，如男性乳房发育、女性多毛及月经不调等，停药后可消失。肾功能不全及血钾过高者禁用。

氨苯蝶啶（triamterene）

氨苯蝶啶作用于远曲小管远端和集合管，通过阻滞管腔膜上的钠通道，减少 Na^+ 的重吸收，同时抑制 K^+ 的分泌，从而产生“排钠留钾”利尿作用。口服 2h 起效，6h 血药浓度达峰值，作用维持 12～18h，$t_{1/2}$ 为 2～4h，无尿者可达 10h 以上。临床治疗各类水肿，单用疗效较差，常与噻嗪类合用。不良反应较少，久用可致高血钾；偶见嗜睡及恶心、呕吐、腹泻等消化道症状。严重肝、肾功能不全，以及有高血钾倾向者禁用。

第二节　脱　水　药

脱水药又称渗透性利尿药，能提高血浆渗透压而使组织脱水。脱水药的特点有：①静脉注射后不易透过毛细血管进入组织，迅速提高血浆渗透压；②易经肾小球滤过，但不易被肾小管重吸收，可在肾小管形成高渗透压而具有渗透利尿作用；③在体内不易被代谢。常用药物包括甘露醇、山梨醇、高渗葡萄糖等。

甘露醇（mannitol）

甘露醇具有一种己六醇结构，分子量为180，可溶于水，临床上用其20%的高渗水溶液。

【作用及特点】

（1）脱水　口服甘露醇不吸收，只发挥泻下作用。静脉注射不易从毛细血管渗入组织，能迅速提高血浆渗透压，使组织间液水分向血浆转移，产生组织脱水作用。静脉滴注后20min，颅内压和眼内压显著下降，2～3h作用达高峰，持续6～8h。可用作脑水肿及青光眼的首选药。

（2）利尿　静脉注射后产生的脱水作用，可使循环血量增加，并提高肾小球滤过率。甘露醇在肾小管内几乎不被吸收，使原尿渗透压升高，肾小管对水的重吸收减少。少尿时，通过脱水作用可减轻肾间质水肿，同时维持足够尿量，预防急性肾衰竭。

【不良反应】 不良反应少见。静脉注射太快可引起一过性头痛、眩晕、视力模糊及注射部位疼痛。因甘露醇可以增加循环血容量而加重心脏负荷，禁用于慢性心功能不全者和尿闭者。活动性颅内出血者也禁用。

山梨醇（sorbitol）

山梨醇是甘露醇的同分异构体，作用与临床应用同甘露醇。进入体内大部分在肝内转化为果糖，所以作用较弱。易溶于水，价廉，一般用其25%的高渗溶液。

高渗葡萄糖（hypertonic glucose）

50%的高渗葡萄糖也有脱水和渗透性利尿作用，但可部分地从血管弥散进入组织中并被代谢，所以作用弱且不持久。主要用于脑水肿和急性肺水肿，一般与甘露醇合用。

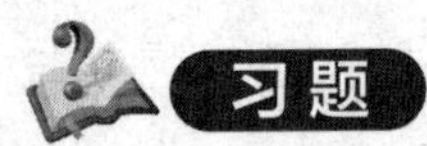

一、思考题

1. 试述常用利尿药的分类、代表药及其主要作用部位。
2. 试述氢氯噻嗪的主要作用机制和临床用途。
3. 简述甘露醇的药理作用、作用机制及应用。

二、是非题

1. 氨苯蝶啶、螺内酯、呋喃苯胺酸及氢氯噻嗪不宜与卡那霉素合用。
2. 利尿药长期使用不但能降低血压，也能降低血糖和血脂。
3. 肝性水肿患者消除水肿可选用螺内酯。
4. 高血钙是呋塞米常见的不良反应。
5. 依他尼酸属于高效利尿药。

6. 呋塞米是作为治疗高血压的一线药物。
7. 呋塞米的药理作用是使髓袢升支粗段对水的通透性增加。
8. 伴有糖尿病的水肿患者可选用氢氯噻嗪。
9. 噻嗪类利尿药具有抗尿崩症作用。

题号	1	2	3	4	5	6	7	8	9
答案	×	×	√	×	√	×	√	×	√

（冯　里）

第二十一章 抗心律失常药

正常心律是指人体心脏进行协调而有规律地收缩或舒张，使心脏顺利地完成泵血功能。心律失常是指心脏搏动的频率和（或）节律的紊乱。可分为缓慢型和快速型，缓慢型心律失常主要有窦性心动过缓、房室传导阻滞等，常用阿托品和异丙肾上腺素等药物治疗；快速型心律失常主要包括室上性和室性期前收缩及心动过速、心房颤动和心房扑动、心室颤动等。本章介绍的抗心律失常药主要是用于治疗快速型心律失常的药物。

第一节 心律失常的电生理学基础

一、正常心肌电生理

1. 正常心肌膜电位

（1）静息膜电位 心肌细胞在静息期，细胞膜两侧处于“内负外正”的极化状态。

（2）动作电位 当心肌细胞兴奋时，发生除极和复极，形成动作电位。按其发生顺序，分为五期。

① 0 期（除极期）。对于快反应细胞（心房肌、心室肌、浦肯野纤维），由于 Na^+ 经细胞膜快钠通道快速内流，使膜电位迅速减小（负值减小），从静息时的－90mV 上升至＋30mV；对于慢反应细胞（窦房结、房室结），主要由 Ca^{2+} 较慢的内流引起。

② 1 期（快速复极初期）。由于短暂 K^+ 外流和 Cl^- 内流，使膜电位迅速向负极转化。

③ 2 期（缓慢复极期）。此期主要有 Ca^{2+} 内流，另有少量 Na^+ 内流，同时有 K^+ 外流及 Cl^- 内流，是多种离子流入、流出细胞相互平衡的结果。此期的复极缓慢，图形较平坦，又称“平台期”。

④ 3 期（快速复极末期）。细胞膜对 K^+ 的通透性加大，K^+ 快速外流，膜电位恢复到静息电位水平。

动作电位从 0 期到 3 期末完成了除极和复极，这段时间称为动作电位时程（action potential duration，APD）。

⑤ 4 期（静息期）。此期细胞膜虽然已恢复到“内负外正”的极化状态，但细胞内 Na^+ 多 K^+ 少。在此期内，通过 Na^+，K^+-ATP 酶的作用，排出 Na^+ 并摄入 K^+，使膜内、外恢复到静息时的离子分布状态。

2. 自律性

自律细胞自发地发生节律性兴奋的特性称为自律性。自律细胞在复极达到最大舒张电位（maximum diastolic potential，MDP，相当于非自律细胞的 4 期）后，立即开始自动缓慢除极，当达到阈电位时，即引起又一次动作电位的发生。快反应细胞的自动除极主要由 Na^+ 内流引起，慢反应细胞则由 Ca^{2+} 内流引起。影响自律性的因素主要是自动除极的速率。自动除极的速率快，达到阈电位的时间短，单位时间内发生兴奋的次数多，自律性就高；反之则自律性低。影响自律性的因素还有 MDP 水平和阈电位水平。

3. 传导性

传导的快慢主要受 0 期除极的最大速率、静息膜电位（或 MDP）和阈电位水平影响。在一定范围内，膜电位负值越大，0 期除极的速率越快，兴奋的传导越快；反之则慢。兴奋前膜电位水平与刺激所激发的 0 期除极最大速率之间的关系，称为膜反应性。

4. 兴奋性和有效不应期

兴奋性是指细胞受到刺激后产生动作电位的能力。心肌细胞从除极开始到复极膜电位恢复到－60mV 的一段时程内，刺激不能引起动作电位，称为有效不应期（effective refractory period，ERP）。一般来讲，ERP 长则兴奋性低，不易发生快速型心律失常。ERP 与 APD 长短的变化基本一致，即 APD 延长，ERP 也延长。但两者的变化程度可有不同（以 ERP/APD 表示），如 ERP 的延长程度大于 APD，即 ERP/APD 加大，心肌在一个动作电位时程中不起反应的时间相对较长，则兴奋性降低。

二、心律失常发生的电生理学机制

心律失常发生的电生理学机制主要有冲动形成异常、冲动传导障碍，或二者兼有。

1. 冲动形成异常

（1）自律性升高　自律细胞动作电位 4 期自动除极速率加快或 MDP 减小（水平上移），都会使自律性升高致冲动形成增多，引起快速型心律失常。非自律细胞（心房肌、心室肌）的静息膜电位如小于－60mV，也可发生 4 期自动除极，表现出异常自律性，并可引起异位节律。临床常见引起自律性升高的因素主要有：体内儿茶酚胺增多、电解质紊乱（低血钾、高血钙）、心肌缺血缺氧及损害等。

（2）后除极与触发活动　后除极是指在一个动作电位中，继 0 期除极后又遇到强刺激时所发生的除极。根据后除极出现的时间分为早期后除极（early after-depolarization，EAD，发生于动作电位复极 2 或 3 期）和延迟后除极（delayed after-depolarization，DAD，发生于动作电位完全复极或接近完全复极时）。后除极振幅较小，频率较快，膜电位不稳定，可引起单个、多个或一连串的震荡电位，即触发活动。触发活动可引起房性或室性快速型心律失常，EAD 发生在心肌细胞复极过程显著延长时，诱因有低血钾、药物的作用、浦肯野纤维损伤等，药物所致尖端扭转型室性心动过速（伴 Q-T 间期延长）与之有关。DAD 的发生与心肌细胞内 Ca^{2+} 浓度增高有关，如强心苷类药物中毒。

2. 冲动传导障碍与折返激动的形成

折返激动是指冲动沿传导通路下传后，又经另一条传导通路返回至原处，并可反复运行的现象。正常时，冲动沿浦肯野纤维 a、b 两支分别下传至心室肌，激发除极和收缩后，彼此消失在对方的 ERP 中。在病理情况下，如 b 支发生单向传导阻滞（即冲动不能正常下传，却可逆行上传），则冲动沿 a 支下传到心室肌后，经 b 支病变部位逆行上传并折返至 a 支，如此时 a 支的 ERP 已过，则冲动就可再次沿 a 支下传至心室肌，形成折返激动。此外，相邻心肌细胞的 ERP 长短不一致也是形成折返的机制之一。如 b 支的 ERP 延长，冲动到达时可落在 ERP 中而不能下传，然而冲动可沿 a 支下传，当其折回到 b 支处，因 b 支的 ERP 已过，于是可逆行通过 b 支折返至 a 支。

折返激动是引起过速型心律失常的机制之一。单次折返引起一次期前收缩，连续折返可引起阵发性心动过速，多个微型折返同时发生可引起扑动或颤动。

预激综合征，是指患者除正常的房室传导途径外，还有附加的房室传导途径（旁路），引起心电图异常伴心动过速倾向的临床综合征。患者可能发生心房冲动经旁路提前激动心室肌的一部分或全部，或心室冲动逆传，提前激动心房肌的一部分或全部，合并房室折返性心动过速发作。

第二节 常用抗心律失常药

依据药物对心肌电生理的影响，将抗心律失常药分为四大类。

（1）Ⅰ类——钠通道阻滞药 根据钠通道复活时间常数（药物对钠通道产生阻滞作用到阻滞作用解除的时间）的长短，该类药物又分三个亚类。

① $Ⅰ_A$类。适度阻滞钠通道，代表药物有奎尼丁、普鲁卡因胺。

② $Ⅰ_B$类。轻度阻滞钠通道，代表药物有利多卡因、苯妥英钠。

③ $Ⅰ_C$类。重度阻滞钠通道，代表药物有普罗帕酮。

（2）Ⅱ类——β肾上腺素受体阻滞药 代表药物有普萘洛尔、美托洛尔。

（3）Ⅲ类——延长动作电位时程药 代表药物有胺碘酮。

（4）Ⅳ类——钙通道阻滞药 代表药物有维拉帕米、地尔硫䓬。

一、Ⅰ类——钠通道阻滞药

1. $Ⅰ_A$类药物

$Ⅰ_A$类药物的主要电生理作用是：适度阻滞钠通道，使 0 期上升的速率减慢，不同程度地抑制心肌细胞膜K^+、Ca^{2+}通透性，延长复极过程，且以延长 ERP 更为显著。

奎 尼 丁

奎尼丁（quinidine）是由金鸡纳树皮中提出的生物碱，是抗疟药奎宁的右旋体。

【体内过程】 口服吸收好，生物利用度为70%～80%，1～2h血药浓度达高峰，血浆蛋白结合率为80%左右，心肌中的药物浓度是血中浓度的10倍以上。口服后30min起效，作用持续6h，$t_{1/2}$为5～7h。主要经肝脏羟基化代谢，代谢产物仍有生物活性，20%以药物原型经肾脏排出。

【作用及特点】 本品通过阻滞钠通道，使心房肌、心室肌和浦肯野纤维的自律性降低，传导减慢，可延长有效不应期，且延长作用更明显，使 ERP/APD 加大，因此可使异位冲动或折返冲动落入 ERP 中而被消除。在治疗剂量下对正常窦房结的自律性影响较小，但在窦房结功能低下时，则可产生明显的抑制。奎尼丁为广谱抗心律失常药，可用于心房颤动、心房扑动、室上性及室性期前收缩和心动过速的治疗，也可用于预激综合征。

肝药酶诱导剂（如苯巴比妥、苯妥英钠）可加速奎尼丁的代谢；可致地高辛肾清除率降低，血药浓度升高；可与抗凝血药（双香豆素、华法林）竞争与血浆蛋白结合，使其抗凝作用增强。

【不良反应】 安全范围小，约1/3患者出现不良反应。常见胃肠道反应、低血压、过敏反应，还可引起多种心律失常，如房室和心室内传导阻滞、尖端扭转型室性心动过速，并可出现奎尼丁晕厥，甚至心室颤动而致猝死。长期用药还可引起“金鸡纳反应”，轻者耳鸣、头痛、视力模糊，重者出现谵妄、精神失常。严重心肌损害、心功能不全、重度房室传导阻滞、低血压、强心苷中毒及对奎尼丁过敏者禁用。肝、肾功能不全者慎用。

普鲁卡因胺

普鲁卡因胺（procainamide）是普鲁卡因的衍生物，胃肠吸收迅速而完全，生物利用度为80%主要经肝脏代谢，对血浆酯酶的耐受性较强，作用较持久。

普鲁卡因胺的作用与奎尼丁相似但较弱，可降低心肌自律性，减慢房室传导，延长大部分心脏组织的APD和ERP，消除折返。其抑制心肌收缩力作用弱于奎尼丁。对室上性和室性心律失常均有效，静脉注射或滴注用于抢救危急病例。常用于治疗室性心动过速，但不作首选。

不良反应常见厌食、恶心、呕吐，大剂量有心脏抑制作用，静脉注射可出现低血压，长期应用可引起红斑狼疮样综合征及白细胞减少。禁忌证同奎尼丁。

2. I_{B}类药物

I_{B}类药物的主要电生理作用是：轻度阻滞钠通道，降低自律性，缩短APD，使ERP/APD加大，相对延长ERP。

利多卡因

利多卡因（lidocaine）属窄谱抗心律失常药，同时也是一种局麻药。

【体内过程】 口服吸收良好，但首过效应高达70%，故需静脉注射用药，血浆蛋白结合率为70%。分布广泛，主要在肝脏代谢，约5%～10%以原型经肾脏排出，$t_{1/2}$为2h。

【作用及特点】 利多卡因可降低浦肯野纤维的自律性，提高心室肌的阈电位水平，提高其致颤阈；减慢传导，使单向阻滞变为双向阻滞而消除折返；或加快传导，消除单向阻滞而中止折返。临床仅用于治疗室性心律失常，特别适用于危急病例，是治疗急性心肌梗死引起的室性心律失常的首选药，对强心苷所致中毒者也有效。

本品与肝药酶抑制剂（西咪替丁）合用利多卡因经肝脏代谢减慢，血药浓度升高，不良反应加重；与肝药酶诱导剂（苯巴比妥、苯妥英钠、利福平等）合用，利多卡因的代谢加快，血药浓度降低；与普萘洛尔合用可致窦房结停搏。

【不良反应】 对心血管抑制轻，比较安全，不良反应发生率较低，多在静脉注射剂量过大或过快时出现头昏、嗜睡或激动不安。严重者出现肌肉抖动、抽搐和呼吸抑制。剂量过大可出现窦性心动过缓、窦性停搏、房室传导阻滞、血压下降等心血管反应。禁用于严重室内和房室传导阻滞者。

美西律

美西律（又称慢心律，mexiletine）的化学结构及电生理效应均与利多卡因相似，可口服用药。口服生物利用度约为90%，$t_{1/2}$为9～12h，约10%经尿排泄。其药理作用似利多卡因，属窄谱抗心律失常药。临床常用于治疗或预防室性心律失常（如急性心肌梗死、二尖瓣脱垂、Q-T 延长综合征、洋地黄中毒等）。不良反应常有胃肠道反应及中枢神经系统反应。心血管反应一般较少发生。

苯妥英钠

苯妥英钠（phenytoin sodium）既是良好的抗癫痫药，又是有效的抗心律失常药。其药理作用及临床应用都与利多卡因类似，该药除能阻滞钠通道、降低浦肯野纤维的自律性外，还能与强心苷竞争 Na^+，K^+-ATP 酶，抑制强心苷中毒所致的 DAD。对强心苷中毒所致的室性心律失常是首选药，对其他原因引起的室性心律失常疗效不如利多卡因。静脉注射剂量过大或过快时，可出现心血管抑制的毒性反应。

3. I_C 类药物

I_C 类药物的主要电生理作用是：重度阻滞钠通道，明显抑制 Na^+ 内流，降低自律性，抑制传导作用较强，对复极过程影响小。

普罗帕酮（又称心律平，propafenone）

【体内过程】 口服吸收完全，首过效应明显，生物利用度低于 20%。口服后 30min 起效，2～3h 作用达峰值，作用可持续 11h。主要经肝脏代谢，99%以代谢物形式经肾脏排出，$t_{1/2}$ 为 2.4～11.8h。

【作用及特点】 该药抑制 0 期及 4 期 Na^+ 内流的作用强于奎尼丁，还有较弱的β受体阻滞作用和钙通道阻滞作用。可降低浦肯野纤维和心室肌细胞的自律性，明显减慢心房、心室和浦肯野纤维的传导速度，轻度延长 ERP 和 APD，轻度抑制心肌收缩力。适用于室性、室上性心律失常及预激综合征伴心动过速者，是广谱抗心律失常药。近年来的应用表明，该药疗效确切、起效迅速、作用时间持久。

普罗帕酮与其他抗心律失常药合用时，因对心脏的抑制作用加强，可加重心脏不良反应。该药可使地高辛、华法林的清除率降低，血药浓度升高，作用增强，合用时应注意调整剂量。

【不良反应】 常见的不良反应有恶心、呕吐、味觉改变、头晕等。心血管反应有心律失常、房室传导阻滞、心功能不全、低血压等。窦房结功能低下、严重房室传导阻滞、心源性休克者禁用。低血压及肝、肾功能不良者慎用。

二、Ⅱ类——β受体阻滞药

该类药物具有抗高血压、抗心绞痛及抗心律失常等作用，在此仅介绍其抗心律失常作用。

普萘洛尔（又称心得安，propranolol）

普萘洛尔通过阻滞心脏的 β_1 受体而发挥抗心律失常作用。表现为减慢窦房结、心房内传导组织及浦肯野纤维 4 期自动除极化速率，降低自律性，减慢心率，在运动和情绪激动时作用明显，也能抑制儿茶酚胺所引起的DAD而防止触发活动。适用于治疗与交感神经兴奋有关的各种心律失常，如心房颤动、心房扑动及阵发性室上性心动过速等室上性心律失常；也用于治疗因焦虑、甲状腺功能亢进等引起的窦性心动过速；还可用于室性心律失常，特别是对由于运动和情绪激动引起的，疗效显著；对急性心肌梗死患者，长期使用可减少心律失常的发生及再梗死率，从而降低病死率。儿茶酚胺释放增多时，可激动心脏 β_1 受体，使心肌自律性升高，传导加快，不应期缩短，易引起快速型心律失常。

其他Ⅱ类抗心律失常药有美托洛尔（metoprolol）、阿替洛尔（atenolol）、纳多洛尔（nadolol）、吲哚洛尔（pindolol）等。

三、Ⅲ类——延长动作电位时程药

该类药物又称钾通道阻滞药，可减少 K^+ 外流，明显抑制心肌的复极过程，延长APD和ERP，但对动作电位幅度和去极化速率影响小。

胺碘酮（又称乙胺碘呋酮，amiodarone）

【体内过程】 口服吸收缓慢且不完全，生物利用度约40%。在体内分布广泛，尤以脂肪组织为多，有再分布现象。该药需连续服药1周才起效，3周作用达高峰，静脉注射10min起作用，可维持1～2h。主要经肝脏代谢，经胆汁和粪便排泄，其代谢物可在脂肪组织中蓄积达数月之久，全部消除约需4个月。$t_{1/2}$ 为14～26日，停药后作用可维持1个月左右。长期口服的 $t_{1/2}$ 为25～60日，个别可达107日，停药后作用可维持50日左右。

【作用及特点】 阻滞心肌细胞膜钾通道，还可阻滞钠通道和钙通道，并可轻度非竞争性地阻滞α受体和β受体。可有效延长有效不应期、降低自律性、减慢传导、扩张外周血管，减少心肌耗氧量。

作为临床广谱抗心律失常药，可用于各种室上性和室性心律失常，对心房扑动、心房颤动和室上性心动过速疗效好，对合并预激综合征者有效率达90%以上。因可减少心肌耗氧量，所以适用于冠心病并发的心律失常。

避免与其他延长Q-T间期的药物合用，因有诱发尖端扭转型室性心动过速的危险；避免与β受体阻滞药、钙通道阻滞药（硝苯地平除外）和地高辛（可升高后者血药浓度）合用，易致心动过缓和房室传导阻滞。

【不良反应】 可见窦性心动过缓、房室传导阻滞及Q-T间期延长（发生率高，需定期查心电图）、尖端扭转型室性心动过速等心血管反应。静脉注射过快可引起血压下降、心力衰竭。因含碘，长期服用可引起甲状腺功能亢进或低下；因少量经泪腺排出，可在角膜形成棕黄色药物颗粒沉着，一般不影响视力，停药后可消退；偶致肺间质纤维化，预后严重；还可引起胃肠道反应及皮肤光过敏症等。长期服用者应定期进行肺部X射线检查，肝功能检查，监测血清 t_3、t_4 等。心动过缓、房室传导阻滞、Q-T间期延长综合征、甲状腺功能障碍及对碘过敏者禁用。

四、Ⅳ类——钙通道阻滞药

该类药物除用于心律失常的治疗外，还用于高血压、心绞痛等的治疗。在此主要介绍其抗心律失常作用。

维拉帕米（又称戊脉安、异搏定，verapamil）

【体内过程】 口服吸收迅速，由于首关消除效应，生物利用度仅为10%～35%。服后0.5～1h起效，作用可维持6h左右。静脉注射剂量仅为口服量的1/10，注射后立即起效，但仅维持20min左右。血浆蛋白结合率约90%，大部分在肝脏代谢，$t_{1/2}$为4～10h，肝功能不良者消除减慢，$t_{1/2}$延长。

【作用及特点】 维拉帕米阻滞心肌细胞膜的钙通道，抑制Ca^{2+}内流，可降低慢反应细胞的自律性、减少延迟后除极所引起的触发活动；减慢传导速度，消除折返；减慢心房颤动、心房扑动时的心室率；延长动作电位时程和有效不应期；抑制心肌收缩力、扩张冠脉、扩张外周血管。

该药适用于治疗阵发性室上性心动过速，是首选药物之一，对冠心病、高血压伴发心律失常者尤其适用；对强心苷中毒引起的室性期前收缩（延迟后除极）也有效。

维拉帕米应避免与β受体阻滞药合用，否则易诱发低血压、心动过缓、心力衰竭甚至心脏停搏，两药应用须间隔2周以上。与地高辛合用，可使后者清除减少、血药浓度升高，若必须合用，应减少两药各自用量或减少地高辛剂量35%～50%。

【不良反应】 静脉注射过快或剂量过大可引起心动过缓、房室传导阻滞甚至心脏停搏，也可引起血压下降，诱发心力衰竭。其他不良反应有恶心、呕吐、便秘、头痛、眩晕、面部潮红等。病态窦房结综合征、心力衰竭，及Ⅱ、Ⅲ度房室传导阻滞、心源性休克及低血压、心房颤动合并预激综合征者禁用。

地尔硫䓬（又称恬尔心、硫氮䓬酮，diltiazem）

地尔硫䓬口服吸收迅速而完全，生物利用度为40%，65%由肝脏代谢，$t_{1/2}$为4h。抑制心脏作用与维拉帕米相似且稍弱，抑制房室结传导作用明显，抑制心肌收缩力较弱，可明显扩张冠脉，解除冠脉痉挛，但扩张外周血管作用不如硝苯地平强大，此外还有β受体阻滞作用。

临床常用于阵发性、室上性心动过速的治疗，也用于心绞痛、高血压和肥厚性心肌病的治疗。不良反应与维拉帕米相似，但较少。孕妇禁用。

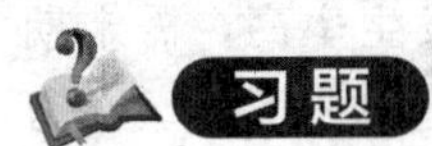

一、思考题

1. 试述抗过速型心律失常药的分类及其代表药。
2. 试述奎尼丁的药理作用、对心肌电生理的影响及其抗心律失常作用的离子转运机制。
3. 简述利多卡因的药理作用、作用机制及临床应用。

二、是非题

1. 利多卡因属于广谱抗心律失常药。
2. 应用奎尼丁治疗心房纤颤时，常先用强心苷，因为后者能防止室性心动过速的产生。
3. 治疗急性心肌梗死所致室性心律失常的首选药是利多卡因。
4. 治疗窦性心动过速最宜选用苯妥英钠。

5. 维拉帕米抗心律失常的机制是阻滞钠通道。
6. 阵发性室上性心动过速首选维拉帕米。
7. 奎尼丁是广谱抗心律失常药，多种原因所致的过速型、过缓型心律失常均可首选。
8. 奎尼丁短期使用有胃肠道反应和金鸡纳反应。
9. 由于利多卡因口服吸收差，所以临床上常常采用静脉给药。
10. 苯妥英钠不仅为抗癫痫的有效药，还是处理强心苷中毒引起室性心律失常的首选药。
11. 普萘洛尔只适于治疗与交感神经兴奋有关的各种心律失常。
12. 胺碘酮是广谱抗心律失常药，可首选于各种室上性和室性心律失常。

题号	1	2	3	4	5	6	7	8	9	10	11	12
答案	×	√	√	×	×	√	×	×	×	√	×	×

（冯　里）

第二十二章 作用于消化系统的药物

消化系统疾病种类较多，治疗消化系统疾病的药物主要包括抗消化性溃疡药、助消化药、泻药、止泻药及止吐药。

第一节 抗消化性溃疡药

消化性溃疡（peptic ulcer）是指胃和十二指肠溃疡，发病率约10%～12%。其发病机制复杂，主要与黏膜局部损伤和保护机制之间失衡有关。损伤因素（如胃酸、胃蛋白酶和幽门螺杆菌）增强或保护因素（如黏液/HCO_3^- 屏障和黏膜修复）减弱，两个因素共同或单独作用均可引起消化性溃疡。目前的治疗主要在于减少胃酸、杀灭幽门螺杆菌和增强黏膜的保护作用。

一、抗酸药

抗酸药（antacids）为一类无机弱碱性物质，口服后能直接中和胃酸、抑制胃蛋白酶活性、降低胃内容物的酸度，以缓解胃酸和胃蛋白酶对胃、十二指肠黏膜的侵蚀和对胃黏膜面的刺激，缓解疼痛和促进溃疡面愈合。饭后服药可延长药物作用时间，合理用药应在餐后1～3h及临睡前各服1次。

抗酸药作用迅速而持久，不产气、不吸收、不引起腹泻或便秘，对黏膜及溃疡面有保护收敛作用。单一药物很难达到这些要求，所以常用复方制剂。

氢氧化铝（aluminum hydroxide）

氢氧化铝抗酸作用较强、缓慢，作用后产生氧化铝有收敛、止血和引起便秘作用，还可影响磷酸盐、四环素、地高辛、异烟肼、泼尼松（强的松）等的吸收。

碳酸氢钠（又称小苏打，sodium bicarbonate）

碳酸氢钠作用强、快而短暂，可产生 CO_2 气体，未被中和的碳酸氢钠几乎全部吸收，能引起碱血症。

三硅酸镁（magnesium trisilicate）

三硅酸镁抗酸作用较弱而慢，但持久。在胃内生成胶状二氧化硅对溃疡面有保护作用。

碳酸钙（calcium carbonate）

碳酸钙有较强的抗酸作用、快而持久，可产生 CO_2 气体。进入小肠的 Ca^{2+} 可促进胃泌素分泌，引起反跳性胃酸分泌增多。

二、抑酸药

胃酸的分泌受组胺、促胃泌素和乙酰胆碱的控制，这些物质能兴奋壁细胞（又称泌酸细胞）膜上的 H_2 受体、促胃泌素受体和 M 受体，通过第二信使激活 H^+，K^+-ATP 酶（质子泵）。H^+，K^+-ATP 酶位于壁细胞的管状囊泡和分泌管上，能将 H^+ 从壁细胞内转运到胃腔，K^+ 从胃腔转运到壁细胞内，进行 H^+-K^+ 交换分泌胃酸。H_2 受体阻滞药、胃泌素受体阻滞药、M 受体阻滞药和质子泵抑制药均能抑制胃酸分泌。

1. H_2 受体阻断药

H_2 受体阻断药通过阻断壁细胞上的 H_2 受体，抑制基础胃酸分泌及夜间胃酸分泌。治疗消化性溃疡疗程短、溃疡愈合率较高、不良反应较少，但突然停药易发生胃酸分泌反跳性增加。

西咪替丁（又称甲氰咪胍,cimetidine）

【作用及特点】 抑制基础胃酸分泌、夜间胃酸分泌及各种刺激引起的胃酸分泌，对胃黏膜有保护作用。口服易吸收，约 1.5h 达高峰，生物利用度为 60%～75%，血浆半衰期为 2h，作用维持 4h。

临床主要用于消化性溃疡的治疗，其对十二指肠溃疡的疗效优于胃溃疡，可减轻疼痛、促进愈合；对于胃肠道出血，特别是胃肠黏膜糜烂引起的出血有效。此外也用于卓-艾综合征、其他胃酸分泌过多症及反流性食管炎的治疗。

小资料

卓-艾综合征

卓-艾综合征由胃窦 G 细胞增生或分泌胃泌素的肿瘤引起，为高胃泌素血症，伴大量胃酸分泌而诱发上消化道出血，有多发性及难治性的特点。临床上以消化性溃疡症状最常见，多伴有腹泻、腹痛或水样便。对治疗消化性溃疡药物反应性差，按溃疡行胃大部分切除后，很快出现吻合处溃疡、出血和穿孔现象。

【不良反应】

（1）中枢神经系统　头痛、眩晕、语言不清和幻觉等，肾功能不全的老年患者用量较大时，可出现精神紊乱甚至昏迷。

（2）消化系统　恶心、呕吐、便秘和腹泻等。

（3）造血系统　少数患者可有粒细胞缺乏和再生障碍性贫血。

（4）其他　抗雄性激素作用，男性可发生乳腺增生，女性患者则可发生溢乳症。

【制剂及用法】

(1) 片剂或胶囊　规格：200mg，口服。成人一次 200～400mg，每日 4 次分别于餐后及睡前服用。

(2) 注射剂　2ml∶200mg。一次 200～600mg，稀释后缓慢静脉滴注。

雷尼替丁 (ranitidine)

【作用及特点】 抑制胃酸分泌作用和胃黏膜保护作用与西咪替丁相似，但抗酸作用较强，为西咪替丁的 4～10 倍。

【不良反应】 与西咪替丁相似，但治疗量抗雄性激素作用弱。

【制剂及用法】

(1) 片剂或胶囊　规格：150mg。口服。成人一次 150mg，每日 2 次，早、晚餐后服用。

(2) 注射剂　2ml∶50mg；5ml∶50mg。一次 50mg，每 6～8h 肌内注射或缓慢静脉注射。

目前，其他的 H_2 受体阻断药还有法莫替丁（famotidine)、尼扎替丁（nizatidine）和罗沙替丁（roxatidine）等。

2. 胃泌素受体阻滞药

丙　谷　胺

丙谷胺（proglumide）的化学结构与胃泌素相似，可竞争性阻断促胃泌素受体，减少胃酸分泌，还可促进胃黏膜黏液合成，增强黏液-HCO_3^- 盐的屏障作用。临床主要用于消化性溃疡和胃炎的治疗，疗效比 H_2 受体阻滞药差，已较少用于消化性溃疡疾病的治疗。

3. M 受体阻滞药

M 胆碱受体阻断药（如阿托品及其合成代用品），可减少胃酸分泌、解除胃肠痉挛，但是在一般治疗量下对胃酸分泌抑制作用较弱，随剂量的增加不良反应亦增加，已很少单独应用。目前临床上治疗消化性溃疡较常使用的 M 受体阻滞药有哌仑西平（pirenzepine）和替仑西平（telenzepine)。

哌仑西平对引起胃酸分泌的 M_1 胆碱受体亲和力较高，而对唾液腺、平滑肌、心房的 M 胆碱受体亲和力低。治疗效果与西咪替丁相仿，每天服用 100～150mg 能显著抑制胃酸分泌，主要用于治疗胃、十二指肠溃疡，不良反应轻、少。

4. 质子泵抑制药

壁细胞通过受体（M_1 受体、H_2 受体、胃泌素受体)、第二信使和 H^+，K^+-ATP 酶（质子泵）三个环节来分泌胃酸。H^+，K^+-ATP 酶位于壁细胞的管状囊泡和分泌管上，它能将 H^+ 从壁细胞内转运到胃腔中，将 K^+ 从胃腔中转运到壁细胞内，进行 H^+-K^+ 交换。抑制 H^+，K^+-ATP 酶，就能抑制胃酸形成的最后环节，发挥治疗作用。目前使用的质子泵抑制药主要有奥美拉唑（omeprazole)、兰索拉唑（lansoprazole)、泮托拉唑（pantoprazole）和雷贝拉唑（rabeprazole）等。

奥美拉唑

奥美拉唑（omeprazole）又名洛赛克（losec），由一个砜根联接苯咪唑环和吡啶环所成。

小常识

奥美拉唑是国际上80年代后期上市、专治消化性溃疡的药物。由瑞典阿斯利康公司研究开发。到1992年已有65个国家批准使用，其销售额达10亿美元，占抗溃疡药的17%，目前，按单一药品销售额计，奥美拉唑全球排名第一。奥美拉唑胶囊已被广泛应用（10mg和20mg），而且奥美拉唑MUPS（多单位微囊系统）片剂（10mg和20mg）于2000年进入到中国市场。

【作用及特点】 奥美拉唑口服后，可浓集于胃壁细胞分泌小管周围，并转变为有活性的次磺酰胺衍生物。它的硫原子与 H^+，K^+-ATP 酶上的巯基结合，形成酶-抑制剂复合物，从而抑制 H^+ 泵功能，抑制基础胃酸与最大胃酸分泌量。十二指肠溃疡患者每日口服20mg，连续服药一周，24h胃内 H^+ 活性抑制率分别为37%和97%。本品缓解疼痛迅速，服药1～3天即见效。经4～6周，胃镜观察溃疡愈合率达97%。其他药物无效者用药4周，愈合率也高达90%左右。还可使贲门、胃体、胃窦处黏膜血流量增加；也使幽门螺杆菌数量下降，约有83%～88%患者的幽门螺杆菌转阴。奥美拉唑对其他药，包括 H_2 受体阻断药无效的消化性溃疡患者，能收到较好效果。对反流性食道炎，有效率可达75%～85%，优于雷尼替丁。

【体内过程】 奥美拉唑肠溶胶囊生物利用度约为35%。重复给药，可能因胃内pH降低，使生物利用度增为60%。1～3h达血浓高峰。其活性代谢产物不易透过壁细胞膜，增高了药物选择性和特异性。半衰期为0.5～1h，但因抑制 H^+ 泵为非可逆性，故作用持久。80%代谢产物由尿中排出，其余随粪排出。

【不良反应】 不良反应率为1.1%～2.8%。主要为头痛、头昏、口干、恶心、腹胀、失眠，偶见皮疹、外周神经炎、男性乳房女性化等。长期持续使用，可致胃内细菌过度滋长，亚硝酸类物质升高。

【制剂及用法】 片剂、胶囊：20mg，口服。

（1）消化性溃疡　一次20mg（一次1片），一日1～2次。每日晨起吞服或早、晚各一次，胃溃疡疗程通常为4～8周，十二指肠溃疡疗程通常2～4周。

（2）反流性食管炎　一次20～60mg（一次1～3片），一日1～2次。晨起吞服或早、晚各一次，疗程通常为4～8周。

（3）卓-艾综合征　一次60mg（一次3片），一日1次，以后每日总剂量可根据病情调整为20～120mg（1～6片），若一日总剂量需超过80mg（4片）时，应分为两次服用。

三、抗幽门螺杆菌药

幽门螺杆菌是慢性胃窦炎的主要病因，它能产生有害物质，分解黏液，可引起组织炎症。虽然它与消化性溃疡发病的关系有待阐明，但已知消除幽门螺杆菌，可明显减少十二指肠溃疡的复发率，因此根治幽门螺杆菌具有重要意义。幽门螺杆菌在体外对多种抗菌药非常敏感，但体内单用一种药物效果有限，因此临床常以甲硝唑、克拉霉素胶囊、四环素、氨苄西林、阿莫西林等的2～3种药作联合应用。

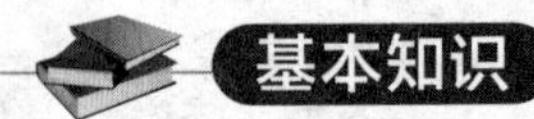

胃三联：幽门螺杆菌三联治疗法是外国人创立的。一个外国医生服用提炼的幽门螺杆菌使自己得胃病，然后采用这种方法治疗。将枸橼酸铋钾、克拉霉素及替硝唑联合使用，如果治疗十二指肠溃疡，则可改铋剂为奥美拉唑或者兰索拉唑等质子泵抑制剂，克拉霉素也可用阿莫西林替代，替硝唑也可以用甲硝唑替代。

四、胃黏膜保护药

胃黏膜屏障包括细胞屏障和黏液-HCO_3^-盐屏障。细胞屏障由胃黏膜细胞顶部的细胞膜和细胞间的紧密连接组成，可抵抗胃酸和胃蛋白酶；黏液-HCO_3^-盐屏障能防止胃酸、胃蛋白酶损伤胃黏膜细胞。胃黏膜能合成前列腺素 E_2（PGE_2）及前列环素（PGI_2），它们能防止有害因子损伤胃黏膜。实验证明它们能预防化学刺激引起的胃黏膜出血、糜烂与坏死，发挥细胞或黏膜保护作用。

米索前列醇

米索前列醇（misoprostol）化学性质稳定，口服吸收良好，半衰期为 1.6～1.8h。口服后能抑制基础胃酸和组胺、胃泌素、食物刺激所致的胃酸分泌，胃蛋白酶分泌也减少。临床主要应用于胃、十二指肠溃疡及急性胃炎引起消化道出血，其主要不良反应为稀便或腹泻。因可引起子宫收缩，孕妇禁用。

恩前列醇

恩前列醇（enprostil）可使基础胃酸下降 71%，也可明显抑制组胺、胃泌素和假餐所引起的胃酸分泌。一次用药抑制胃酸作用可持续 12h。用途及不良反应同米索前列醇。

硫糖铝

硫糖铝（sucralfate）为蔗糖硫酸酯的碱式铝盐，胃内 $pH<4$ 时，可聚合成胶冻，牢固地黏附于上皮细胞和溃疡基底，抵御胃酸和消化酶的侵蚀；可减少胃酸和胆汁酸对胃黏膜的损伤；能促进胃黏液和碳酸氢盐分泌，从而发挥细胞保护效应。临床用于治疗消化性溃疡、慢性糜烂性胃炎、反流性食道炎，有较好疗效。不良反应较轻，约有 2%患者可有便秘，小于 1%患者发生口干，偶见恶心、胃部不适、腹泻、皮疹、瘙痒及头晕。应注意的是，硫糖铝在酸性环境中才发挥作用，所以不能与抗酸药、抑制胃酸分泌药同用。与布洛芬、吲哚美辛、氨茶碱、地高辛合用，可降低上述药物的生物利用度。

枸橼酸铋钾

枸橼酸铋钾（tripotassium dicitrate bismuthate，又名胶体碱式枸橼酸铋、三钾二枸橼酸铋），可溶于水形成胶体溶液。本品不抑制胃酸，在胃液 pH 条件下能形成氧化铋胶体沉着于溃疡表面或基底肉芽组织，形成保护膜而抵御胃酸、胃蛋白酶、酸性食物对溃疡面的刺激，也能与胃蛋白酶结合而降低其活性，还能促进黏液分泌。用于胃、十二指肠溃疡，疗效与 H_2 受体阻断剂相似，但复发率较低。牛奶、抗酸药可干扰其作用。服药期间可使舌、粪染黑，偶见恶心等消化道症状，肾功能不良者禁用。

五、抗消化性溃疡药小结概况

抗消化性溃疡药小结概况见表 22-1。

表 22-1　抗消化性溃疡药

药物种类	代表药物	
抗酸药	碳酸氢钠、氢氧化铝、三硅酸镁等	
抑酸药	H_2 阻断药	西咪替丁、雷尼替丁等
	M_1 阻断药	哌仑西平
	胃泌素受体阻断药	丙谷胺
	质子泵抑制药	奥美拉唑、兰索拉唑等
胃黏膜保护药	枸橼酸铋钾、米索前列醇、硫糖铝等	
抗菌药	阿莫西林、克林霉素、甲硝唑、替硝唑等	

第二节　助消化药

助消化药多为消化液中成分或促进消化液分泌的物质。能促进食物的消化，用于消化道分泌功能减弱、消化不良。有些药物可阻止肠道的过度发酵，也用于消化不良的治疗。

稀盐酸

稀盐酸（dilute hydrochloric acid）为 10％的盐酸溶液，服后使胃内酸度增加，可使胃蛋白酶活性增强。适用于慢性胃炎、胃癌、发酵性消化不良等。口服后可消除胃部不适、腹胀、嗳气等症状。

胃蛋白酶

胃蛋白酶（pepsin）来源于牛、猪、羊等胃黏膜。常与稀盐酸同服，用于胃蛋白酶缺乏症。

胰酶

胰酶（pancreatin）来源于牛、猪、羊等动物的胰腺。含胰蛋白酶、胰淀粉酶及胰脂肪酶。在酸性溶液中易被破坏，一般制成肠溶衣制剂。

乳　酶　生

乳酶生（biofermin，表飞鸣）为干燥活乳酸杆菌制剂，可分解糖类产生乳酸，使肠内酸性增高，从而抑制肠内腐败菌的繁殖，减少发酵和产气。常用于消化不良，腹胀及小儿消化不良性腹泻。不宜与抗菌药或吸附剂同服，以免抗菌而降低疗效。

第三节　泻药与止泻药

一、泻药

泻药（laxative，cathartic）是能增加肠道内水分、促进蠕动、软化粪便或润滑肠道促进排便的药物。临床主要用于功能性便秘，分为容积性、刺激性和润滑性泻药三类。

1. 容积性泻药

容积性泻药又称渗透性泻药，为非吸收的盐类和食物性纤维素等物质，口服吸收少，从而增加肠容积，促进肠推进性蠕动，而产生泻下作用。

硫酸镁、硫酸钠

硫酸镁（magnesium sulfate，$MgSO_4 \cdot 7H_2O$）和硫酸钠（sodium sulfate，$Na_2SO_4 \cdot 10H_2O$）也称盐类泻药。在肠道难以吸收，大量口服形成高渗压而阻止肠内水分的吸收，可扩张肠道、刺激肠壁、促进肠道蠕动。此外镁盐还能引起十二指肠分泌缩胆囊素，此激素能刺激肠液分泌和蠕动。一般空腹使用并大量饮水，1～3h 即可发生泻下作用，排出液体性粪便。口服高浓度硫酸镁或用导管直接注入十二指肠，因反射性引起胆总管括约肌松弛、胆囊收缩，发生利胆作用。可用于阻塞性黄疸、慢性胆囊炎。硫酸镁、硫酸钠泻下作用较剧烈，可引起反射性盆腔充血和失水。月经期、妊娠期妇女及老人慎用。

乳　果　糖

乳果糖（lactulose）是半乳糖和果糖的双糖。其在小肠内不被消化吸收，故能导泻。未被吸收部分进入结肠后可被细菌代谢成乳酸等，进一步提高肠内渗透压，起到轻泻作用。乳果糖还能降低结肠内容物的 pH 值，降低肠内氨的形成；H^+ 又可与已生成的氨形成铵离子（NH_4^+）而不被吸收，进而降低血氨。可用于慢性门脉高压及肝性脑病，应注意因腹泻而造成水、电解质丢失，可使肝性脑病恶化。

2. 刺激性泻药

酚　酞

酚酞（phenolphthalein）口服后在肠道内与碱性肠液相遇形成可溶性钠盐，能促进结肠蠕动。服药后6～8h排出软便，作用温和，适用于慢性便秘的治疗。口服酚酞约有15%被吸收，主要从肾脏排泄，若尿液为碱性则呈红色。部分由胆汁排泄，并有肝肠循环现象，故一次服药作用可维持3～4天。偶有过敏性反应，发生肠炎、皮炎及出血倾向等。

蒽醌类

蒽醌类（anthraquinones）通常存在于大黄、番泻叶和芦荟等植物，为蒽醌苷类。口服后被大肠内细菌分解为蒽醌，能增加结肠推进性蠕动。用药后6～8h排便，常用于急、慢性便秘。

3. 润滑性泻药

润滑性泻药是通过局部滑润并软化粪便而发挥作用。适用于老人及痔疮、肛门手术患者。

液体石蜡

液体石蜡（liquid paraffin）为矿物油，不被肠道吸收，而产生滑润肠壁和软化粪便的作用，使粪便易于排出。

甘油

甘油（glycerin）又名丙三醇，以50%浓度的液体（开塞露）注入肛门，由于高渗压刺激肠壁引起排便反应，并有局部润滑作用，数分钟内引起排便。适用于儿童、产妇及老人。

注意：治疗便秘，尤其是习惯性便秘，首先应从调节饮食、养成定时排便习惯着手。多吃蔬菜、水果等常能收到良好效果。应根据不同情况选择不同类型的泻药。如排除毒物，应选硫酸镁、硫酸钠等盐类泻药；一般便秘，以接触性泻药较常用；老人、动脉瘤、肛门手术者等，以润滑性泻药较好。腹痛患者在诊断不明情况下，不能应用泻药。年老体弱、妊娠或月经期妇女不能用作用强烈的泻药。

二、止泻药

腹泻是多种疾病的症状，治疗时应采取对因疗法。例如肠道细菌感染引起的腹泻，应当首先选用抗菌药物。但剧烈而持久的腹泻，可引起脱水和电解质紊乱，可在对因治疗的同时，适当给予止泻药。常用的药物如下。

地芬诺酯

地芬诺酯（diphenoxylate，苯乙哌啶）为人工合成品，是哌替啶同类物。对肠道运动的影响与阿片类相似，可用于急性功能性腹泻。不良反应轻而少见，大剂量、长期服用可产生成瘾性。

洛哌丁胺

洛哌丁胺（loperamide，苯丁哌胺）为地芬诺酯结构类似物，除直接抑制肠道蠕动外，还可减少肠壁神经末梢释放乙酰胆碱。作用强而迅速，可用于急、慢性腹泻。不良反应轻微。

鞣酸蛋白

鞣酸蛋白（tannalbin）在肠道中释出的鞣酸能与肠黏膜表面的蛋白质形成沉淀，附着于肠黏膜上，减轻刺激，降低炎性渗出物，起收敛止泻作用。

药用炭

药用炭（medicinal charcoal）又名活性炭，该药有广谱的吸附作用。口服后可吸附肠内大量气体、毒物和细菌毒素，从而降低毒物和细菌毒素的吸收，减轻肠道的刺激，但同时可影响维生素、抗生素、乳酶生等药物的吸收，不宜合用。

蒙脱石散

蒙脱石散（montmorillonite powder）具有层纹状结构及非均匀性电荷分布，对消化道内的病毒、病菌及其产生的毒素有固定、吸附作用；对消化道黏膜有覆盖能力，并通过与黏液糖蛋白相互结合，从质和量两方面修复、提高黏膜屏障对攻击因子的防御功能，具有平衡正常菌群和局部止痛作用。适用于成人及儿童急、慢性腹泻，及食道、胃、十二指肠疾病引起的相关疼痛症状的辅助治疗，但不作解痉剂使用。

第四节　止　吐　药

延脑的呕吐中枢可接受来自催吐化学感受区（CTZ）、前庭器官及内脏等传入的冲动而引发呕吐。CTZ 含有丰富的多巴胺、组胺、胆碱受体；前庭器官有胆碱能、组胺能神经纤维与呕吐中枢相连。5-羟色胺的 5-HT_3 亚型受体通过抑制外周及中枢神经达到呕吐作用。M 胆碱受体阻断药东莨菪碱、组胺 H_1 受体阻断药苯海拉明等抗晕动病呕吐已在有关章节中叙述。本节主要介绍某些多巴胺受体阻断药和 5-HT_3 受体阻断药的止吐作用。

甲氧氯普胺

甲氧氯普胺（metoclopramide，胃复安）对多巴胺 D_2 受体有阻断作用，可阻断 CTZ 的 D_2 受体，发挥止吐作用；阻断胃肠多巴胺受体，可引起从食道至近段小肠平滑肌运动，加速胃的正向排空（多巴胺使胃体平滑肌松弛、幽门肌收缩）和加速肠内容物从十二指肠向回、盲部推进，发挥胃肠促动药（prokinetics）作用。口服生物利用度为75%，易通过血脑屏障和胎盘屏障。$t_{1/2}$为4～6h。常用于肿瘤化疗、放疗所引起的各种呕吐，慢性功能性消化不良引起的胃肠运动障碍（包括恶心、呕吐）等症。大剂量静脉注射或长期应用，可引起锥体外系反应，如肌震颤、震颤麻痹（又名帕金森病），坐立不安等。对胎儿影响尚待深入观察，孕妇慎用。

多潘立酮

多潘立酮（domperidone）又名吗丁啉（Motilium）可通过阻断多巴胺受体而止吐。不易通透血脑屏障。外周作用能阻断多巴胺对胃肠肌层神经丛突触后胆碱能神经元的抑制作用，加强胃肠蠕动，促进胃的排空与协调胃肠运动，防止食物反流，发挥胃肠促动药的作用。口服生物利用度较低，$t_{1/2}$约为7h，主要经肝代谢。对偏头痛、颅外伤，放射治疗引起的恶心、呕吐有效，对胃肠运动障碍性疾病也有效。不良反应较轻，偶有轻度腹部痉挛，注射给药引起过敏。

西沙必利

西沙必利（cisapride）可促进食管、胃、小肠直至结肠的运动。无锥体外系反应，无催乳素释放及胃酸分泌等不良反应。能促使肠壁肌层神经丛释放乙酰胆碱。$t_{1/2}$约为10h。用于治疗胃肠运动障碍性疾病，包括胃食管反流、慢性功能性和非溃疡性消化不良，胃轻瘫及便秘等有良好效果，每日3次，每次10mg。

昂丹司琼

昂丹司琼（ondansetron）能选择性阻断中枢及迷走神经传入纤维5-HT_3受体，产生强大的止吐作用。临床用于化疗、放疗引起的恶心、呕吐。不良反应较轻，可有头痛、疲劳或便秘、腹泻。同类新药格雷司琼（granisetron）、托烷司琼（tropisetron）作用更强，目前正在临床试用中。

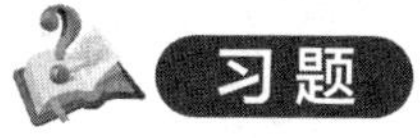

习题

一思考题

1. 简述抗消化性溃疡药物的分类及代表药物。

2. 枸橼酸铋钾如何发挥保护溃疡面的作用？

3. 泻药按作用机制如何分类？

二、是非题

1. 抗酸药多为强碱性化合物，口服后中和胃酸，减少胃酸对消化道黏膜的侵蚀及刺激。

2. 氢氧化镁、三硅酸镁、氧化镁、碳酸钙等抗酸药较少单用，大多组成复方制剂，增强作用，减少不良反应。

3. 替丁类 H_2 受体阻断药用于胃溃疡愈合率高、复发率低、不良反应少，临床常用。

4. 奥美拉唑又名洛塞克为第一代质子泵抑制药。

5. 拉唑类 H_2 受体阻断药可用于消化性溃疡的治疗。

6. 抗幽门螺杆菌药物可用于消化性溃疡的治疗。

7. 米索前列醇性质稳定，口服吸收良好，能抑制基础胃酸分泌。

8. 硫糖铝与溃疡面的亲和力强，可形成保护屏障，促进溃疡愈合。

题号	1	2	3	4	5	6	7	8
答案	×	√	√	√	×	√	√	√

（刘建明）

第二十三章 作用于呼吸系统的药物

呼吸系统疾病常见有咳嗽、咳痰、喘息等症状，三者往往同时并存，互为因果关系。因此应临床对症治疗和对因治疗并举，即除了应用镇咳药（antitussives）、祛痰药（expectorants）、平喘药（antiasthmatic drugs）对症治疗外，尚需通过抗菌药或抗过敏药的使用以对因治疗。本章主要介绍对症治疗药物。

第一节 镇 咳 药

咳嗽是呼吸系统疾病的一个主要症状，是一种保护性反射。根据镇咳机制分类，镇咳药大体可分为中枢性镇咳药和外周性镇咳药两类，即镇咳药可作用于中枢，抑制延脑咳嗽中枢，也可作用于外周，抑制咳嗽反射弧中的感受器和传入神经纤维的末梢。

一、中枢性镇咳药

可 待 因

可待因（codeine）又称甲基吗啡。

【作用及特点】 属阿片类生物碱，与吗啡相似，有镇咳、镇痛作用。对咳嗽中枢的作用为吗啡的1/4，镇痛作用强度为吗啡的（1/7）～（1/10）。镇咳剂量下，不抑制呼吸，成瘾性也较吗啡弱。临床主要用于剧烈的刺激性干咳，也可用于中等强度的疼痛。但因抑制咳嗽反射，使痰不易咳出，故本药对痰多者禁用。反复使用有成瘾性，应控制使用。少数患者可发生恶心、呕吐，大剂量可致中枢兴奋、烦躁不安。

【制剂及用法】 目前临床常用制剂有磷酸可待因片剂或口服液，15～30mg/次，3次/日；注射剂，15～30mg/次，皮下注射。

右美沙芬

右美沙芬（dextromethorphan，右甲吗南）为中枢性镇咳药。

【作用及特点】 右美沙芬是吗啡喃类镇咳药的代表药物，强度与可待因相似，但无成瘾性，无镇痛作用。主要用于各种原因引起的干咳、上呼吸道感染、急慢性支气管炎及肺结核所致的咳嗽。偶见头晕、嗳气。中毒量时才有中枢抑制作用。

【制剂及用法】 片剂：10mg；20mg。口服，10～20mg/次，3～4次/日。

喷托维林

喷托维林（pentoxyverine，咳必清）为人工合成的非成瘾性中枢镇咳药。

【作用及特点】 选择性地抑制咳嗽中枢，作用强度为可待因的1/3。并有阿托品样作用和局麻作用，能松弛支气管平滑肌和抑制呼吸道感受器。适用于上呼吸道感染引起的急性咳嗽，对小儿“百日咳”效果尤佳。偶见轻度头痛、头昏、口干、便秘等。有阿托品样作用，青光眼患者禁用。

【制剂及用法】 枸橼酸喷托维林，片剂，规格25mg，口服，25mg/次，3～4次/日；糖浆剂，100ml∶0.25g，口服，10ml/次，3～4次/日。

苯丙哌林

苯丙哌林（benproperine）为非成瘾性镇咳药。

【作用及特点】 能抑制咳嗽中枢，也能抑制肺及胸膜牵张感受器引起的肺-迷走神经反射，且具有平滑肌解痉作用，起效迅速、维持时间长，镇咳作用可维持4～7h，是中枢性和末梢性双重作用的强效镇咳药，其镇咳作用比可待因强。可用于各种原因引起的刺激性干咳。偶见轻度口干、头晕、胃部烧灼感和皮疹等不良反应。

【制剂及用法】 常用剂型为片剂，规格20mg，口服，20～40mg/次，3次/日。

二、外周性镇咳药

苯佐那酯

苯佐那酯（benzonatate）又名退嗽露，为丁卡因的衍生物，有较强的局部麻醉作用，可抑制肺牵张感受器及感觉神经末梢。止咳剂量不抑制呼吸，反能增加肺每分钟通气量。用药后20min左右出现作用，维持3～4h。对干咳、阵咳效果好，也可用于支气管镜等检查前，预防咳嗽。有轻度嗜睡、头晕、鼻塞等不良反应，偶见过敏性皮炎。服用时勿将药丸咬碎，以免引起口腔麻木。

另外临床上也常用一些中成药，如复方甘草片，因成分中有阿片粉及甘草浸膏，具有较好的镇咳作用。目前常用的具有止咳、化痰作用的中成药如复方鲜竹沥液、蛇胆川贝液、急支糖浆以及其他含止咳化痰成分的中成药制剂。

第二节　祛　痰　药

能使痰液易于排出的药物称祛痰药。气道上的痰液刺激气管黏膜而引起咳嗽，黏痰积于小气道内可使气道狭窄而致喘息。因此，祛痰药还能起到镇咳、平喘作用。

氯化铵

氯化铵（ammonium chloride）口服对胃黏膜产生局部刺激作用，反射性地引起呼吸道的分泌，使痰液变稀，易于咳出。本品很少单独应用，常与其他药物配伍制成复方。应用于急、慢性呼吸道炎症而痰多不易咳出的患者。氯化铵吸收后可使体液及尿呈酸性，可用于酸化尿液及某些碱血症。溃疡病与肝、肾功能不良者慎用。

乙酰半胱氨酸

乙酰半胱氨酸（acetylcysteine）又称痰易静。

【作用及特点】 能使黏痰中连接黏蛋白肽链的二硫键断裂，变成小分子的肽链，从而降低痰的黏滞性，易于咳出。雾化吸入，用于治疗黏稠痰阻塞气道，咳嗽困难者；紧急时气管内滴入，可迅速使痰变稀，便于吸引排痰；有特殊臭味，对呼吸道有刺激性，可致支气管痉挛，加用异丙肾上腺素可以避免。支气管哮喘患者慎用。滴入气管可产生大量分泌液，故应及时吸引排痰；雾化吸入不宜与铁、铜、橡胶和氧化剂接触，应以玻璃或塑料制品作喷雾器，并在临用前配置，48h 内用完。不宜与青霉素、头孢菌素、四环素合用，以免降低抗生素活性。

【制剂及用法】 粉剂。给药方式：喷雾、气管滴入及气管注入。0.5g；1.0g。临用前用氯化钠注射液使溶解成10%溶液，喷雾吸入，一次1～3ml，一日2～3次；急救时用5%溶液，经气管或直接滴入气管内，每次1～2ml，一日2～6次。急救时用5%溶液以注射器自气管环状软骨环甲膜注入气管腔内，每次0.5～2ml。

溴　己　新

溴己新（bromhexine，溴己铵）又称必嗽平。

溴己新可裂解黏痰中的黏多糖，并抑制其合成，使痰液变稀，也有镇咳作用。适用于慢性支气管炎、哮喘及支气管扩张症痰液黏稠不易咳出患者。少数患者可感胃部不适，偶见转氨酶升高。宜饭后服用，消化性溃疡、肝功能不良者慎用。

氨　溴　索

氨溴索（ambroxol，沐舒坦）。

【作用及特点】 本品是目前临床上使用最为广泛的祛痰剂之一。能刺激呼吸道界面活性剂的形成及调节浆液性与黏液性的分泌，可同时改进呼吸道纤毛区与无纤毛区的消除作用，有降低痰液及纤毛的黏着力的作用，进一步使痰容易咳出，且减轻咳嗽的症状。由于本品效果迅速确实，耐受性良好，可长期服用，故为一理想优异的祛痰良药。适用于伴有痰液分泌不正常及排痰功能不良的急、慢性肺部疾病。例如慢性支气管炎急性加重、喘息性支气管炎及支气管哮喘的祛痰治疗、手术后肺部并发症的预防性治疗、早产儿或新生儿呼吸窘迫综合征（IRDS）的治疗。

【制剂及用法】

（1）片剂　规格30mg，饭后吞服。成人及10岁以上的小孩，每日3次，每次1片；5～10岁的小孩，每日3次，每次1/2片。长期治疗时剂量可减低为每日2次。

（2）盐酸氨溴索注射液　100ml∶30mg；100ml∶15mg。成人及12岁以上儿童，每天

2～3 次，每次 15mg，缓慢静脉滴注。严重病例可以增至每次 30mg。

第三节 平 喘 药

平喘药（antiasthmatic drugs）是一类能缓解哮喘症状的药物。喘息是支气管哮喘和喘息性支气管炎的临床主要症状。其基本病理变化是炎症细胞浸润，释放炎症介质，可引起气道黏膜下组织水肿、微血管通透性增加、纤毛上皮细胞剥离、气管分泌物增多、支气管平滑肌痉挛。释放的炎症介质有组胺、5-HT、前列腺素 D_2、血栓素（TXA_2）、白三烯（LT）及氧自由基等。喘息时气道反应性亢进，因此除抗原能导致变态反应性喘息外，寒冷、烟尘等非特异性刺激也可引起喘息。由此可见，抑制气道炎症及炎症介质是喘息的根本治疗。

一、肾上腺素受体激动药

本类药物因激动肾上腺 β 受体，激活腺苷环化酶而增加平滑肌细胞内 cAMP 浓度，从而使平滑肌松弛。可舒张由各种刺激所引起的支气管平滑肌痉挛，也能抑制肥大细胞释放过敏介质，可预防过敏性哮喘的发作，对炎症过程并无影响。长期使用可增高支气管对各种刺激的反应性，导致发作加重。目前主要发展对 $β_2$ 受体有高度选择性的药物，并以吸入给药，应用于哮喘急性发作治疗和发作前的预防用药。

非选择性 β 受体激动剂

常见的非选择性 β 受体激动剂有肾上腺素（adrenaline）、麻黄碱（ephedrine）及异丙肾上腺素（isoprenaline）。其中肾上腺素对 α 受体和 β 受体均有强大激动作用，其舒张支气管作用主要靠激动 β 受体，α 受体激动可使支气管黏膜血管收缩，减轻水肿，有利气道畅通，现仅作皮下注射，以缓解支气管哮喘急性发作；麻黄碱作用与肾上腺素相似，但较缓慢、温和、持久，口服有效，用于轻症和预防哮喘发作；异丙肾上腺素选择作用于 β 受体，平喘作用强大，可吸入给药，但心率增快、心悸、肌震颤等不良反应较多。

$β_2$ 受体激动剂

本类药物对 $β_2$ 受体有较强选择性，对 α 受体无作用。口服有效，作用维持 4～6h。采用吸入给药法几乎无心血管系统不良反应。但剂量过大，仍可引起心悸、头晕、手指震颤（激动骨骼肌 $β_2$ 受体）等。临床常用的 $β_2$ 受体激动剂有以下几种。

沙 丁 胺 醇

沙丁胺醇（salbutamol，舒喘灵）对 $β_2$ 受体作用强于 $β_1$ 受体，兴奋心脏作用仅为异丙肾上腺素的 1/10。口服 30min 起效，维持 4～6h；气雾吸入 5min 起效，维持 3～4h。近年来有缓释和控释剂型，可使作用时间延长，适用于夜间发作。

克伦特罗

克伦特罗（clenbuterol）为强效选择性 β_2 受体激动剂，松弛支气管平滑肌效应为沙丁胺醇的100倍。口服30μg，10～20min起效，作用可维持4～6h；气雾吸入5～10min起效，维持2～4h。心血管系统不良反应较少。

特布他林

特布他林（terbutaline）作用与沙丁胺醇相似，既可口服又可注射，是选择作用于 β_2 受体药中唯一能作皮下注射的药。虽肾上腺素也作皮下注射用，但本品作用持久。皮下注射5～15min生效，30～60min达高峰，作用可持续1.5～5h。重复用药易致蓄积作用。

临床上常用的 β_2 受体激动剂见表23-1。

表23-1　临床上常用的 β_2 受体激动剂

药名	给药途径	起效时间/min	维持时间/h	使用方法
沙丁胺醇	吸入	1～5	3～6	0.1～0.2mg/次，一日3～4次，24h不宜超过8次
	口服	15～30	4～6	每次2～4mg，每日3～4次
特布他林	吸入	5～15	6～8	常规吸入量为0.25～0.5mg/次，一日3～4次；雾化吸入，5.0mg/次，24h内最多用4次
	口服	30～60	4～7	2.5～5mg，每日3次
	皮下注射	15～30	1.5～4	0.25mg/次
丙卡特罗	口服	30	6～8	25～50μg/次，一日2次
	吸入	5～15	6～8	10～20μg/次（即1～2揿），一日3次
沙美特罗	吸入	10～20	12	每次50μg，重症每次100μg，每12h雾化吸入液，体重＞20kg时，5.0mg/次，24h内最多用4次；体重＜20kg时，2.5mg/次，24h内最多用4次

二、茶碱类

茶碱类（theophylline）能松弛平滑肌、兴奋心肌、兴奋中枢，并有利尿作用，其松弛平滑肌的作用对处于痉挛状态的支气管更为突出。对急、慢性哮喘，不论口服、注射或直肠给药，均有疗效；对喘息性慢性支气管炎，由于它能兴奋骨骼肌，可增强呼吸肌收缩力和减轻患者呼吸肌疲劳的感觉。茶碱短期应用能促进儿茶酚胺类物质释放。近年证明腺苷可引起哮喘患者支气管平滑肌收缩，而茶碱有阻断腺苷受体的作用。

氨茶碱

【作用及特点】 氨茶碱（aminophylline）具有较强的直接松弛支气管平滑肌作用，但平喘作用弱于 β_2 受体激动药。用于各型哮喘，急性哮喘用氨茶碱缓慢推注，可缓解气道痉挛、改善通气功能；有强心、利尿作用，通过正性肌力作用，增加心排出量、冠状动脉血流量；用于心源性哮喘、肾性水肿；能松弛胆道平滑肌，用于胆绞痛。

【不良反应】 该药碱性较强，局部刺激性大，不宜肌内注射及直肠给药，且不宜与酸性药物混合注射。口服可引起恶心呕吐，宜饭后服药，静脉注射过快或剂量过大可致心律失常、中枢兴奋等。

【制剂及用法】

(1) 片剂 0.1g；0.2g。口服成人一次0.1～0.2g，一日3次；小儿一次3～5mg/kg，一日3次。

(2) 注射液 2ml∶0.25g；2ml∶0.5g。静脉滴注或肌内注射，一次0.25～0.5g；小儿一次2～3mg/kg，以25%～50%葡萄糖液20～40ml稀释后缓慢静脉注射，或以5%葡萄糖液500ml稀释后静脉滴注。

三、M胆碱受体阻断药

各种诱因引起的内源性乙酰胆碱释放可诱发和加重哮喘。M胆碱受体阻断药可阻断乙酰胆碱，用于治疗哮喘。例如异丙基阿托品（ipratropium），通常以吸入给药，起效快、维持时间长，适用于支气管哮喘及喘息性支气管炎。

四、肾上腺皮质激素

糖皮质激素是目前临床治疗哮喘最有效的抗炎药物。这一作用与其抗炎和抗过敏作用有关（详见第二十七章）。它能抑制前列腺素和白三烯生成，减少炎症介质的产生和反应，能使小血管收缩、渗出减少。糖皮质激素是哮喘持续状态或危重发作的重要抢救药物。近些年应用吸入治疗法，充分发挥了糖皮质激素对气道的抗炎作用，也避免了全身性不良反应。

倍氯米松（beclomethasone）为地塞米松衍化物。局部抗炎作用比地塞米松强500倍。气雾吸入可直接作用于气道发生抗炎平喘作用，能取得满意疗效且无全身不良反应，长期应用也不抑制肾上腺皮质功能，可以长期低剂量或短期高剂量应用于中度或重度哮喘患者，对皮质激素依赖者，可代替泼尼松的全身给药，并使肾上腺皮质功能得到恢复。本品起效较慢，故不能用于急性发作的抢救。长期吸入，可发生口腔霉菌感染，宜多漱口。

五、肥大细胞膜稳定药

色甘酸钠

色甘酸钠（sodium cromoglycate）又名咽泰。

【作用及特点】 色甘酸钠无松弛支气管及其他平滑肌的作用，也没有对抗组胺、白三烯等过敏介质的作用，但在接触抗原前用药，可预防Ⅰ型变态反应所致的哮喘，也能预防运动或其他刺激所致的哮喘。它能抑制肺肥大细胞的各种刺激，还能逆转哮喘患者白细胞的功能改变。主要用于气管哮喘的预防性治疗，能防止变态反应或运动引起的速发和迟发性哮喘反应。应用2～3天，能降低支气管的较高反应性，也可用于过敏性鼻炎、溃疡性结肠炎及其他胃肠道过敏性疾病。

【不良反应】 毒性很低。少数患者因粉末的刺激可引起呛咳、气急，甚至诱发哮喘，与少量异丙肾上腺素合用可以预防。

奈多罗米钠

奈多罗米钠（nedocromil sodium）是色甘酸钠的衍生物，能抑制支气管黏膜炎症细胞释放多种炎症介质，作用比色甘酸钠强。吸入给药能降低哮喘患者的气道反应，改善症状和肺功能。可预防性地治疗哮喘、喘息性支气管炎。偶见头痛。儿童、妊娠期妇女慎用。

平喘药的临床应用原则：对慢性哮喘的处理，目的在于控制症状，减少复发，恢复日常生活。用药随病情而定，轻度者应选短效 β_2 受体激动剂间歇吸入，接触已知抗原前吸入色甘酸钠；对哮喘的急性发作，须用 β_2 受体激动剂吸入作抢救治疗，无效则口服或注射。β_2 受体激动剂与异丙基阿托品联合吸入，可起协同作用。对中、重度急性发作或 β_2 受体激动剂无效者，全身应用糖皮质激素，常可缓解病情。

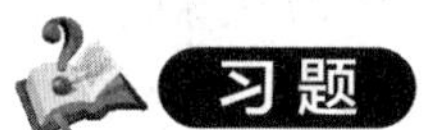

习题

一、思考题

1. 简述平喘药的分类及各类的代表药。
2. 常见的镇咳药物有哪些？
3. 氨茶碱应用时需注意哪些问题？
4. 溴己新的作用机制及适应证是什么？

二、是非题

1. 呼吸系统疾病是以咳、痰、哮喘为特征的。
2. 治疗哮喘一方面应用扩张支气管的药物，另一方面应用抗炎药控制炎症和应用抗过敏药预防。
3. 肾上腺素受体激动药异丙肾上腺素禁用于支气管哮喘。
4. 肾上腺素皮下、口服可以缓解支气管哮喘急性发作。
5. 麻黄碱用于轻症哮喘和预防哮喘发作，作用缓慢、温和、持久。
6. 沙丁胺醇对 β_2 受体作用强，适用于夜间哮喘发作。
7. 茶碱安全范围广，可用于支气管哮喘。
8. 糖皮质激素已成为平喘的一线药物。

题号	1	2	3	4	5	6	7	8
答案	√	√	×	×	√	√	×	√

（刘建明）

第二十四章 抗动脉粥样硬化药和降血脂药

动脉粥样硬化（Atherosclerosis）是心脑血管疾病的主要病理学基础。防治动脉粥样硬化是防治心脑血管疾病的重要措施，因而抗动脉粥样硬化药的研究日益受到重视。本章主要介绍调血脂药和抗动脉粥样硬化药。

第一节 调血脂药

血脂是血浆或血清中所含的脂类，包括胆固醇（cholesterol，Ch）、三酰甘油（triacylglycerol，TG，又称甘油三酯）、磷脂（phospholipid，PL）和非酯化脂肪酸（non-esterified fatty acid，NEFA）。Ch 又分为胆固醇酯（cholesteryl ester，Ch_1E）和游离胆固醇（free cholesterol，FC），Ch_1E 与 FC 相加又称总胆固醇（total cholesterol，TC）。血脂与载脂蛋白结合后形成脂蛋白后可溶于血浆，并进行转运和代谢。脂蛋白可分为乳糜微粒（CM）、极低密度脂蛋白（VLDL）、中密度脂蛋白（IDL）、低密度脂蛋白（LDL）和高密度脂蛋白（HDL）等。凡血浆中 VLDL、IDL、LDL 及载脂蛋白 B（Apo B）浓度高出正常或 HDL 浓度过低，均易导致动脉粥样硬化。目前脂血症主要是指血浆中 VLDL、LDL、IDL、CM 增加，临床可分为 6 型（表 24-1）。

表 24-1 高脂蛋白血症的分型

分型	脂蛋白变化	血脂变化	
Ⅰ	CM↑	TG↑↑↑	TC↑
Ⅱa	LDL↑		TC↑↑
Ⅱb	VLDL 及 LDL↑	TG↑↑	TC↑↑
Ⅲ	IDL↑	TG↑↑	TC↑↑
Ⅳ	VLDL↑	TG↑↑	
Ⅴ	CM 及 VLDL↑	TG↑↑	TC↑

对血浆脂质代谢紊乱，首先要调节饮食，食用低热卡、低脂肪、低胆固醇类食品，加强体育锻炼及克服吸烟等不良习惯。如血脂仍不正常，再用药物治疗。凡能使 LDL、VLDL、TC、TG、Apo B 降低，或使 HDL、Apo A 升高的药物，都具有抗动脉粥样硬化作用。

一、主要降低 TC 和 LDL 的药物

1. 他汀类

HMG-CoA（3-羟基-3-甲戊二酸单酰辅酶 A，3-hydroxy-3-methylglutaryl coenzyme A）还原酶抑制剂最早是从霉菌培养液中提取出来的，有洛伐他汀（lovastatin）、美伐他汀（mevastatin），以后又有洛伐他汀的甲基化衍生物普伐他汀（pravastatin）、辛伐他汀（simvastatin)、氟伐他汀（fluvastatin)、阿伐他汀（atorvastatin)。美伐他汀药效弱而不良反应多，未能用于临床。

【体内过程】 洛伐他汀和辛伐他汀口服后，在肝脏将内酯环打开才转化成活性物质。用药后 1.3～2.4h 血药浓度达到峰值。原药和活性代谢产物与血浆蛋白结合率约为 95%。大部分药物分布于肝脏，随胆汁排出。

【药理作用】 能明显降低血浆 TC 和 LDL-C，患者每天服用本类药物 10～40mg，血浆 TC 与 LDL-C 可下降 20%～40%。如与胆汁酸结合树脂合用，作用更强，也使 VLDL 明显下降，对 TG 作用较弱，可使 HDL-C 上升。能抑制肝脏合成胆固醇的限速酶——HMG-CoA 还原酶的活性，从而阻断 HMG-CoA 向甲基二羟戊酸转化，使肝内胆固醇合成减少。

【临床应用】 主要用于原发性高胆固醇血症、杂合子家族性高胆固醇血症、Ⅲ型高脂蛋白血症，也首选用于治疗糖尿病性、肾性脂血症。对纯合子家族性高胆固醇血症无降低 LDL-C 功效，但可使 VLDL 下降。

【不良反应】 本类药物不良反应较轻。约 10%患者有轻度胃肠症状、头痛或皮疹。少数患者有血清转氨酶、碱性磷酸酶、肌磷酸激酶升高和肌肉触痛。

【制剂及用法】

（1）洛伐他汀片剂　20mg/次、40mg/次，1 次/日，晚餐时服。必要时 4 周内可增至 80mg/次，1 次/日。

（2）辛伐他汀钙片剂　10mg/次、20mg/次，1 次/日，晚餐时服。必要时 4 周后增加剂量。

（3）普伐他汀片剂　5mg/次、10mg/次，2 次/日。

小常识

他汀类药物是20 世纪 80 年代后期开发的 HMG-CoA 还原酶抑制剂。该类药物的问世是降脂药治疗史上的重大进展。由于他汀类药物能降低冠心病患者的死亡率及减少脑和心肌梗死的发生率，故在降血脂药物中处于主导地位。阿伐他汀钙已居全球畅销药第 1 位，2002 年销售额已达 79 亿美元。2003 年上市的罗伐他汀因其作用强、半衰期长、使用剂量低，只需给药 1 次/日，且药物相互作用少，被誉为“超级他汀”。

2. 胆汁酸结合树脂

此类药物进入肠道后不吸收，与胆汁酸结合阻滞胆汁酸的肝肠循环和反复利用，从而消耗大量 Ch，使 TC 和 LDL-C 水平降低。

考来烯胺和考来替泊

考来烯胺（cholestyramine，消胆胺）为苯乙烯型强碱性阴离子交换树脂，考来替泊（colestipol，降胆宁）为弱碱性阴离子交换树脂，两者均不溶于水，不易被消化酶破坏，可与胆汁酸结合。

【作用及特点】 能明显降低血浆 TC 和 LDL-C 浓度，轻度增高 HDL 浓度。本类药物口服不被消化道吸收，在肠道与胆汁酸形成络合物随粪便排出，故可阻断胆汁酸的重吸收。本类药物与 HMG-CoA 还原酶抑制剂合用时，降脂作用增强。用于Ⅱa 型脂血症，4～7 天生效，2 周内达最大效应，使血浆 LDL、胆固醇浓度明显降低。

【不良反应】 常见的不良反应有恶心、腹胀、便秘等。长期使用，可引起脂溶性维生素缺乏。考来烯胺因以氯化物形式应用，可导致高氯性酸血症，也可妨碍噻嗪类、香豆素类、洋地黄类药物吸收。上述药物应在本类药用前1h或用后4h服用。

二、主要降低TG和VLDL的药物

1. 烟酸类

烟　酸

烟酸（nicotinic acid）是广谱调血脂药，对多种脂血症有效。

【作用及特点】 大剂量烟酸能使VLDL和TG浓度下降，血浆TG浓度可下降20%～50%，作用程度与原VLDL水平有关。5～7天后，LDL-C下降。与考来烯胺合用，可加强降LDL-C的作用。降脂作用可能与抑制脂肪组织中脂肪分解，抑制肝脏TG酯化等因素有关。本品能使细胞环腺苷酸（cAMP）浓度升高，有抑制血小板和扩张血管作用，也可使HDL-C浓度增高。口服后吸收迅速，服用1g，经30～60min可达血药浓度高峰。血浆$t_{1/2}$为45min。当用量超过3g，以原型自尿中排出增加。

【临床应用】 对Ⅱ、Ⅲ、Ⅳ、Ⅴ型脂血症均有效，也可用于心肌梗死。

【不良反应】 有皮肤潮红、瘙痒等不良反应，是前列腺素中介的皮肤血管扩张所引起，服药前30min服用阿司匹林325mg可以减轻。胃肠刺激症状，如恶心、呕吐、腹泻比较常见。大剂量可引起血糖升高，尿酸增加，肝功能异常。

2. 贝特类

20世纪60年代上市的贝特类（fibrates，苯氧芳酸衍生物）药物氯贝丁酯有降低TG及VLDL的作用。后因不良反应，特别是肝胆系统并发症，临床已很少用，但目前临床应用的新型贝特类调脂作用增强而不良反应减少。

【作用及特点】 口服后，能明显降低患者血浆TG、VLDL、IDL含量，而使HDL升高。对LDL的作用与患者血浆中TG水平有关。对单纯的高甘油三酯血症患者的LDL无影响，但对单纯高胆固醇血症患者的LDL可下降15%。此外，本类药物也有抗血小板聚集、抗凝血和降低血浆黏度、增加纤溶酶活性等作用。口服吸收迅速而完全，数小时即达血药浓度高峰，水解后放出有活性的酸基，能与血浆蛋白结合。部分有肝肠循环，主要以葡萄糖醛酸结合物形式从肾脏排出。

【临床应用】 本类药物以降TG、VLDL及IDL为主，所以临床应用于Ⅱb、Ⅲ、Ⅳ型高脂血症，尤其对家族性Ⅲ型高脂血症效果更好，也可用于消退黄色瘤。对HDL-C下降的轻度高胆固醇血症也有较好疗效。

【不良反应】 苯氧酸类药物不良反应较轻。有轻度腹痛、腹泻、恶心等胃肠道反应。偶有皮疹、脱发、视物模糊、血象异常等。

吉非贝齐

吉非贝齐（gemfibrozil）口服吸收迅速而完全，可降低血浆TG及VLDL，对血浆TG明显升高和伴有HDL降低或LDL升高类型的脂血症治疗效果最好。长期应用可明显降低冠心病的死亡率。

苯扎贝特

苯扎贝特（bezafibrate）口服易吸收。用于治疗高甘油三酯血症、高胆固醇血症、混合型高脂血症。可抑制乙酰辅酶 A 羧化酶（TG 合成酶），减少脂肪酸从脂肪组织进入肝脏合成 TG 及 VLDL。降低血甘油三酯的作用比降低血胆固醇较强，也可使高密度脂蛋白升高。

非诺贝特

非诺贝特（fenofibrate）口服 24h 即可见效，具有明显降低血浆 TG 和 TC 的作用。药效较氯贝特强，通常服用 1 个月血脂明显下降。适用于治疗高甘油三酯血症和高胆固醇血症，疗效优于氯贝特，且副作用少。

常用调血脂药对血脂水平的影响见表 24-2。

表 24-2　常用调血脂药对血脂水平的影响

药物	剂量/日	效应			
		TC	LDL-C	TG	HDL-C
胆汁酸结合树脂	24～30g	下降 20%	下降 20%～25%	无或升高	升高 3%～5%
烟酸	4g	下降 25%	下降 25%	下降 20%～50%	升高 15%～30%
吉非贝齐	1200mg	下降 15%	下降 10%～15%	下降 20%～50%	升高 20%
他汀类	10～40mg	下降 15%～30%	下降 20%～40%	下降 10%～25%	升高 2%～12%

第二节　抗氧化剂

氧自由基可使血管内皮损伤，对 LDL 进行氧化修饰，可促进动脉粥样硬化形成与发展。维生素 C、维生素 E 有抗氧化作用，部分动物实验表明其具有抗动脉粥样硬化形成的作用。近年发现，普罗布考降脂作用较弱而抗氧化作用较强，对动脉粥样硬化呈现良好防治效应。

普罗布考

普罗布考（probucol，丙丁酚）是 20 世纪 70 年代研制的一种降血脂药。

【作用及特点】 口服吸收差。用药后 24h 达血药浓度高峰，1～3 天出现最大效应。主要分布于脂肪组织，血浆中以脂蛋白中最多。消除半衰期为 23～47 天，大部分经粪排出。口服能使患者血浆 TC 下降 25%，LDL-C 下降 10%～15%，HDL-C 降低 30%，对 VLDL、TG 影响较少。细胞培养法证明，普罗布考有高脂溶性，能结合到脂蛋白之中，从而抑制细胞对 LDL 的氧化修饰。现知氧化修饰的 LDL 有细胞毒性，能损伤血管内皮，进而促进血小板、白细胞黏附并分泌生长因子等物质，造成平滑肌细胞移行和过度生长。普罗布考能抑制动脉粥样硬化形成，并使病变消退。可缓解心绞痛，还能使纯合子家族性高胆固醇血症患者皮肤及肌腱的黄色瘤明显缩小。

【临床应用】 用于杂合子及纯合子家族性高胆固醇血症、非家族性高胆固醇血症、糖尿病及肾病所致高胆固醇血症。与考来烯胺、烟酸、HMG-CoA 还原酶抑制剂合用作用加强。

【不良反应】 仅约 10% 患者有腹泻、腹胀、腹痛、恶心等症状。偶有嗜酸性粒细胞增多、感觉异常、血管神经性水肿。个别患者心电图 Q-T 间期延长，对心肌损伤、心室应激增强患者应避免使用。

【制剂及用法】 普罗布考片剂，250～500mg/次，2 次/日。

第三节　多烯脂肪酸类

多烯脂肪酸是指有 2 个或 2 个以上不饱和键结构的脂肪酸，也称多不饱和脂肪酸（polyunsaturated fatty acid，PUFA）。人摄取长链 PUFA 后，易结合到血浆磷脂、血细胞、血管壁及其他组织中，改变体内脂肪酸代谢。实验表明，口服 EPA、DHA 或富含 EPA 与 DHA 的鱼油，可使血浆 TG、VLDL 明显下降，TC 和 LDL 也下降，HDL 有所升高，并能抑制血小板聚集，使全血黏度下降、红细胞可变性增加、出血时间略有延长。长期服用能预防动脉粥样硬化斑块形成，并使斑块消退。也可使白细胞表面白三烯含量减少，血小板与血管内皮反应减弱，并能抑制血小板活化因子、血小板衍化生长因子的产生，可抑制移植血管增厚，有预防血管再造术后再梗阻作用。目前，国内、外已有鱼油或纯 EPA 和 DHA 制品。

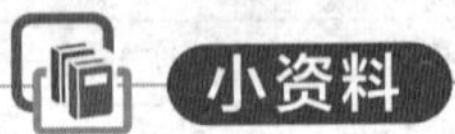

DHA 及 EPA

DHA 和 EPA 分别是二十二碳六烯酸（docosahexoenoic acid）和有二十碳五烯酸（eicosapentaenoic acid），属于多烯脂肪酸类，多含于海洋生物藻、鱼及贝壳类中。DHA 除了文中提及的作用外，更重要的是它对大脑细胞有着极其重要的作用。它占了人脑脂肪的 10%，对脑神经传导和突触的生长发育极为有利。DHA 是人的大脑发育、成长的重要物质之一。所以，孕妇在孕期可以多吃一些含 DHA 的食物（如海鱼）。

第四节　保护动脉内皮药

在动脉粥样硬化的发病过程中，血管内皮损伤有重要意义。机械、化学、细菌毒素因素都可损伤血管内皮，改变其通透性，引起白细胞和血小板黏附，并释放各种活性因子，导致内皮进一步损伤，最终促使动脉粥样硬化斑块形成。所以保护血管内皮免受各种因子损伤，是抗动脉粥样硬化的重要措施。

低分子量肝素

低分子量肝素（low molecular weight heparin，LMWH），分子量在 4～6kD。临床用于

预防手术后血栓栓塞、预防深静脉血栓形成、肺栓塞、血液透析时体外循环的抗凝集、末梢血管病变等。少数资料报道，尚可用于因肝素引起的过敏或血小板减少症的替代治疗。

天然类肝素

天然类肝素是一类含有硫酸基的多糖。从动物脏器或藻类中提取或半合成的硫酸多糖如肝素（heparin）、硫酸乙酰肝素（heparan sulfate）、硫酸软骨素 A（chondroitin sulfate A）、硫酸葡聚糖（dextran sulfate）等都有抗多种化学物质致动脉内皮损伤的作用，对血管再造术后再狭窄也有预防作用。这类物质具有大量负电荷，结合在血管内皮表面，能防止白细胞、血小板以及有害因子的黏附，因而有保护作用。对平滑肌细胞增生也有抑制作用。

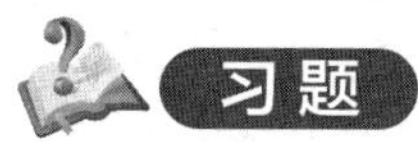

思考题

1. 简述他汀类药物的药理作用及临床应用。
2. 新型贝特类降脂药的临床主要适应证是什么？

（刘建明）

第二十五章 作用于血液及造血系统药

生理状态下，血液维持正常的流动，不出现血块也不发生出血，是因血液中有凝血系统和抗凝血系统存在，二者保持动态平衡（图 25-1）。一旦平衡失调，则可能发生出血或血栓现象。

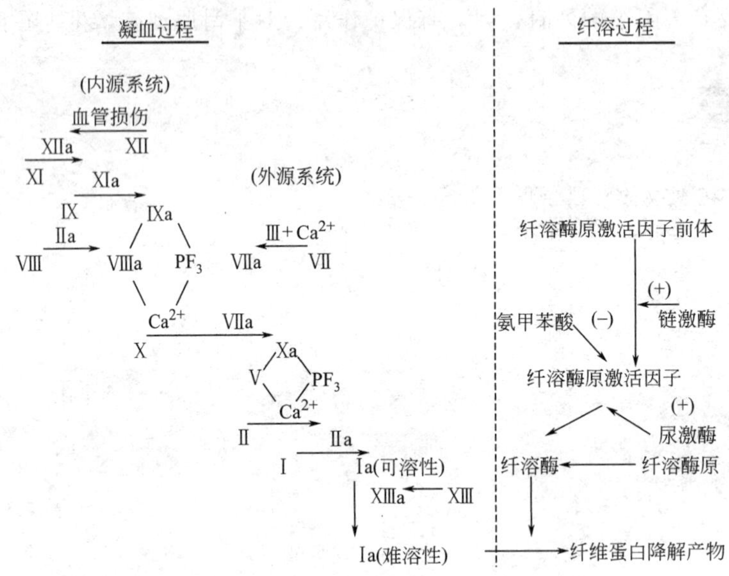

图 25-1 凝血与纤溶过程及药物对其影响示意图

Ⅰ～XIII—各种凝血因子；a—活化型；PF_3—血小板 3 因子；“+”—促进；“−”—抑制

第一节 促凝血药

一、促进凝血因子活性药

维生素 K

维生素 K（Vitamin K）广泛存在于自然界，基本结构为甲萘醌。存在于植物中的为维生素 K_1；由肠道细菌合成或得自腐败鱼粉者为维生素 K_2，均为脂溶性；维生素 K_3、维生素 K_4 为人工合成品，均为水溶性。

【作用及特点】 当维生素 K 缺乏或环氧化物还原反应受阻时，凝血因子Ⅱ、凝血因子Ⅶ、凝血因子Ⅸ、凝血因子Ⅹ合成停留于前体状态，凝血酶原时间延长，引起出血。本品可用于维生素 K 缺乏引起的出血，如梗阻性黄疸、胆瘘，慢性腹泻所致出血，也可用于新生儿出血及香豆素类、水杨酸钠等所致出血。长期应用广谱抗生素应作适当补充，以免维生素

K 缺乏。此外本品还对内脏平滑肌痉挛所致的疼痛有一定的疗效，临床用于治疗胆石症所致的胆绞痛及胃肠绞痛。

【不良反应】 口服可引起恶心、呕吐等消化道反应；静脉注射太快可产生潮红、呼吸困难、胸痛、虚脱。较大剂量的维生素 K_3 对新生儿、早产儿可发生溶血及高铁血红蛋白血症。葡萄糖-6-磷酸脱氢酶缺乏患者也可诱发溶血。若出现中毒现象，可口服香豆素类药物解救。

血　凝　酶

血凝酶（hemocoagulase atrox）又名巴曲酶，是从巴西矛头蝮蛇的蛇毒中分离提纯的血凝酶。可用于需减少流血或止血的各种医疗情况，如外科、内科、妇产科、眼科、耳鼻喉科、口腔科等临床科室的出血及出血性疾病；也可用来预防出血，如手术前用药，可避免或减少手术部位及手术后出血。临床制剂以静脉注射、肌内注射，也可局部使用。

凝　血　酶

凝血酶（thrombin）是从牛、猪血中提取的物质，是一种由凝血酶前体（血浆中的必要成分）形成的蛋白质水解酶，可催化纤维蛋白原变成纤维蛋白而促使血液凝固。凝血酶适用于结扎止血困难的小血管、毛细血管以及实质性脏器出血的止血。用于外伤、口腔、耳鼻喉、泌尿、烧伤、骨科等手术出血的止血。

酚磺乙胺

酚磺乙胺（etamsylate）又名止血敏、止血定，是通过促进凝血过程而发挥作用。能够增加血液中血小板数量，增强其聚集性和黏附性，促进凝血物质的释放，以加速凝血。临床上用于预防和治疗外科手术出血过多、血小板减少性紫癜或过敏性紫癜以及其他原因引起的出血。可与其他类型止血药合用。

二、抗纤维蛋白溶解药

抗纤溶剂（antifibrinolysin）是一类竞争性对抗纤溶酶原激活因子、高浓度也抑制纤溶酶活性的物质。用于纤溶亢进所致出血，如肺、肝、脾、前列腺、甲状腺、肾上腺等手术时的异常出血。口服吸收良好，也可注射给药。临床常用的有氨甲苯酸（paminomethylbenzoic acid，PAMBA）、氨甲环酸（tranexamic acid，AMCHA）等。用量过大可致血栓形成，诱发心肌梗死。

氨甲苯酸

氨甲苯酸用于纤维蛋白溶解过程亢进所致的出血，以及妇产科和产后出血与肺结核咯血或痰中带血、血尿、前列腺肥大出血、上消化道出血等。氨甲苯酸不良反应极少见，长期应用未见血栓形成，偶有头昏、头痛、眼部不适。有心肌梗死倾向者应慎用。与青霉素或尿激酶等溶栓剂有配伍禁忌；口服避孕药、雌激素或凝血酶原复合物浓缩剂与本品合用，有增加血栓形成的危险。

常见剂型为氨甲苯酸注射液，规格：5ml：50mg；10ml：100mg。静脉注射，每次0.1～0.3g，以5%～10%葡萄糖注射液或生理盐水10～20ml稀释，1日量不得超过0.6g，儿童每次0.1g。

第二节　抗凝血药

血液凝固是一个复杂的蛋白质水解、活化的反应过程，最终使可溶性的纤维蛋白原转变成稳定、难溶的纤维蛋白，结合血细胞而成血凝块。参与的凝血因子包括凝血因子和前激肽释放酶、激肽释放酶、高分子激肽原、血小板磷脂等。抗凝血药是一类干扰凝血因子、阻止血液凝固的药物，主要用于血栓栓塞性疾病的预防与治疗。

一、抗凝血因子药

肝　　素

肝素（heparin）多数是从动物肺部及肝脏中提取的，含有长短不一的酸性黏多糖，是一分子量为5000～30000的混合物。含有大量硫酸基和羧基，带大量负电荷，呈强酸性。

【药理作用】 肝素在体内、体外均有强大的抗凝作用。静脉注射后，抗凝作用立即发生，这与其带大量负电荷有关，可使多种凝血因子灭活。这一作用依赖于抗凝血酶Ⅲ（ATⅢ）。ATⅢ是凝血酶及因子Ⅻa、Ⅺa、Ⅸa、Ⅹa等含丝氨酸的蛋白酶的抑制剂。它与凝血酶通过精氨酸-丝氨酸肽键相结合。形成ATⅢ凝血酶复合物而使酶灭活，肝素可加速这一反应达千倍以上。肝素与ATⅢ所含的赖氨酸结合后引起ATⅢ构象改变，使ATⅢ所含的精氨酸残基更易与凝血酶的丝氨酸残基结合。一旦肝素-ATⅢ凝血酶复合物形成，肝素就从复合物上解离，再次与另一分子ATⅢ结合而被反复利用。此外肝素在体内还具有降血脂作用、抗炎作用、抗血管内皮增生作用及保护动脉内皮作用。

【体内过程】 肝素是带大量负电荷的大分子，口服不被吸收。常静脉给药，60%集中于血管内皮，大部分经网状内皮系统破坏，极少以原型从尿排出。肝素抗凝活性$t_{1/2}$与给药剂量有关，静脉注射100U/kg、400U/kg、800U/kg，抗凝活性的$t_{1/2}$分别为1h、2.5h和5h。

【临床应用】 常用于血栓栓塞性疾病，防止血栓形成与扩大。如深静脉血栓、肺栓塞、脑栓塞以及急性心肌梗死。也用于弥散性血管内凝血（disseminated intravascular coagulation，DIC），应早期应用，防止因纤维蛋白原及其他凝血因子耗竭而发生继发性出血。此外也常用于心血管手术、心导管、血液透析等抗凝。

【不良反应】 使用过量，易引起自发性出血。一旦发生，停用肝素，注射带有正电荷的鱼精蛋白，每1mg鱼精蛋白可中和100U肝素。部分患者应用肝素2～14天期间，可出现血小板缺乏，与肝素引起血小板聚集作用有关。肝素不易通过胎盘屏障，但妊娠妇女应用可引起早产及胎儿死亡。连续应用肝素3～6月，可引起骨质疏松，产生自发性骨折。肝素也可引起皮疹、药热等过敏反应。肝、肾功能不全，或有出血素质、消化性溃疡、严重高血压的患者、孕妇都禁用。

【制剂及用法】 静脉注射或静脉滴注，500～10000U/次，稀释后用，每3～4h一次，总量为25000U/日；过敏体质者先试用1000U，如无反应，可用至足量。

香豆素类

香豆素是一类口服有效、含有4-羟基香豆素基本结构的物质。常用的有双香豆素（dicoumarol）、华法林（warfarin）和醋硝香豆素（acenocoumarol，新抗凝）等。它们的药理作用基本相同。

【药理作用】 香豆素类药物与维生素K结构相似，能竞争拮抗维生素K，抑制维生素K由环氧化物向氢醌型转化，从而阻止维生素K的反复利用；影响含有谷氨酸残基的凝血因子Ⅱ、Ⅶ、Ⅸ、Ⅹ的羧化作用，使这些因子停留于无凝血活性的前体阶段，从而影响凝血过程。对已形成的上述因子无抑制作用，因此抗凝作用出现时间较慢。

【体内过程】 双香豆素吸收不规则，与血浆蛋白结合率高，$t_{1/2}$为10～30h；华法林口服吸收完全，1h后血浆中即可检测，2～8h达高峰，与血浆蛋白结合率高，$t_{1/2}$为10～60h。

【临床应用】 用途与肝素同，可防止血栓形成与发展，也可作为心肌梗死的辅助用药。口服有效，作用时间较长，但作用出现缓慢，剂量不易控制，也用于术后防止静脉血栓发生。

【不良反应】 过量易导致自发性出血，严重者可发生脑出血。用药期间要定期检查凝血酶原时间，一般控制在25～30min为宜。一旦发生出血，立即停药，并使用维生素K对抗，必要时输新鲜血浆或全血。禁忌证同肝素。其他不良反应有胃肠反应、过敏等。

【注意事项】 食物中维生素K缺乏或使用广谱抗生素抑制肠道细菌，而使体内维生素K含量降低，可使香豆素类药物作用加强。阿司匹林等血小板抑制剂可与本类药物发生协同作用。水合氯醛、奎尼丁、羟基保泰松、甲磺丁脲等可因置换血浆蛋白，水杨酸盐、甲硝唑、丙咪嗪、西咪替丁等因抑制肝药酶均使本类药物作用加强。苯妥英钠、巴比妥类可诱导肝药酶，口服避孕药因增加凝血作用可减弱本类药物的作用。

二、促进纤维蛋白溶解药

凝血中形成的纤维蛋白，可经纤溶酶作用从精氨酸-赖氨酸键上分解成可溶性产物，使血栓溶解。纤维蛋白溶解药激活纤溶酶而促进纤溶，也称溶栓药，用于治疗急性血栓栓塞性疾病。

链激酶

链激酶（streptokinase，SK）又名溶栓酶，是从β溶血性链球菌中提取的一种蛋白质，能与纤溶酶原结合，形成SK-纤溶酶原复合物后，促使游离的纤溶酶原转变成纤溶酶，溶解纤维蛋白。因此，需选合适剂量以发挥最大效应。

【作用及特点】 静脉或冠脉内注射可使急性心肌梗死面积缩小，梗死血管重建血流。对深静脉血栓、肺栓塞、眼底血管栓塞均有疗效。但须早期用药，血栓形成不超过6h疗效最佳。

【不良反应及禁忌】 严重不良反应为出血，因为被激活的纤溶酶不但溶解病理性纤维蛋白，也溶解生理性的纤维蛋白。如出血大量咯血或消化道出血，应该立即停药，并给予氨甲苯酸、氨甲环酸等药对抗或换入新鲜血液。活动性出血 3 个月内，有脑出血或近期手术史者禁用；有出血倾向、胃、十二指肠溃疡，分娩未满 4 周，严重高血压、癌症患者禁用。

【制剂及用法】 链激酶，注射用粉针剂，初导剂量，50 万 U 溶于生理盐水或 5%葡萄糖液中；静脉滴注，30min 滴完；维持剂量，60 万 U/h 静脉滴注。疗程一般 24～72h。

尿 激 酶

尿激酶（urokinase）由人肾细胞合成，自尿中分离而得，无抗原性。可直接激活纤溶酶原，使纤溶酶原从精氨酸-缬氨酸处断裂成纤溶酶。尿激酶在肝、肾灭活。用于脑栓塞疗效明显。因价格昂贵，仅用于链激酶过敏或耐受者。不良反应为出血及发热，较链激酶少。

【制剂及用法】 尿激酶注射用粉针剂，以注射用水 3～5ml 溶解后加于 10%葡萄糖液 20～40ml 静脉注射，1.5 万～2 万 U/次，2 次/日，第 4 天起改为 1 万～2 万 U/次，1 次/日，一般 7～10 天；静脉滴注则先以负荷剂量 2000～4000U/30min，继以 2000～4000U/h，维持 12h。

组织型纤溶酶原激活药

组织型纤溶酶原激活药为较新的纤溶药，是由人体正常细胞培养方法生产获得的一种糖蛋白，1984 年已可用 DNA 重组技术制备。本类药物对循环血液中纤溶酶原作用很弱，对与纤维蛋白结合的纤溶酶原作用则强数百倍，所以对血栓部位有一定选择性。$t_{1/2}$ 为 3min，静脉滴注用于急性心肌梗死，剂量过大也引起出血。

第三节　抗血小板药

血小板在止血、血栓形成、动脉粥样硬化等过程中起着重要作用。药物主要通过抑制花生四烯酸代谢、增加血小板内 cAMP 浓度等机制而抑制血小板黏附、聚集和分泌功能。

双 嘧 达 莫

双嘧达莫（dipyridamole）又名潘生丁（persantin），对血小板有抑制作用。能抑制磷酸二酯酶，使 cAMP 增高，也能抑制腺苷摄取，进而激活血小板腺苷环化酶，使 cAMP 浓度增高。单独应用作用较弱，与华法林合用可防止心脏瓣膜置换术术后血栓形成。

阿 司 匹 林

阿司匹林（aspirin）属于解热镇痛抗炎药物，研究发现其可抑制血小板中的环加氧酶（COX），只有当新的血小板进入血液循环才能恢复。具有抗血栓形成的作用（详见第十二章），每天口服 75mg 的阿司匹林就能引起最大抗血小板作用。

硫酸氢氯吡格雷

硫酸氢氯吡格雷（clopidogrel bisulfate，波立维）是一种血小板聚集抑制剂，可选择性地抑制腺苷二磷酸（ADP）与它的血小板受体的结合及继发的 ADP 介导的糖蛋白 GPⅡb/Ⅲa 复合物的活化，因此可抑制血小板聚集。在稳态时，每天服用氯吡格雷 75mg 的平均抑制水平为 40%～60%。一般在中止治疗后 5 天内，血小板聚集和出血时间逐渐回到基线水平。适用于有过近期发作的中风、心肌梗死和确诊外周动脉硬化的患者，可减少动脉粥样硬化性事件的发生，体质弱的人群宜谨慎使用。

前列环素

前列环素（prostacyclin，PGI_2）能激活腺苷环化酶而使 cAMP 浓度增高。既能抑制多种诱导剂引起的血小板聚集与分泌，又能扩张血管，有抗血栓形成作用。PGI_2 极不稳定，$t_{1/2}$仅 2～3min。

采用静脉滴注，用于急性心肌梗死、外周闭塞性血管疾病等。

第四节 抗贫血药

循环血液中红细胞数或血红蛋白量低于正常的现象，称为贫血。临床常见的贫血为缺铁性贫血，也有巨幼细胞贫血和再生障碍性贫血，后者是骨髓造血功能抑制所致，治疗比较困难。缺铁性贫血可用铁剂，巨幼细胞贫血可用叶酸和维生素 B_{12} 治疗。

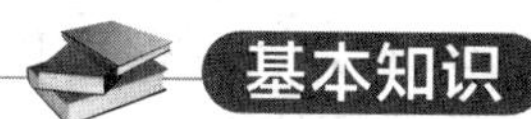

基本知识

再生障碍性贫血（aplastic anemia 简称“再障”），是一种骨髓造血功能衰竭症，主要表现为骨髓造血功能低下、全血细胞减少和贫血、出血、感染征候群。临床上骨髓穿刺及骨髓活检等检查用于确诊再障。再障罕有自愈者，一旦确诊，应积极治疗。我国相应的分型是急性再障和慢性再障，主要临床表现为贫血、出血及感染，一般没有淋巴结及肝脾肿大。我国的发病率是 $7.4/10^6$，没有明显的男女性别差异。

铁剂

常用的铁剂有硫酸亚铁（ferrous sulfate）、枸橼酸铁铵（ferric ammonium citrate）、富马酸亚铁（ferrous fumarate）和右旋糖酐铁（iron dextran）。口服铁剂或食物中的外源性铁都以亚铁形式在十二指肠和空肠上段吸收。维生素 C、胃酸、食物中果糖及半胱氨酸等有助于铁的吸收。胃酸缺乏以及食物中高磷、高钙、鞣酸等物质使铁沉淀，有碍于吸收。四环素等与铁络合，也不利于吸收。食物中肉类的血红素中的铁吸收最佳，蔬菜中铁吸收较差。一般食物中铁吸收率为 10%，成人每天需要补充铁 1mg，所以食物中铁为 10～15mg 就能满足需要。铁的吸收与体内贮存铁的多少有关。吸收进入肠黏膜的铁根据机体需要直接进入骨髓供造血使用，或与肠黏膜去铁蛋白结合，以铁蛋白形式贮存。

【临床应用】 主要用于治疗缺铁性贫血。口服铁剂 1 周，血液中网织红细胞即可上升，10～14 天达高峰，2～4 周后血红蛋白明显增加，但达正常值常需 1～3 月。为使体内铁贮存恢复正常，待血红蛋白正常后，尚需减半量继续服药 2～3 月。

【不良反应】 口服铁剂对胃肠道有刺激性，可引起恶心、腹痛、腹泻，饭后服用可以减轻，也可引起便秘，因铁与肠腔中的硫化氢结合，减少了硫化氢对肠壁的刺激作用。小儿误服 1g 以上铁剂可引起急性中毒，表现为坏死性胃肠炎、呕吐、腹痛、血性腹泻、休克、呼吸困难，甚至是死亡。急救措施为以磷酸盐或碳酸盐溶液洗胃，并以特殊解毒剂去铁胺注入胃内以结合残存的铁。

【制剂及用法】 硫酸亚铁吸收良好，价格也低，最常用；枸橼酸铁铵为三价铁，吸收差，但可制成糖浆供小儿应用；右旋糖酐铁供注射应用，仅限于少数严重贫血而又不能口服者应用。硫酸亚铁片剂，0.3～0.6g/次，3 次/日；枸橼酸铁铵糖浆，每日 1～2ml/kg，分 3 次服；右旋糖酐铁注射剂，深部肌内注射，25～50mg/次，1 次/日。

叶　　酸

叶酸（folic acid）是 B 族维生素中的一种，由蝶啶、对氨苯甲酸及谷氨酸三部分组成。广泛存在于动、植物中，以肝脏、肾脏、绿叶蔬菜和酵母中含量最多。食物中叶酸和叶酸制剂进入体内被还原和甲基化为具有活性的 5-甲基四氢叶酸，作为一碳基团的传递参与嘌呤核苷酸、嘧啶核苷酸的合成及促进某些氨基酸的互变。叶酸不足时，上述过程受阻导致 DNA 合成障碍，细胞有丝分裂减少，而对蛋白质及 RNA 合成影响较少，使得增殖快的血细胞出现体积大而核发育幼稚的形态，形成巨幼细胞贫血；消化道上皮细胞增殖受阻导致舌炎、腹泻。

【作用及特点】 作为补充治疗，用于各种原因所致的巨幼细胞贫血，与维生素 B_{12} 合用效果更好。对叶酸对抗剂甲氨蝶呤、乙胺嘧啶、甲氧苄啶等所致的巨幼细胞贫血，由于二氢叶酸还原酶抑制，应用叶酸无效，需用甲酰四氢叶酸钙治疗。对维生素 B_{12} 缺乏所致贫血，大剂量叶酸治疗可纠正血象，但不能改善神经症状。正常机体每日最低需要叶酸 50μg，食物中每天有 50～200μg 叶酸在十二指肠和空肠上段被吸收，妊娠期妇女可增至300～400μg。

【制剂及用法】 口服，5～10mg/次，3 次/日；肌内注射，15～30mg/次，1 次/日。

维生素 B_{12}

维生素 B_{12}（Vitamin B_{12}）为是一种含钴的维生素，广泛存在于动物内脏、牛奶、蛋黄中。钴原子带有各种配体，如—CN，—OH，—CH_3 和 5′-脱氧腺苷基，因而有氰钴胺、羟钴胺和甲钴胺等维生素 B_{12} 同类物。这类维生素需与胃壁细胞内分泌的因子形成复合物才能被吸收。

【作用及特点】 维生素 B_{12} 为细胞分裂和维持神经组织髓鞘完整所必需。体内维生素 B_{12} 主要参与下列两种代谢过程。其一是 5-甲基四氢叶酸同型半胱氨酸甲基化成甲硫氨酸需有维生素 B_{12} 参与，促进四氢叶酸循环利用，故维生素 B_{12} 缺乏会引起叶酸缺乏症状；其二是甲基丙二酰辅酶A变为琥珀酰辅酶A而进入三羧酸循环，需有维生素B_{12}参与。维生素B_{12}缺乏，甲基丙二酰辅酶A积聚，导致异常脂肪酸合成，影响正常神经髓鞘脂质合成，出现神经症状。从以上代谢过程可知，叶酸和维生素B_{12}对巨幼细胞贫血可以互相纠正，但神经症状必须用维生素B_{12}治疗。因此，维生素B_{12}主要用于恶性贫血及巨幼细胞贫血，还用于神经系统疾病（视神经炎、神经萎缩）、肝脏疾病及再生障碍性贫血的辅助治疗。

【体内过程】 维生素B_{12}必须与胃壁细胞分泌的糖蛋白即“内因子”结合才能避免受到胃液的破坏，从而能进入空肠吸收。胃黏膜萎缩致“内因子”缺乏可影响维生素B_{12}吸收，引起“恶性贫血”。

【不良反应】 可引起过敏性反应，甚至是过敏性休克。一旦发生，立即停药并给予抗过敏治疗。维生素B_{12}可促进K^+进入细胞内，部分患者用药后应注意观察，视需要及时补钾。本药宜饭后服用，以结合内因子促进吸收。

红细胞生成素

红细胞生成素（erythropoietin，EPO）又名促红细胞生成素，是由肾脏近曲小管管周细胞产生的糖蛋白激素，现可用基因工程人工合成。本药能刺激红系干细胞生成，促成红细胞成熟，使网织细胞从骨髓中释出。贫血、缺氧时红细胞生成素在肾脏的合成与分泌大量增加。可用于治疗各种原因引起的贫血，对慢性肾衰所致的贫血治疗效果尤其好，对骨髓造血功能低下、结缔组织病、恶性肿瘤化疗所致的贫血有疗效。不良反应见血压升高、增加脑血管意外的风险。

第五节　促进白细胞增生药

重组人粒细胞集落刺激因子

重组人粒细胞集落刺激因子（granulocyte colony stimulating factor，G-CSF）又名非格司亭，是血管内皮细胞、单核细胞和成纤维细胞合成的糖蛋白。能促进中性粒细胞成熟，刺激成熟的粒细胞从骨髓释出，增强中性粒细胞趋化及吞噬功能，对巨噬细胞、巨核细胞影响很小。现用的G-CSF为基因重组产品。皮下注射5～10μg/kg，4～6h达血药浓度高峰，高于10μg/kg，血药浓度可维持16h。静脉滴注（60μg/kg，20～30min滴完），$t_{1/2}$为0.75～7.2h。可用于肿瘤化疗、放疗引起骨髓抑制，也用于自体骨髓移植。对再生障碍性贫血、骨髓再生不良和艾滋病也有应用。患者耐受良好，偶见发热、骨痛、肌痛等不良反应。严重者出现心包炎、心力衰竭、呼吸困难等。

重组人粒细胞-巨噬细胞集落刺激因子

重组人粒细胞-巨噬细胞集落刺激因子（granulocyte-macrophage colony stimulating factor，GM-CSF）又名沙格司亭。天然的重组人粒细胞-巨噬细胞集落刺激因子是由T淋巴细胞、单核细胞、成纤维细胞、血管内皮细胞合成的，目前也可通过基因技术生产制得。它与白细胞介素-3共同作用于多向干细胞和多向祖细胞等细胞分化较原始部位，因此可刺激粒细胞、单核细胞、巨噬细胞和巨核细胞等多种细胞的集落形成和增生；对红细胞增生也有间接影响；对成熟中性粒细胞可增加其吞噬功能和细胞毒性作用，但会降低其能动性。临床应用的也为基因重组产品。不良反应有皮疹、发热、骨及肌肉疼痛、皮下注射部位红斑。首次静脉滴注时可出现潮红、低血压、呼吸急促、呕吐等症状，应以吸氧及输液处理。

第六节　血容量扩充药

大量失血或失血浆（如烧伤）可引起血容量降低，导致休克。迅速补足以至扩充血容量是抗休克的基本疗法。除全血和血浆外，也可应用人工合成的血容量扩充药。

右旋糖酐

右旋糖酐（dextran）是葡萄糖的聚合物，由于聚合的葡萄糖分子数目不同，可得不同分子量的产品。临床应用的有中分子量（平均分子量为70000）、低分子量（平均分子量为40000）和小分子量（平均分子量为10000）的右旋糖酐。分别称右旋糖酐70，右旋糖酐40和右旋糖酐10。

【药理作用】 右旋糖酐分子量较大，可提高血浆胶体渗透压，从而扩充血容量，维持正常血压。作用强度与维持时间依中、低、小分子量而逐渐缩小。低分子和小分子右旋糖酐能抑制血小板和红细胞聚集，降低血液黏滞性，并对凝血因子Ⅱ有抑制作用，因而能防止血栓形成和改善微循环。它们还有渗透性利尿作用。

【临床应用】 各类右旋糖酐主要用于低血容量休克，包括急性失血、创伤和烧伤性休克。低分子右旋糖酐由于能改善微循环，抗休克效应更好。低、小分子右旋糖酐也用于DIC，血栓形成性疾病，如脑血栓形成、心肌梗死、心绞痛、血管闭塞性脉管炎、视网膜动静脉血栓等。

【不良反应】 偶见过敏反应，如发热、皮疹等；极少数人可出现过敏性休克。故首次用药应严密观察5～10min，发现症状，立即停药，及时抢救。用量过大可出现凝血障碍和出血。禁用于血小板减少症及出血性疾病。心功能不全和肺水肿的患者慎用。

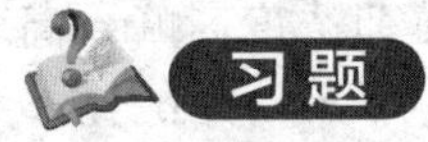

思考题

1. 为什么在服铁剂时常同服维生素C?
2. 为什么对抗药物引起的巨幼细胞贫血应用叶酸治疗无效?
3. 为什么华法林只能用于体内抗凝?

（刘建明）

第二十六章 自体活性物质和组胺及组胺受体阻断药

通常将花生四烯酸（arachidonic acid，AA）、前列腺素（prostaglandin，PG）、组胺（histamine）、5-羟色胺（5-hydroxytryptamine，5-HT）、血栓素（thromboxane，TX）和白三烯（leukotriene，LT）类等称为自体活性物质（autacoids）。本章简要介绍的药物包括天然及人工合成的自体活性物质以及某些自体活性物质的阻断药。

第一节 膜磷脂代谢产物类药物及5-羟色胺类药物

一、花生四烯酸及其衍生物

AA是人体的一种必需脂肪酸。该脂肪酸含有20个碳原子、4个双键，其中第一个双键起始于甲基端起第6个碳原子，故属于n-6系列的多不饱和脂肪酸，简记为20∶4（n-6）。AA在血液、肝脏、肌肉和其他器官系统中作为磷脂结合的结构脂类起重要作用。AA可以经过系列的生物转化生成一些生物活性物质，如前列腺素E_2（prostaglandin E_2, PGE_2）、前列环素（prostacyclin，PGI_2）、血栓烷素A_2（thromboxane A_2，TXA_2）和白三烯C_4（leukotrienes C_4，LTC_4）。这些生物活性物质对脂质蛋白的代谢、白细胞功能和血小板激活等具有重要的调节作用，而且与炎症、过敏反应和心血管疾病等病理过程有关。

临床较常使用的这类药物有：前列地尔（alprostadil，PGE_1，具有直接的扩张血管作用和抑制血小板聚集作用，临床用于诊断和治疗阳痿）；米索前列醇（misoprostol，是PGE_1衍生物，可抑制基础胃酸分泌和组胺等物质刺激引起的胃酸分泌，具体作用见第二十二章）。

二、5-羟色胺及其拮抗药

5-羟色胺

5-羟色胺又名血清素，是一类自体活性物质，约90%合成和分布于肠嗜铬细胞。5-HT作为神经递质可参与调节痛觉、睡眠、体温等生理功能，但目前尚未临床应用。

赛 庚 啶

赛庚啶（cyproheptadine）具有选择性阻断5-HT_2受体的作用，并具有抗H_1作用。可用于预防偏头痛的发作及治疗荨麻疹等皮肤过敏性疾病。口服每次2mg，早、晚各一次。

昂丹司琼

昂丹司琼可选择性阻断 5-HT_3 受体，镇吐作用强大，详见第二十二章。

第二节 组胺和抗组胺受体药物

组胺是广泛存在于人体组织的自身活性物质。组织中的组胺主要含于肥大细胞及嗜碱性粒细胞中，因此，含有较多肥大细胞的皮肤、支气管黏膜和肠黏膜中组胺浓度较高，脑脊液中也有较高浓度。肥大细胞颗粒中的组胺常与蛋白质结合，物理或化学等刺激能使肥大细胞脱颗粒，导致组胺释放。组胺可与靶细胞上特异受体结合，产生生物效应。如小动脉、小静脉和毛细血管舒张，引起血压下降甚至休克；增加心率和心肌收缩力，抑制房室传导；兴奋平滑肌，引起支气管痉挛，胃肠绞痛；刺激胃壁细胞，引起胃酸分泌。组胺受体有 H_1、H_2、H_3 亚型，各亚型受体功能见表 26-1。组胺的临床应用已逐渐减少，但其受体阻断药在临床上却有重大价值。

表 26-1 组胺 H_1、H_2 受体分布及效应

受体类型	所在组织	效 应	阻断药
H_1	支气管、胃肠、子宫等平滑肌，皮肤血管，心房房室结	收缩，扩张； 收缩增强、传导减慢	苯海拉明、 异丙嗪、 氯苯那敏等
H_2	胃壁细胞，血管，心室，窦房结	分泌增多，收缩加强，心率加快	西米替丁、 雷尼替丁、 法莫替丁等

一、H_1 受体阻断药

人工合成的 H_1 受体阻断药多具有乙基胺的共同结构，乙基胺与组胺的侧链相似，对 H_1 受体有较大亲和力，但无内在活性，故能竞争性阻断之。

【药理作用】

(1) 抗外周组胺 H_1 受体作用 本类药品可以完全对抗组胺的收缩气管及胃肠道平滑肌作用。

(2) 中枢抑制作用 治疗量 H_1 受体阻断药有镇静与嗜睡作用。此外还有抗晕、镇吐作用，可能与其中枢抗胆碱作用有关。

(3) 其他作用 多数 H_1 受体阻断药有抗乙酰胆碱、局部麻醉和奎尼丁样作用。各种 H_1 受体阻断药的作用特点见表 26-2。

表 26-2 常用 H_1 受体阻断药的作用特点

药 物	镇静程度	止吐作用	抗胆碱作用	作用时间/h
苯海拉明	+++	++	+++	4～6
异丙嗪	+++	++	+++	4～6
氯苯那敏	+	−	++	4～6

续表

药 物	镇静程度	止吐作用	抗胆碱作用	作用时间/h
美克洛嗪	+	+++	+	12～24
西替利嗪	+	−	++	16～18
阿司咪唑	−	−	−	24
特非那定	−	−	−	12～24

注：+++作用强；++作用中等；+作用弱；−无作用。

【应用及特点】

(1) 防治变态反应性疾病　本类药物是组胺释放所引起的荨麻疹、枯草热和过敏性鼻炎等皮肤黏膜变态反应的首选药物。对昆虫咬伤引起的皮肤瘙痒和水肿也有良效。对药疹和接触性皮炎有止痒效果。因引起人类哮喘的活性物质复杂，药物不能对抗其他活性物质的作用。对过敏性休克也无效。

(2) 防治晕动病及呕吐　苯海拉明、异丙嗪对晕动病、妊娠呕吐以及放射病呕吐有镇吐作用。防晕动病应在乘车、船前15～30min服用。

(3) 失眠　对中枢有明显抑制作用的异丙嗪、苯海拉明可用于失眠。

【不良反应】 常见镇静、嗜睡、乏力等，故服药期间应避免驾驶车、船和执行高空作业。少数患者则有烦躁、失眠。此外尚有消化道反应及头痛、口干等。

二、H_2 受体阻断药

以含有甲硫乙胍的侧链代替 H_1 受体阻断药的乙基胺链，获得有选择作用的 H_2 受体阻断药。它可拮抗组胺引起的胃酸分泌，对 H_1 受体无作用。H_2 受体阻断药是治疗消化性溃疡很有价值的新药。当前临床应用的有西咪替丁（cimetidine）、雷尼替丁（ranitidine）、法莫替丁（famotidine）和尼扎替丁（nizatidine），详见第二十二章。

（刘建明）

第二十七章 肾上腺皮质激素类药物

肾上腺皮质激素（adrenal cortical hormone）简称“皮质素”，是肾上腺皮质所分泌的激素的总称，属于甾体类化合物。主要可以分为三类：①盐皮质激素（mineralocorticoid），主要为醛固酮（aldosterone），可影响水盐代谢；②糖皮质激素（glucocorticoid），以氢化可的松（hydrocortisone）和可的松（cortisone）为代表，主要影响糖类、蛋白质和脂肪代谢；③性激素，由网状带所分泌。通常意义的肾上腺皮质激素仅指盐皮质激素和糖皮质激素，不包括性激素。

肾上腺皮质激素的基本结构为甾核，构效关系非常密切（图 27-1）。①C_3 的酮基、C_{20} 的羰基及 C_4～C_5 的双键是保持生理功能所必需；②糖皮质激素的 C_{17} 上有—OH，C_{11} 上有═O 或—OH；③盐皮质激素的 C_{17} 上无—OH，C_{11} 上无═O 或有氧与 C_{18} 相连；④C_1～C_2 为双键以及 C_6 引入—CH_3 则抗炎作用增强、水盐代谢作用减弱；⑤C_9 引入—F，C_{16} 引入—CH_3 或—OH 则抗炎作用更强、水盐代谢作用更弱。

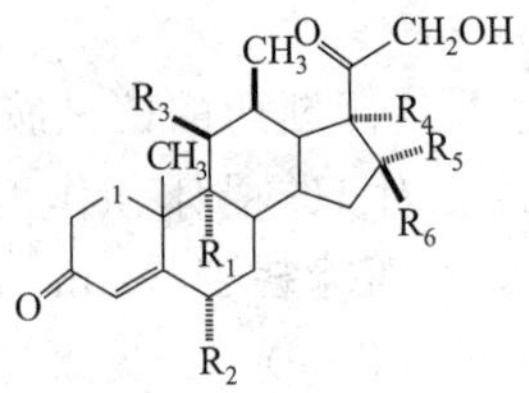

图 27-1　肾上腺皮质激素的基本结构

第一节　糖皮质激素

糖皮质激素由肾上腺皮质束状带细胞合成和分泌，作用广泛而复杂，且随剂量不同而异。生理情况下，所分泌的糖皮质激素主要影响物质代谢过程。大剂量的糖皮质激素则还有抗炎、抗免疫等药理作用。

【生理效应】

（1）糖代谢　促进糖原异生，减少外周组织对葡萄糖的摄取和利用，增加肝糖原及肌糖原的含量并升高血糖。

（2）蛋白质代谢　使许多肝外组织蛋白质分解代谢加快，抑制蛋白质的合成，久用可致生长减慢、肌肉消瘦、皮肤变薄、骨质疏松、淋巴组织萎缩和伤口愈合延缓等。

（3）脂肪代谢　促进脂肪分解，抑制其合成。久用可增高血胆固醇含量，并激活四肢皮下的脂酶，使四肢脂肪减少，还使脂肪重新分布于面部、上胸、背及臀部，形成诸如“水牛背”“满月脸”，造成向心性肥胖。

（4）水和电解质代谢　有较弱的盐皮质激素的作用，能“潴钠排钾”。在继发性醛固酮增多症时，糖皮质激素有抗醛固酮和拮抗抗利尿剂的作用，表现为排钠利尿。此外长期应用导致尿钙排除增加，可导致骨质脱钙。

【药理作用】

（1）抗炎作用 糖皮质激素对由病原微生物、化学、物理或免疫反应引起的炎症及炎症疾病的病理发展过程有强大的抑制作用。在炎症的急性阶段，可减轻渗出、水肿、毛细血管扩张、白细胞浸润及吞噬反应，从而改善红、肿、热、痛等症状；在后期可抑制毛细血管和纤维母细胞的增生，延缓肉芽组织生成，防止粘连及瘢痕形成，减轻后遗症。但应必须注意，炎性反应是机体的一种防御功能，炎症后期的反应更是组织修复的重要过程。因此，糖皮质激素在抑制炎症、减轻症状的同时，也降低机体的防御功能，可致感染扩散、阻碍创口愈合。

（2）免疫抑制作用 糖皮质激素对免疫过程的许多环节均有抑制作用。包括抑制巨噬细胞对抗原的吞噬和处理；阻碍原淋巴细胞转化，使淋巴细胞破坏并解体，使血中淋巴细胞迅速减少。引起暂时性淋巴细胞减少的原因可能与淋巴细胞移行至血液以外的组织有关，而不是淋巴细胞溶解所致。动物实验指出，小剂量主要抑制细胞免疫；大剂量则能抑制由B细胞转化成浆细胞的过程，使抗体生成减少，干扰体液免疫。

（3）抗毒性作用 糖皮质激素可提高机体对细胞内毒素的耐受力，减轻内毒素对机体的损伤，能解热和缓解中毒症状，帮助机体度过危险期。这与其能够稳定溶酶体膜有关。但其对细胞内毒素并无中和及破坏作用，对细胞外毒素无对抗作用。

（4）抗休克作用 大剂量的皮质激素类药物已广泛用于各种严重休克，特别是中毒性休克的治疗，对其评价虽尚有争论，但目前的观点认为其作用可能与下列因素有关：①稳定溶酶体膜，减少心肌抑制因子的形成；②降低血管对某些缩血管活性物质的敏感性，使微循环血流动力学恢复正常，改善休克状态；③扩张痉挛收缩的血管和加强心脏收缩；④提高机体对细菌内毒素的耐受力。

（5）血液与造血系统 糖皮质激素能刺激骨髓造血功能，使血液中的红细胞和血红蛋白含量增加。大剂量可使血小板增多并提高纤维蛋白原浓度，缩短凝血时间。促使中性粒细胞数增多，但却降低其游走、吞噬、消化及糖酵解等功能，因而会减弱对炎症区的浸润与吞噬活动。

（6）其他作用

① 退热作用。对严重的中毒性感染，如肝炎、伤寒、脑膜炎、急性血吸虫病、败血症及晚期癌症的发热，常具有迅速而良好的退热作用。但在发热诊断未明前，不可滥用糖皮质激素类药物，以免掩盖症状使诊断困难。

② 中枢兴奋作用。氢化可的松可减少脑中抑制性递质γ-氨基丁酸的浓度，提高中枢神经系统的兴奋性。用药后患者出现欣快、激动、失眠等，偶可诱发精神失常。大剂量对儿童可致惊厥或癫痫样发作。

③ 促进消化作用。大剂量糖皮质激素可刺激胃产生胃酸和胃蛋白酶，并可加快消化性溃疡的进展。

④ 增加肾小球滤过率作用。若无生理剂量的糖皮质激素的参与，肾脏功能（尤其是指肾小球滤过功能）将降低。

⑤ 促进胎儿发育作用。妊娠晚期胎儿肺的结构与功能的发育，都需要糖皮质激素的刺激。

常用的糖皮质激素类药物作用特点见表27-1。

表 27-1 常用糖皮质激素类药物的作用特点

类别	药物	水盐代谢（比值）	糖代谢（比值）	抗炎作用（比值）	等效剂量/mg	血浆 $t_{1/2}$/h	生物 $t_{1/2}$/h	一次口服常用量/mg
短效	氢化可的松	1.0	1.0	1.0	20	1.5～2.0	8～12	10～20
	可的松	0.8	0.8	0.8	25	2.5～3.0	8～12	12.5～25
中效	泼尼松	0.6	3.5	3.5	5	3.6	12～36	2.5～10
	泼尼松龙	0.6	4.0	4.0	5	2.1～4.0	12～36	2.5～10
	甲泼尼龙	0.5	5.0	5.0	4	＞3.3	12～36	2.0～8
	曲安西龙(去炎松)	0	5.0	5.0	4	＞3.3	12～36	2.0～8
长效	地塞米松	0	30	30	0.75	＞5.0	36～54	0.75～1.5
	倍他米松	0	30～35	25～35	0.60	＞5.0	36～54	0.6～1.2

【临床应用】

（1）严重感染　如中毒性菌痢、暴发型流行性脑膜炎、中毒性肺炎、重症伤寒、急性粟粒性肺结核、猩红热及败血症等，在应用有效的抗菌药物治疗感染的同时，可用皮质激素作辅助治疗，但对其疗效尚有不同看法。病毒性感染一般不用激素，因用后可降低机体的防御能力，反使感染扩散而加剧。但对严重传染性肝炎、流行性腮腺炎、麻疹和乙型脑炎等，也有缓解症状的作用。

（2）解除炎症症状及防止炎症后遗症　如结核性脑膜炎、脑炎、心包炎、风湿性心瓣膜炎、损伤性关节炎、睾丸炎以及烧伤后疤痕挛缩等，早期应用皮质激素可防止后遗症发生。对虹膜炎、角膜炎、视网膜炎和视神经炎等非特异性眼炎，应用后也可迅速消炎止痛、防止角膜混浊和疤痕粘连的发生。

（3）自身免疫性疾病及过敏性疾病　主要利用抑制免疫作用减轻症状。

① 自身免疫性疾病。如风湿热、风湿性心肌炎、风湿性及类风湿性关节炎、全身性红斑狼疮、结节性动脉周围炎、皮肌炎、自身免疫性贫血和肾病综合征等，应用皮质激素后可缓解症状。一般采用综合疗法，异体器官移植手术后所产生的排异反应也可应用皮质激素。

② 过敏性疾病。如荨麻疹、花粉症、血清热、血管神经性水肿、过敏性鼻炎、支气管哮喘和过敏性休克等，应以肾上腺受体激动药和抗组胺药治疗。病情严重或无效时，也可应用皮质激素辅助治疗，使能抑制原抗体反应反致的组织损害和炎症过程。

（4）替代疗法　用于急、慢性肾上腺皮质功能减退症（包括肾上腺危象）、脑垂体前叶功能减退及肾上腺次全切除术后作替代疗法。

（5）抗休克治疗　糖皮质激素适用于各种休克的治疗。感染中毒性休克时，在有效的抗菌药物治疗下，可及早、短时间突击使用大剂量皮质激素，见效后即停药；对过敏性休克，皮质激素为次选药，可与首选药肾上腺素合用；对心源性休克，须结合病因治疗；对低血容量性休克，在补液、补电解质或输血后效果不佳者，可合用超大剂量的皮质激素。

（6）血液病　可用于急性淋巴细胞性白血病、再生障碍性贫血、粒细胞减少症、血小板减少症和过敏性紫癜等的治疗，但停药后易复发。

（7）皮肤科用药 对接触性皮炎、湿疹、肛门搔痒、牛皮癣等都有疗效，宜用氢化可的松、泼尼松龙或氟轻松。对天疱疮及剥脱性皮炎等严重病例仍需全身用药。

小常识

糖皮质激素类药物具有抗炎、抗过敏、抗毒素、抗休克、免疫抑制等多种作用，临床应用非常广泛。但是，临床上滥用此类激素的情况比较严重，如滥用将其作为常规解热药，用于降低体温；利用其抗过敏作用，预防和减轻输液反应；误把激素作为抗生素使用，由于可降低机体防御功能，反而使潜在的感染病灶扩散；滥用将其作为改善胃肠功能的药物使用；滥用于慢性疾病（如风湿及类风湿性关节炎、慢性肾炎、肾病综合征、椎间盘突出等）滥用可导致暂时掩盖病情，导致骨质疏松、肌肉萎缩、伤口难愈合，诱发感染加重，贻误治疗时机，甚至危及生命。

【不良反应】

（1）类肾上腺皮质功能亢进综合征 因物质代谢和水盐代谢紊乱所致，如“满月脸”、“水牛背”、向心性肥胖、皮肤变薄、痤疮、多毛、浮肿、低血钾、高血压、糖尿，还有负氮平衡、骨质疏松、食欲增加、消化性溃疡等。停药后可自行消退，必要时采取对症治疗，如应用降压药、降糖药、氯化钾、低盐、低糖、高蛋白饮食等。

（2）诱发或加重感染 长期应用常可诱发感染或使体内潜在病灶扩散，如病毒、真菌及结核病灶的扩大恶化，特别是在原有疾病已使抵抗力降低如肾病综合征者更易产生。还可使原来静止的结核病灶扩散、恶化。故结核病患者必要时应并用抗结核药。

（3）停药反应 患者可出现反跳现象，因患者对激素产生了依赖性或病情尚未完全控制，突然停药或减量过快而致原病复发或恶化。常需加大剂量再行治疗，待症状缓解后再逐渐减量、停药。此外长期应用尤其是连日给药的患者，可引起肾上腺皮质萎缩和机能不全。多数患者可无表现。肾上腺皮质功能恢复的时间与剂量、用药期限和个体差异有关。停用激素后垂体分泌 ACTH 的功能需经 3～5 个月才恢复；肾上腺皮质对 ACTH 起反应机能的恢复约需 6～9 个月，甚至更久，因此不可骤然停药。

（4）消化系统并发症 使胃酸、胃蛋白酶分泌增加，抑制胃黏液分泌，降低胃肠黏膜的抵抗力，故可诱发或加剧胃、十二指肠溃疡，甚至造成消化道出血或穿孔。对少数患者可诱发胰腺炎或脂肪肝。

（5）心血管系统并发症 长期应用可引起高血压和动脉粥样硬化。

（6）其他 如骨质疏松、肌肉萎缩、伤口愈合迟缓等，与激素促进蛋白质分解、抑制其合成，及增加钙、磷排泄有关。骨质疏松多发生于儿童、老人和绝经妇女，严重者可有自发性骨折。因抑制生长素分泌和造成负氮平衡，还可影响生长发育。对孕妇偶可引起畸胎。

【禁忌证】 有严重精神病和癫痫病史、活动性消化道溃疡病、新近胃肠吻合术、骨折、创伤修复期、角膜溃疡、肾上腺皮质功能亢进症、严重高血压、糖尿病、孕妇、抗菌药不能控制的感染如（水痘、霉菌感染）等都是皮质激素的禁忌证。当适应证与禁忌证同时并存时，应全面分析，权衡利弊，慎重决定。一般说虽有禁忌证存在，但不得不用时，待危急情况过去后，尽早停药或减量。

【治疗方法】 宜根据患者、病情、药物的作用和不良反应特点，确定制剂、剂量、用药方法及疗程。

（1）大剂量突击疗法 用于严重中毒性感染及各种休克。氢化可的松首次剂量可静脉滴注 200～300mg，一日量可达 1g 以上，疗程不超过 3 天。对于休克有研究者主张用超大剂量，每次静脉注射 1g，一日 4～6 次。

（2）一般剂量长期疗法　用于结缔组织病、肾病综合征、顽固性支气管哮喘、中心性视网膜炎、各种恶性淋巴瘤、淋巴细胞性白血病等。一般开始时用泼尼松口服 10～20mg 或相应剂量的其他皮质激素制剂，每日 3 次，产生临床疗效后，逐渐减量至最小维持量，持续数月。

（3）小剂量替代疗法　用于垂体前叶功能减退、阿狄森病及肾上腺皮质次全切除术后。一般维持量，可的松，每日 12.5～25mg；或氢化可的松，每日 10～20mg。

（4）隔日疗法　皮质激素的分泌具有昼夜节律性，每日上午 8～10 时为分泌高潮（约 450nmol/L），随后逐渐下降（下午 4 时约 110nmol/L），午夜 12 时为低潮，这是由 ACTH 昼夜节律所引起。临床用药可随这种节律进行，即长期疗法中对某些慢性病采用隔日一次给药法，将一日或两日的总药量在隔日早晨一次给予，此时正值激素正常分泌高峰，对肾上腺皮质功能的抑制较小。

【制剂及用法】

（1）醋酸可的松替代（补充）疗法

① 口服，12.5～37.5mg/日，分两次。

② 药理治疗。口服，开始 75～300mg/日，分 3～4 次，维持量 25～50mg/日；肌内注射，25～125mg/次，2～3 次/日，用前摇匀。

（2）氢化可的松替代（补充）疗法

① 口服，20～30mg/日，分两次。

② 药理治疗。口服，开始 60～120mg/日，分 3～4 次，维持量 20～40mg/日；静脉滴注，100～200mg/次或更多，1～2 次/日，临用时以等渗氯化钠溶液或 5% 葡萄糖溶液 500ml 稀释。

③ 0.5%～2.5%软膏外用。

（3）地塞米松

① 口服。开始 0.75～1.5mg/次，3～4 次/日，维持量 0.5～0.75mg/日。

② 皮下、肌内或静脉注射。5～10mg/次，2 次/日。

第二节　促肾上腺皮质素及皮质激素抑制药

一、促肾上腺皮质素

促肾上腺皮质素（corticotropin，adreno cortico tropic hormone，ACTH）简称“促皮质素”，是由腺垂体嗜碱细胞合成分泌，可维持肾上腺正常形态和功能的重要激素。本品口服无效，必须注射给药。在生理情况下，下丘脑、垂体和肾上腺三者处于相对的动态平衡中，ACTH 缺乏将引起肾上腺皮质萎缩、分泌功能减退。其主要作用是促进糖皮质激素分泌，但只有在皮质功能完好时，方能发挥治疗作用。一般在给药后 2h，皮质才开始分泌氢化可的松。临床用于诊断脑垂体前叶-肾上腺皮质功能水平及长期使用皮质激素的停药前、后，以防止发生皮质功能不全。由于 ACTH 易引起过敏反应，现已少用，静脉滴注时不宜与中性及偏碱性的注射液使用。

二、皮质激素抑制药

美替拉酮

美替拉酮（metyrapone，甲吡酮）可抑制11β-羟化反应，干扰11-去氧皮质酮转化为皮质酮及11-去氧氢化可的松转化为氢化的松，而降低它们的血浆水平。但通过反馈性地促进ACTH分泌导致11-去氧皮质酮和11-去氧氢化可的松代偿性增加，故尿中17-羟类固醇排泄也相应增加。临床用于治疗肾上腺皮质肿瘤和产生ACTH的肿瘤所引起的氢化可的松过多症和皮质癌，还可用于垂体释放ACTH功能试验。不良反应较少，可有眩晕、消化道反应等。

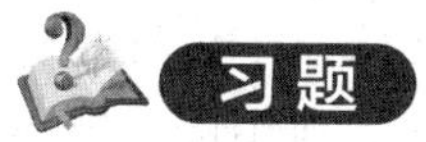

一、思考题

1. 糖皮质激素的主要药理作用有哪些？

2. 糖皮质激素类药物的主要不良反应有哪些？如何防治？

3. 糖皮质激素类药物治疗严重感染时，为什么要合用抗菌药物？

4. 糖皮质激素有几种给药方法？每一种方法适用于哪些情况？

二、是非题

1. 糖皮质激素（肾上腺皮质激素类药物）生理剂量时，可产生抗炎、免疫抑制等药理作用。

2. 糖尿病患者可放心使用肾上腺皮质激素类药物。

3. 肾上腺皮质激素类药物可促进蛋白质分解、抑制合成，故患者可出现伤口愈合慢、皮肤变薄。

4. 肾上腺皮质激素类药物可使脂肪重新分布，促进脂肪在四肢堆积，面、背部不敏感。

5. 糖皮质激素有抗炎作用，所以可用于细菌和病毒感染的治疗。

6. 肾上腺皮质激素类药物可用于自身免疫性疾病、过敏性疾病、异体器官移植排斥反应。

7. 长期大量应用肾上腺皮质激素类药物可诱发，或加重溃疡、穿孔；诱发或加重感染。

8. 长期大量应用肾上腺皮质激素类药物不会导致反跳现象及停药症状。

9. 肾上腺皮质激素类药物隔日疗法适用于危重患者的抢救。

10. 肾上腺皮质激素类药物局部应用可用于皮肤病、眼病等，如氢化可的松、泼尼松龙。

题号	1	2	3	4	5	6	7	8	9	10
答案	×	×	√	×	×	√	√	×	×	√

（刘建明）

第二十八章 胰岛素及口服降血糖药

糖尿病（Diabetes）的发病率逐年上升，特别是在我国发患者数增加尤为显著。临床上糖尿病可分为Ⅰ型糖尿病（insulin-dependent diabetes mellitus，IDDM，胰岛素依赖型）和Ⅱ型糖尿病（noninsulin-dependent diabetes mellitus，NIDDM，非胰岛素依赖型）。IDDM多为胰岛β细胞发生细胞介导的自身免疫性损伤而引起。胰岛β细胞破坏，引起胰岛素绝对缺乏。多见于青少年，大多发病较快，病情较重，症状明显且严重，呈酮症酸中毒倾向。NIDDM病因复杂，与遗传因素有关。患者有胰岛素抵抗和胰岛素分泌缺陷，血中胰岛素水平可正常或升高。多见于成年肥胖者，发病缓慢，病情相对较轻。

第一节 胰 岛 素

胰岛素（insulin）是由胰岛β细胞分泌的一种由两条多肽链组成的分子量为56kD的酸性蛋白质，A链含21个氨基酸残基，B链含30个氨基酸残基，A、B两链通过两个二硫键共价相连。药用胰岛素一般多由猪、牛胰腺提得。我国于1956年首先合成了具有生物活性的牛胰岛素结晶，目前可通过重组DNA技术利用大肠埃希菌合成胰岛素。

【体内过程】 胰岛素易被消化酶破坏，故口服无效。胰岛素制剂必须注射，皮下注射吸收快、起效快、代谢快，$t_{1/2}$为9～10min，但作用可维持数小时。主要在肝、肾灭活，经谷胱甘肽转氨酶还原二硫键，再由蛋白水解酶水解成短肽或氨基酸，严重肝、肾功能不良者能影响其灭活。为延长胰岛素的作用时间，可制备成中效及长效制剂。所有中、长效制剂均为混悬剂，不可静脉注射（表28-1）。

表28-1 胰岛素制剂及其作用时间

分类	药物	注射途径	作用时间/h			给药时间
			开始	高峰	维持	
短效	常规胰岛素	静脉	立即	0.5	2	急救
		皮下	0.5～1	2～3	6～8	餐前0.5h,3～4次/日
中效	低精蛋白锌胰岛素	皮下	2～4	8～12	18～24	早餐或晚餐前1h,一日1～2次
	珠蛋白锌胰岛素	皮下	2～4	6～10	12～18	同上
长效	精蛋白锌胰岛素	皮下	3～6	16～18	24～36	早餐或晚餐前1h,一日1次

【药理作用】 影响三大营养物质代谢，即影响糖类、蛋白质、脂肪的代谢。胰岛素可增加葡萄糖的转运、加速葡萄糖的氧化和酵解、促进糖原的合成和贮存、抑制糖原分解和异生而降低血糖。能增加脂肪酸的转运，促进脂肪合成并抑制其分解，减少游离脂肪酸和酮体的生成，影响蛋白质代谢。胰岛素可增加氨基酸的转运和蛋白质的合成，同时又抑制蛋白质的分解。

【作用机制】 在作用机制方面，目前一般主要有三种观点：①胰岛素可诱导第二信使的形成，它们模拟或具有胰岛素样的活性；②胰岛素与α亚单位结合后迅速引起β亚单位的自身磷酸化，进而激活 TPK，由此导致受体蛋白自身及胞内其他蛋白的酪氨酸残基磷酸化，因而启动了磷酸化的连锁反应；③胰岛素可使葡萄糖载体蛋白和其他蛋白质从胞内重新分布到胞膜，从而加速葡萄糖的转运。

【临床应用】

(1) 治疗糖尿病　适用于各型糖尿病，主要用于是治疗胰岛素依赖型糖尿病。如Ⅰ型糖尿病、Ⅱ型糖尿病经饮食控制或用口服降血糖药未能控制者；糖尿病发生各种急性或严重并发症者；合并重度感染、消耗性疾病、高热、妊娠、创伤以及手术的各型糖尿病。

(2) 纠正细胞内缺钾和治疗高钾血症　与葡萄糖和氯化钾配成极化液可防治心肌梗死；与葡萄糖合用治疗高钾血症。

【不良反应】

(1) 低血糖症　是最常见的不良反应，由胰岛素过量所致。常规胰岛素能迅速降低血糖，轻者出现饥饿感、出汗、心跳加快、焦虑、震颤等症状，严重者可引起昏迷、惊厥及休克，甚至脑损伤及死亡；长效胰岛素降血糖作用较慢，不易出现上述症状，而以头痛和精神情绪、运动障碍为主要表现。为防止低血糖症的严重后果，应教会患者熟知反应，以便及早发现和摄食或饮用糖水等。严重者应立即静脉注射50%葡萄糖。

(2) 过敏反应　少数人用药后会出现荨麻疹，一般反应轻微而短暂，偶可引起过敏休克。可用猪胰岛素代替，因其与人胰岛素较为接近。

(3) 胰岛素耐受性　由于并发感染、创伤、手术、情绪激动等应激状态，可使机体产生急性耐受。此时血中抗胰岛素物质增多或因酮症酸中毒时，血液中大量非酯化脂肪酸和酮体的存在可妨碍葡萄糖的摄取和利用。出现急性耐受时，需短时间内增加数千单位的胰岛素。产生慢性耐受的原因较为复杂。可能是体内产生了抗胰岛素受体抗体，对此可用免疫抑制剂控制症状，能使患者对胰岛素的敏感性恢复至正常水平；也可能是因为胰岛素受体数量的变化，如高胰岛素血症时，靶细胞膜上胰岛素受体数目减少；也可能是由于靶细胞膜上葡萄糖转运系统失常。此时换用其他动物胰岛素或改用高纯度胰岛素，并适当调整剂量常可有效。

(4) 局部反应　皮下注射可出现局部红肿、硬结、脂肪萎缩等，应有计划地更换注射部位。

小常识

胰岛素类似物

胰岛素于1921年由加拿大学者F.G.班廷和C.H.贝斯特首先发现，1922年开始用于临床。胰岛素制剂经历了动物胰岛素和人胰岛素阶段，近年来又开发出了胰岛素类似物，这使糖尿病的治疗大为改观。为改善传统胰岛素不能很好地模拟胰岛素生理分泌的缺点，近年来开发出了胰岛素类似物克服了这些不足之处。胰岛素类似物是利用重组DNA技术，通过对人胰岛素的氨基酸序列进行修饰生成的一类物质，具有与普通胰岛素不同的结构、理化性质和药动学特征，可以更好地模拟胰岛素的生理分泌和作用。常见的胰岛素类似物有赖脯胰岛素(优泌乐、速秀霖)、门冬胰岛素(诺和锐)、谷赖胰岛素(国内未上市)、甘精胰岛素(来得时、长秀霖)、地特胰岛素(诺和平)。

第二节 口服降血糖药

一、磺酰脲类

本类药物常用的有第一代磺酰脲类，如甲苯磺丁脲（tolbutamide，D_{860}，甲糖宁）、氯磺丙脲（chlorpropamide）；第二代磺酰脲类，如格列本脲（glyburide，glibenclamide，优降糖），格列吡嗪（glipizide，吡磺环已脲），格列齐特（gliclazide，达美康）等。

【作用及特点】 其作用机制最主要是通过刺激胰岛β细胞释放胰岛素。使胰岛β细胞膜含有磺酰脲受体及与之相偶联的ATP敏感的K^+通道阻断，从而使电压依赖性的Ca^{2+}通道开发。当胞外Ca^{2+}内流、胞内游离Ca^{2+}浓度增加后，触发胞吐作用及胰岛素的释放。长期服用且胰岛素已恢复至给药前水平的情况下，其降血糖作用仍然存在，这可能与抑制胰高血糖素的分泌、提高靶细胞对胰岛素的敏感性有关。也可能与增加靶细胞膜上胰岛素受体的数目和亲和力有关。

【体内过程】 口服易吸收，血浆蛋白结合率高（90%～99%），其中多数药物在肝内氧化成羟基化合物，并迅速从尿中排出。磺酰脲类药物的药代动力学见表28-2。甲苯磺丁脲作用最弱、维持时间最短；而氯磺丙脲$t_{1/2}$最长，且排泄慢，每日只需给药一次；新型磺酰脲类作用较强，可维持24h，每日只需给药1～2次。

表28-2 磺酰脲类药物的药代动力学参数

药物	$t_{1/2}$/h	效应强度	血浆蛋白结合率	作用持续时间/h	代谢途径	排泄（经肝、肾）	给药时间
甲苯磺丁脲	3～5	+	>90%	4～6	氧化	95%	2～3次/天，饭前
氯磺丙脲	24～48	+++	>90%	60	不代谢	90%	1次/天，早饭前
格列本脲	10～16	++++	>90%	24	氧化	50%	1～2次/天，饭前
格列吡嗪	3～7	++++	>90%	24	氧化	90%	1次/天，早饭前
格列齐特	10～12	++++	>90%	24	氧化	50%	1次/天，早饭前

【临床应用】

（1）糖尿病　主要用于胰岛功能尚存、单用饮食控制无效的非胰岛素依赖型糖尿病患者。对胰岛素产生耐受的患者用后可刺激内源性胰岛素的分泌而减少胰岛素的用量。

（2）尿崩症　氯磺丙脲能促进抗利尿素的分泌，可治疗尿崩症。

【不良反应】 3%的患者出现胃肠不适、恶心、腹痛、腹泻，减量后症状减轻。大剂量氯磺丙脲还可引起中枢神经系统症状，如精神错乱、嗜睡、眩晕、共济失调。也可引起粒细胞减少和胆汁郁积性黄疸及肝损害，一般在服药后1～2个月内发生。故而需定期检查肝功能和血象。较严重的不良反应为持久性的低血糖症，常因药物过量所致，尤以氯磺丙脲为甚。老人及肝、肾功能不良者较易发生，故老年糖尿病患者不宜用氯磺丙脲。新型磺酰脲类较少引起低血糖。

【药物相互作用】 由于磺酰脲类与血浆蛋白的结合率高，因此在蛋白结合上能与其他药物发生竞争。常见的有保泰松、吲哚美辛、水杨酸钠、双香豆素等，使游离药物浓度上升而引起低血糖反应。此外，糖皮质激素、氯丙嗪、噻嗪类利尿药、口服避孕药均可降低磺酰脲类药物的降血糖作用。

二、双胍类

目前国内使用的主要有二甲双胍（metformin，甲福明）及苯乙双胍（phenformine，苯乙福明）。二甲双胍作用短，在体内不与蛋白结合，不被代谢，从尿中排出。其作用机制可能是降低食物吸收及糖原异生、促进组织摄取葡萄糖等。本类药物主要用于轻症糖尿病患者，尤适用于肥胖者、单用饮食控制无效者。二甲双胍常用剂型为片剂，又叫“降糖片”，0.25～0.5g/次，3次/日，饭后服，以后根据尿糖或血糖情况增减。双胍类的不良反应为食欲下降、恶心、腹部不适、腹泻等，危及生命的不良反应为乳酸血症，尤以苯乙双胍的发生率高。与苯乙双胍相比，二甲双胍一般不引起乳酸血症，应用较广泛。

三、α-葡萄糖苷酶抑制药

α-葡萄糖苷酶抑制药是一类被称为“第三代口服降血糖药”的新型药物，已用于临床的有阿卡波糖（acarbose）及伏格列波糖（voglibose）。本类药物口服后在小肠上皮刷状缘与糖类竞争水解糖类的酶，从而减慢水解及产生葡萄糖的速度并延缓葡萄糖的吸收，使血糖峰值降低。临床主要用于轻、中度Ⅱ型糖尿病患者。对应用磺酰脲类或胰岛素治疗而效果不佳者，加用阿卡波糖常可明显降低餐后血糖，使血糖波动减少，减少磺酰脲类或胰岛素的用量。主要副作用是胃肠道反应，来自糖类在肠道滞留和酵解产气，因而有腹胀、嗳气、肛门排气增多，甚至有腹泻的症状，多数情况下不影响治疗。

四、胰岛素增敏药

该类药物主要是增加肌肉和脂肪组织对胰岛素的敏感性而发挥降低血糖作用。常用药物如罗格列酮（rosiglitazone）、环格列酮（ciglitazone）、恩格列酮（englitazone）等。其改善胰岛素抵抗及降糖的机制与竞争性激活过氧化物酶增殖活化受体、调节胰岛素反应性基因的转录有关。主要用于Ⅱ型糖尿病患者。该类药物具有良好的安全性和耐受性，低血糖发生率低。副作用主要有嗜睡、肌肉和骨骼痛、头痛等。

五、非磺酰脲类胰岛素促分泌药

瑞格列奈（repaglinide）是氨基乙酰基苯甲酸衍生物，是一种新型的胰岛素促分泌剂。该药为新型的非磺酰脲类口服降血糖药，但它也能有效地刺激胰岛素分泌，降低空腹和餐后血糖水平。该药与磺酰脲类有相似的作用机制，均可通过阻断胰腺β细胞上的、对ATP敏感的钾通道，引起钙通道开放，Ca^{2+}内流，从而刺激胰岛素分泌。其降糖作用比格列本脲强3～5倍，口服吸收迅速、在肝内代谢、持续时间短、给药灵活，集中作用于餐后葡萄糖的负载，以降低与饮食有关的血糖浓度，适用于降低Ⅱ型糖尿病。

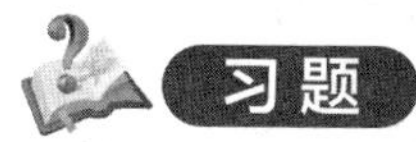

一、思考题

1. 临床上常用的口服降血药怎么分类？代表药物有哪些？

2. 胰岛素的药理作用有哪些？

3. 胰岛素的临床应用及不良反应有哪些？

二、是非题

1. 糖尿病是一种全身慢性代谢性疾病（高血糖），持续的高血糖会引起多器官的损害、功能异常或衰竭。

2. 糖尿病是由于胰岛素分泌绝对不足，引起的以高血糖为特征的一组代谢病。
3. 胰岛素治疗糖尿病的效果好。
4. 胰岛素可用于各种急性或严重并发症的糖尿病。
5. 胰岛素的一般制剂口服无效、注射给药，皮下注射吸收快。
6. 胰岛素的主要不良反应是低血糖症、过敏和耐受反应。
7. 口服降血糖药用于治疗Ⅰ型糖尿病。
8. 格列苯脲、格列吡嗪、格列美脲属于磺酰脲类降糖药。
9. 甲福明、苯乙福明属于双胍类降糖药。
10. α-糖苷酶抑制剂阿卡波糖（拜唐苹）可用于治疗Ⅰ型糖尿病。

题号	1	2	3	4	5	6	7	8	9	10
答案	√	×	√	√	√	√	×	√	√	×

（刘建明）

第二十九章 甲状腺激素及抗甲状腺药

甲状腺激素是甲状腺合成、分泌的激素，包括3,5,3′-三碘甲腺原氨酸（3,5,3′-triiodothyronine，T_3）和甲状腺素（thyroxine，T_4）。其在维持机体正常代谢、促进生长发育等方面具有重要意义。体内甲状腺激素水平异常将引起甲状腺功能亢进或甲状腺功能低下，就需要给用相应的药物治疗，本章就此类做一简单的介绍。

第一节 甲状腺激素

【体内过程】

本类药物口服易吸收，T_3、T_4 的生物利用度分别为50%～70%和90%～95%，且 T_3 的吸收率受食物内容物的影响而不稳定。两者与血浆蛋白结合率可高达99%以上，且 T_4 与蛋白质结合率比 T_3 高10倍。T_3 起效快而强，维持时间短，$t_{1/2}$ 为2天；而 T_4 起效慢而弱，维持时间长，$t_{1/2}$ 为5天。主要在肝、肾线粒体内脱碘，并与葡萄糖醛酸或硫酸结合，经肾脏排泄。甲状腺素可通过胎盘、进入乳汁，故妊娠期和哺乳期慎用。

具体过程如下。

（1）碘的摄取　血液中的碘被甲状腺腺泡细胞上的碘泵主动摄取。

（2）合成　在过氧化酶作用下被氧化成活性碘活性碘与甲状腺球蛋白的酪氨酸残基结合，生成一碘酪氨酸和二碘酪氨酸。在过氧化酶作用下合成的 T_3、T_4，并与TG结合储存于腺泡腔内。

（3）释放　当机体需要时，在蛋白水解酶作用下，将 T_3、T_4 游离释放入血。

（4）调节　甲状腺功能受下丘脑-腺垂体和 T_3、T_4 的调节。下丘脑释放的促甲状腺素释放素（TRH）能促进腺垂体合成并释放促甲状腺素（TSH）。血中 T_3、T_4 浓度增高对TSH和TRH释放又有负反馈调节作用，从而保持动态平衡。

【药理作用】

（1）促进代谢　能促进物质氧化代谢、增加耗氧量、提高基础代谢率、增加产热；能促进血糖升高、增加蛋白质合成；脂类分解大于合成。甲亢时食量多有增加，出现怕热、多汗等症状。

（2）促进生长　维持生长发育，可促进蛋白质合成，促进骨骼、中枢神经系统生长发育。缺少甲状腺激素将导致呆小病，引起智力低下、身材矮小，成年人则引起黏液性水肿。

（3）神经系统　可影响交感神经，提高机体对儿茶酚胺的敏感性。

（4）心脏　甲亢时出现神经过敏、急躁、失眠和震颤、心率加快、心输出量增加、血压升高等症状。与肾上腺素β受体数目增多有关。

【临床应用】　用于各种原因引起的甲状腺功能低下。

（1）呆小病　甲状腺功能低下可始发于胎儿或新生儿，若诊治及时，发育仍可正常。若错过最佳治疗时机，治疗过晚，则智力低下，需终身治疗。

（2）黏液性水肿　一般服用甲状腺片，剂量由小到大，逐渐增大。剂量不易过大，以免诱发或加重心脏疾患。垂体功能低下的患者宜先用皮质激素，再用甲状腺激素，以免发生急性肾上腺皮质功能不全。黏液性水肿昏迷者，必须立即静脉注射左旋甲状腺素钠盐。

（3）单纯性甲状腺肿　对缺碘所致者应补碘。无明显原因者给予适量甲状腺激素，以补充内源性激素不足，并可抑制腺垂体过量分泌的 TSH，以缓解甲状腺组织代偿性增生肥大。

【不良反应】 过量使用可诱发甲亢，若出现心绞痛和心肌梗死应停药，必要时用β受体阻断药对抗。高血压、糖尿病、冠心病及快速型心律失常患者禁用。孕妇及哺乳期妇女慎用。

第二节　抗甲状腺药

本类药物是指可暂时或长期取消甲状腺功能亢进（简称“甲亢”）的药物，主要有硫脲类、碘化物、放射性碘及β受体阻断药。

一、硫脲类

硫脲类是最重要的抗甲亢药物，包括硫氧嘧啶类和咪唑类，如甲硫氧嘧啶（methylthiouracil）、丙硫氧嘧啶（propylthiouracil）、甲巯咪唑（thiamazole，他巴唑）、卡比马唑（carbimazole，甲亢平）。

【药理作用及作用机制】 硫脲类的作用机制是抑制甲状腺过氧化物酶所中介的酪氨酸的碘化及偶联，而药物本身则作为过氧化物酶的底物而被碘化，起到竞争抑制作用，使氧化碘不能结合到甲状腺球蛋白上，从而抑制甲状腺激素的生物合成。本类药物对已合成的甲状腺激素无效，故须待已合成激素被消耗后才能完全起效。一般临床用药 2～3 周后甲亢症状开始减轻，治疗 1～3 个月后基础代谢率才可恢复正常。本类药物长期使用后，可导致血清甲状腺激素水平显著下降，反馈性增加 TSH 分泌，进而引起腺体代偿性增生，腺体增大、充血，重者可出现压迫症状。

【临床应用】 主要用于甲状腺功能亢进。

（1）内科药物治疗　适用于轻症和不宜手术或放射性碘治疗者，对儿童、青少年及术后复发而不适于放射性碘治疗者可使用本类药物。起始治疗可给予大剂量，以对甲状腺激素合成产生最大抑制作用。经 1～3 个月后症状明显减轻，当基础代谢率接近正常时，药量即可递减，直至维持量，疗程 1～2 年。内科治疗可以使 40%～70%的患者不复发。

（2）甲状腺手术前准备　为减少甲状腺次全切除手术患者的术中及术后并存病，防止术后发生甲状腺危象。在手术前应先服用硫脲类药物，使甲状腺功能恢复或接近正常。然后于术前两周加服碘剂，以利手术进行及减少出血。

（3）甲状腺危象的治疗　感染、外伤、手术等诱因可导致大量甲状腺素天然释放进入血液，从而引发甲状腺危象，患者可因高热、虚脱、心力衰竭、肺水肿、电解质紊乱而死亡。此时除主要应用大剂量碘剂和采取其他综合措施外，大剂量硫脲类可作为辅助治疗，以阻断甲状腺激素的合成。

【不良反应】 不良反应发生率低，常见的不良反应有搔痒、药疹等过敏反应，多数情况下不需停药也可消失。严重不良反应有粒细胞缺乏症，发生率在 0.2%～1.2%。一般发生在治疗后的2～3个月内，故应定期检查血象，若用药后出现咽痛或发热，立即停药则可恢复。

甲巯咪唑

【体内过程】 甲巯咪唑口服后由胃肠道迅速吸收，吸收率约70%～80%，广泛分布于全身，但浓集于甲状腺，在血液中不和蛋白质结合，$t_{1/2}$约3h，其生物学效应能持续相当长时间。甲巯咪唑及代谢物75%～80%经尿排泄，易通过胎盘并能经乳汁分泌。

【制剂及用法】 一般为口服制剂，成人开始用量一般为每天30mg，可按病情轻重调节为15～40mg，一日最大量60mg，分次口服；病情控制后，逐渐减量，每日维持量按病情需要介于5～15mg，疗程一般12～18个月。小儿开始时，剂量为每天按体重0.4mg/kg，分次口服。维持量约减半，按病情决定。

丙硫氧嘧啶

丙硫氧嘧啶能抑制外周组织的T_4转化为T_3，能迅速控制血清中生物活性较强的T_3水平，故在重症甲亢、甲亢危象时该药可列为首选。此外，硫脲类药物尚有免疫抑制作用，能轻度抑制免疫球蛋白的生成，使血循环中甲状腺刺激性免疫球蛋白下降。故硫脲类药物对甲亢患者除能控制高代谢症状外，对病因也有一定的治疗作用（因认为甲亢的发病与自体免疫机制异常有关）。

二、碘及碘化物

【作用及特点】 碘（iodine）和碘化物（iodide）是治疗甲状腺病最早的药物，不同剂量的碘化物对甲状腺功能可产生不同的作用。小剂量的碘用于治疗单纯性甲状腺肿，目前我国主要采用在食盐中按（1/104）～（1/105）的比例加入碘化钠或碘化钾，以防止单纯性甲状腺肿的发病。大剂量碘产生抗甲状腺作用，主要是抑制甲状腺素的释放，可能是抑制了蛋白水解酶，使T_3、T_4不能和甲状腺球蛋白解离所致。大剂量碘的应用只限于甲状腺功能亢进的手术前准备及甲状腺危象的治疗。一般甲状腺功能亢进患者将在术前二周给予复方碘溶液（卢戈液Lugol′s solution）以使甲状腺组织退化、血管减少，腺体缩小变韧、利于手术进行及减少出血。甲状腺危象的治疗，可将碘化物加到10%葡萄糖溶液中静脉滴注，也可服用复方碘溶液，并在2周内逐渐停服，需同时配合服用硫脲类药物。

【不良反应】 少数人可发生血管神经性水肿，如上呼吸道水肿及严重喉头水肿。长时间使用可出现慢性碘中毒，表现为口腔及咽喉烧灼感、唾液分泌增多、眼刺激症状等，此外也可诱发甲状腺功能紊乱。碘还可进入乳汁并通过胎盘引起新生儿甲状腺肿，故孕妇及乳母应慎用。

三、放射性碘

临床应用的放射性碘是^{131}I，其$t_{1/2}$为8天，56天后消除99%以上。临床用于治疗甲状腺功能亢进及甲状腺功能检查，适用于不宜手术或手术后复发及硫脲类无效或过敏者。一般用药后1个月见效，3～4个月后甲状腺功能恢复正常。本类药物易致甲状腺功能低下，故应严格掌握剂量和密切观察有无不良反应。一旦发生甲状腺功能低下，可补充甲状腺激素加以对抗。

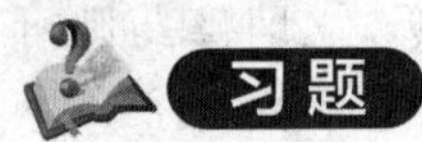

思考题

1. 硫脲类药物治疗甲亢的作用原理是什么？

2. 硫脲类药物的主要不良反应是什么？如何防治？

（刘建明）

第三十章 性激素类药及避孕药

性激素（sex hormone）是性腺分泌的激素，包括雌激素、孕激素和雄激素，属甾体化合物。目前临床应用的性激素类药物是人工合成品及其衍生物。

第一节 雌激素类药及雌激素拮抗药

一、雌激素

【来源】 卵巢分泌的天然雌激素（estrogens）主要是雌二醇。从孕妇尿提出的雌酮和雌三醇等，多为雌二醇的代谢产物。雌二醇是传统的雌激素类药物，天然的雌激素活性较低，而临床使用的多为人工合成的高效衍生物，如炔雌醇、炔雌醚及戊酸雌二醇等。此外，也曾合成一些结构较简单的具有雌激素样作用的制剂，如己烯雌酚、己烷雌酚，它们虽非甾体但具有较强的生物活性。

【体内过程】 口服天然雌激素（如雌二醇）可经消化道吸收，却易被肝脏破坏，生物利用度低。在血液中大部分药物与性激素结合球蛋白结合，也能非特异性地与白蛋白结合。部分以葡萄糖醛酸及硫酸结合的形式由肾脏排出，也有部分药物从胆道排泄并形成肝肠循环。人工合成的己烷雌酚、炔雌醇及己烯雌酚等在肝内代谢较慢，口服效果较好，作用也较持久。油溶液制剂或与脂肪酸化合成酯，作肌内注射，可以延缓吸收，延长其作用时间。

【药理作用】 其主要作用包括：①促进未成年女性的第二性征和性器官发育成熟，如子宫发育、乳腺腺管增生及脂肪分布变化等，维持对成年妇女性征并参与形成月经周期；②较大剂量的雌激素可抑制促性腺激素的分泌，发挥抗排卵作用，并能抑制乳汁分泌，是因乳腺水平干扰催乳素的作用所致，此外还有对抗雄激素的作用；③能增加骨骼钙盐沉积，加速骨骺闭合。大剂量可使甘油三酯和磷脂升高而胆固醇降低，也使糖耐量降低。临床主要用于卵巢功能不全和闭经、绝经期综合征、功能性子宫出血、乳房胀痛及退乳、晚期乳腺癌、前列腺癌、痤疮及避孕等。

【临床应用】

（1）补充女性激素分泌不足　可促进外生殖器、子宫及第二性征的发育。与孕激素类合用，可产生人工月经周期。

（2）绝经期综合征　绝经期综合征是更年期妇女因雌激素分泌减少，而垂体促性腺激素分泌增多，造成内分泌平衡失调，引起面颊红热、出汗、失眠、肥胖及情绪不安等症状。雌激素可抑制垂体促性腺激素的分泌从而减轻各种症状。

（3）避孕　与孕激素合用，用于避孕。

（4）乳腺癌　绝经五年以上的乳腺癌可用雌激素制剂治疗，缓解率可达40%左右，但绝经期以前的患者禁用，因这时反可能促进肿瘤的生长。

（5）前列腺癌　大剂量雌激素类可使症状改善，肿瘤病灶退化。这是其抑制垂体促性腺激素分泌，使睾丸萎缩而抑制雄激素的产生所致，也有抗雄激素的作用参与。

(6) 其他　雌激素能增加骨骼钙沉积，可与雄激素合用治疗老年性骨质疏松。针对雄激素过多引发的痤疮，雌激素可以对抗雄激素作用起到治疗作用。雌激素尚有升高白细胞作用，可用于放射性治疗引发的白细胞降低症。

【不良反应】

(1) 常见恶心、食欲不振，逐渐增加剂量可减轻反应；反应发生后减少剂量也可减轻反应。使用注射剂时，此种反应较轻。

(2) 长期大量应用可引起子宫内膜过度增生，引起子宫出血，故有子宫出血倾向者及子宫内膜炎患者慎用。

(3) 肿瘤患者不用，但前列腺癌和绝经期后乳腺癌患者除外。本药在肝代谢灭活，并可能引起胆汁郁积性黄疸，故肝功能不良者慎用。

二、雌激素拮抗药

他莫昔芬

他莫昔芬（tamoxifen）一种选择性雌激素受体调节剂（SERM)。这种药物能干扰雌激素的某些活动，模拟其他雌激素作用。低剂量时能促进人的垂体前叶分泌促性腺激素，从而诱使排卵；高剂量时明显抑制腺垂体促性腺激素的释放。临床用于：①乳腺癌术后辅助治疗，用于雌激素受体阳性者，特别是绝经后、年龄 60 岁以上的患者疗效较好；②晚期乳腺癌，或治疗后复发者。临床常用剂型为枸橼酸他莫昔芬片，规格 10mg，口服，每次 10mg，每天 2 次；也可每次 20mg，每天 2 次。

此外常用的雌激素拮抗药还有氯米芬（clomiphene）及雷洛昔芬（raloxifene)。

第二节　孕激素类药

孕激素（progestogens）主要由卵巢黄体分泌而来，在妊娠 3～4 个月后，黄体逐渐萎缩而由胎盘分泌，直至分娩，也有一定量的孕激素在近排卵期的卵巢及肾上腺皮质中产生。天然孕激素为黄体酮（progesterone，孕酮)，含量很低。口服无效，目前临床应用的是人工合成品及其衍生物。孕激素类按化学结构可分为以下两大类。

① 17α-羟孕酮类。从黄体酮衍生而得，作用与黄体酮相似。代表药物有醋酸甲羟孕酮（醋安宫黄体酮)、甲地孕酮、氯地孕酮和羟孕酮己酸酯等。

② 19-去甲睾丸酮类。从妊娠素衍生而得，如炔诺酮、双醋炔诺醇、炔诺孕酮（18-甲基炔诺酮）等。

【体内过程】 黄体酮因在胃肠及肝迅速破坏，口服效果差，故采用注射给药。血浆中的黄体酮大部分与蛋白结合。其代谢产物主要与葡萄糖醛酸结合，从肾排出，血浆半衰期为 15min。人工合成的炔诺酮、甲地孕酮等作用较强，在肝破坏较慢，可以口服，是避孕药的主要成分。

【药理作用】 作用机制类似于雌激素。

(1) 生殖系统　有助孕、安胎的作用。有利于孕卵的着床和胚胎发育，抑制子宫的收缩，并降低子宫对缩宫素的敏感性。可抑制卵巢的排卵过程，促使乳腺腺泡发育，为哺乳作准备。

(2) 代谢 通过竞争性地对抗醛固酮，从而促进 Na^+ 和 Cl^- 的排泄并利尿。

(3) 升温作用 有轻度升高体温作用，可使月经周期的黄体相基础体温较高。

(4) 呼吸 可增加每分通气量，降低肺泡二氧化碳分压。

【作用及特点】

(1) 先兆流产与习惯性流产 由于黄体功能不足导致的先兆流产，孕激素类有时可以起到安胎作用，但对习惯性流产疗效不确实。19-去甲睾酮类具雄激素作用，可使女性胎儿男性化，故不宜采用。此外应注意，黄体酮有时也可能引起生殖性畸形。

(2) 痛经和子宫内膜异位症 可抑制排卵并减轻子宫痉挛性收缩作用，从而起到止痛作用，也可使异位的子宫内膜退化。与雌激素制剂合用时，疗效更好。

(3) 功能性子宫出血 因黄体功能不足，而导致子宫内膜不规则的成熟与脱落，进而引起子宫出血时，应用孕激素类可使子宫内膜协调一致地转为分泌期，故可维持正常的月经。

(4) 原发性痛经、子宫内膜腺癌、前列腺肥大和前列腺癌。

【不良反应】 偶见头晕、恶心、呕吐及乳房胀痛等。长期使用可引起子宫内膜萎缩，月经量减少，并易诱发阴道真菌感染。19-去甲睾酮类在肝脏慢代谢，大剂量时可致肝功能障碍。

第三节 雄激素类药和同化激素类药

一、雄激素类药

天然雄激素（androgens）主要是睾丸间质细胞分泌的睾酮（testosterone，睾丸素）。目前临床常用的为人工合成的睾酮衍生物，如甲睾酮（methyltestosterone，甲基睾丸素）、丙酸睾酮（testosterone propionate，丙酸睾丸素）和苯乙酸睾酮（testosterone phenylacetate，苯乙酸睾丸素）等（图 30-1）。

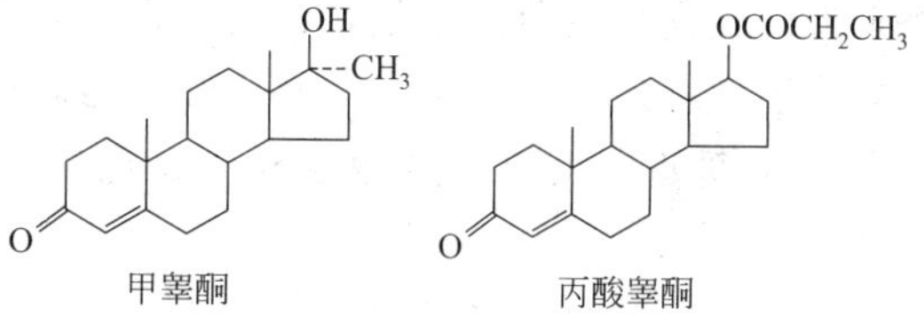

OH　CH_3　O　甲睾酮

$OCOCH_2CH_3$　O　丙酸睾酮

图 30-1 甲睾酮及丙酸睾酮的化学结构

【体内过程】 睾酮口服后在肝脏被迅速破坏，因此口服无效。一般制备成油溶液供肌内或皮下注射。肌内注射后，吸收缓慢，持续时间也较长，例如丙酸睾酮一次肌内注射可维持2～4 天。也可作成片剂植于皮下，吸收缓慢，作用可长达 6 周。甲睾酮可口服，也可舌下给药。

【药理作用】

(1) 生殖系统 可促进男性性征和生殖器官发育，并保持其成熟状态。睾酮还可以抑制垂体前叶分泌促性腺激素，可减少女性雌激素的分泌。此外尚有抗雌激素作用。

(2) 促进免疫球蛋白合成，增加机体免疫力和抗感染能力。

(3) 同化作用　雄激素能明显地促进蛋白质合成，减少氨基酸分解，使肌肉增长、体重增加，降低氮质血症，同时出现水、钠、钙、磷潴留等现象。

(4) 骨髓造血功能　在骨髓功能低下时，大剂量雄激素可促进细胞生长，是促进肾脏分泌促红细胞生成素所致，也可能是直接刺激骨髓造血功能。

【应用及特点】

(1) 睾丸功能不全　对无睾症、类无睾症（睾丸功能不全）及性功能低下的患者可作替代疗法。

(2) 功能性子宫出血　利用其抗雌激素作用，使子宫平滑肌及其血管收缩，引起内膜萎缩而起到止血作用。对严重出血病例，可用己烯雌酚、黄体酮和丙酸睾酮等三种混合物作注射，以起到止血的作用，停药后则可能出现撤退性出血。

(3) 晚期乳腺癌　对晚期乳腺癌或乳腺癌转移者，采用雄激素治疗可使部分病例的病情得到缓解。这可能与本类药物的抗雌激素作用有关，也可能通过抑制垂体促性腺激素的分泌，减少卵巢分泌雌激素。雄激素尚有抗催乳素刺激乳腺癌的作用。治疗效果与癌细胞中雌激素受体含量有关。受体浓度较高者，疗效较好。

(4) 贫血　因丙酸睾酮或甲睾酮可使骨髓功能改善，而可用于治疗再生障碍性贫血及其他贫血。

【不良反应及禁忌】　如长期应用于可引起女性患者发生诸多变化，如引起痤疮、多毛、声音变粗、闭经、乳腺退化、性欲改变等男性化现象。发现此现象时，应立即停药。多数雄激素均能干扰肝内毛细胆管的排泄功能，引起胆汁郁积性黄疸。应用时若发现黄疸或肝功能障碍，则应停药。对孕妇及前列腺癌患者禁用；肾炎、肾病综合征、肝功能不良、高血压及心力衰竭者也应慎用。

二、同化激素类药

将睾酮进行结构改造，可使雄激素活性降低而蛋白质同化作用保留或增强。即得到同化激素（anabolic steroids），主要有苯丙酸诺龙（nandrolone phenylpropionate）、司坦唑（stanozolol）及美雄酮（methandienone）等。本类药物可以增加蛋白质的合成，促进肌肉发育，增加食欲。主要用于蛋白质同化或吸收不足，也用于蛋白质分解亢进或损失过多等情况，如严重烧伤、手术后慢性消耗性疾病、老年骨质疏松和肿瘤恶病质等患者，服用时应同时增加食物中的蛋白质成分。长期使用可出现雄激素样不良反应。本类药物也是体育违禁用品。

小资料

体育违禁用品

国际体育违禁用品可分为以下七类、100 多个品种。大致为：①镇痛药，如哌替啶等 20 多种，起镇痛作用；②镇静剂，主要为β受体阻断剂，如普萘洛尔等，可稳定情绪、抑制手的颤抖；③兴奋剂，有 40 多种，如苯丙胺、咖啡因、麻黄素等；④蛋白质同化激素（如本节内容）；⑤肽类激素，可以增加身体的耐力；⑥利尿药或脱水药，如利尿酸、甘露醇、氢氯噻嗪等，用于短时间降低体重；⑦遮蔽剂，如丙磺舒，与其他违禁药品使用，可降低其他违禁药品的肾脏排泄。

第四节　避　孕　药

生殖过程是生物繁衍生息的一个必须过程，也是一个复杂的生理过程，包括精子和卵子的形成与成熟、排卵、受精、着床以及胚胎发育等诸多环节。针对其中的任何一个或若干个环节，都可以达到避孕和终止妊娠的目的。使用避孕药是计划生育的一项重要措施。避孕药是目前较理想的一种避孕方法，且多数避孕药作用于女性体内的相关环节，男性避孕药较少。

一、主要抑制排卵的避孕药

本类避孕药通常由不同类型的雌激素和孕激素类组成，主要避孕作用是抑制排卵。目前普遍认为雌激素可通过负反馈机制抑制下丘脑促性腺素释放激素（GNRH）的释放，从而减少促卵泡激素（FSH）的分泌，使卵泡的生长成熟过程受到抑制，同时孕激素又抑制促黄体素（LH）释放，两者协同作用而抑制排卵。动物实验已证明，外源性促性腺激素可防止甾体避孕药的抗排卵作用。如按规定用药，用药期间避孕效果可达99%以上。停药后，垂体前叶产生和释放FSH和LH，以及卵巢排卵功能都可以很快恢复。此外，此类药物也可干扰生殖过程的其他环节，还可能影响子宫和输卵管的正常活动，改变受精卵在输卵管的运行速度，以致受精卵不能适时地到达子宫。

【分类及用途】

（1）短效口服避孕药　如复方炔诺酮片、复方甲地孕酮片及复方炔诺孕酮片等。它们有抑制排卵及不利受孕卵着床的作用。于月经周期第5天开始，每晚服药1片，连服22天，待下次月经来潮第5天再开始第二个月的服用。偶尔漏服时，应在24小时内补服一片。如停药7天仍未来月经，则应立即开始服下一周期的药物。

（2）长效口服避孕药　由长效的炔雌醚与不同孕激素类（如炔诺孕酮或氯地孕酮等）配伍而成，如复方氯地孕酮（含氯地孕酮12mg，炔甲醚3mg)。每月服1次，成功率在98%。从月经来潮第5天开始服用，每晚1片，最初两次间隔20天，以后每月服1次，每次1片。

（3）长效注射避孕药　如复方己酸孕酮注射液（避孕针1号，含己酸孕酮250mg、戊酸雌二酮5mg)，首次于月经周期的第5日深部肌内注射2支，以后每隔28日或于每次月经周期的第11～12天注射1次，每次1支。注射后一般于14天左右月经来潮。如发生闭经，仍应按期给药，不能间断。

（4）埋植剂　将炔诺孕酮70mg装入己内酮小管，形成棒状物，植入左肩胛部皮下或臂内侧。

（5）多相片剂　为了使服用者的激素水平近似月经周期水平，可将避孕药制成多相片剂，如炔诺酮双相片、三相片和炔诺孕酮三相片。双相片是开始10天每日服炔诺酮片0.5mg和炔雌醇片0.035mg，后11天每日服用炔诺酮片1mg和炔雌醇片0.035mg，这种服用法的优点是很少发生突破性出血。三相片则分为开始7天每日服用炔诺酮片0.5mg和炔雌醇片0.035mg；中期7天，每日服用炔诺酮片0.75mg和炔雌醇片0.035mg；最后7天每日服用含炔诺酮片1mg和炔雌醇片0.035mg，其效果比双相片更好。炔诺孕酮三相片则为开始6天每日服用炔诺孕酮片0.05mg和炔雌醇片0.03mg；中期5天，每日服用炔诺孕酮片0.075mg和炔雌醇片0.04mg；后期10天，每日服用炔诺孕酮片0.125mg和炔雌醇片

0.03mg，这种服法更符合人体内源性激素的变化规律。

【不良反应】

（1）类早孕反应　少数人在用药初期可出现轻微的类早孕反应，如恶心、呕吐及择食等。一般坚持用药2～3个月后可减轻或消失，长效制剂发生率较高。

（2）月经减少或闭经　有不正常月经史者较易发生，如连续两个月闭经，应停药。

（3）子宫不规则出血　较常见于用药后最初几个周期中，如出现不规则出血，可加服炔雌醇。

（4）乳汁减少　少数哺乳妇女乳汁减少，长效口服避孕药可通过乳汁影响乳儿，使其乳房肿大。

（5）凝血功能亢进　国外报道本类药物可诱发血栓性静脉炎、肺栓塞或脑血管栓塞等。吸烟可能增加血栓栓塞的发生率。

（6）影响美容　可能出现痤疮、皮肤色素沉着。

二、抗着床避孕药

此类药物又称探亲避孕药，可使子宫内膜发生各种功能和形态变化，使子宫内膜不利于孕卵着床，从而起到避孕作用。我国多用大剂量炔诺酮（5mg/次）或甲地孕酮（2mg/片），此外还研制成一种新型抗着床药——双炔失碳酯（53抗孕片）。本类药物主要优点是应用不受月经周期的限制，无论在排卵前、排卵期或排卵后服用，都可影响孕卵着床。一般于同居当晚或事后服用。同居14日以内必须连服14片，如超过14日，应接服Ⅰ号或Ⅱ号口服避孕药。

三、其他抗早期及中期妊娠药

米非司酮

米非司酮（mifepristone）为新型抗孕激素，并无孕激素、雌激素、雄激素及抗雌激素活性，能与孕酮受体及糖皮质激素受体结合，对子宫内膜孕酮受体的亲和力比黄体酮强5倍，对受孕动物各期妊娠均有引产效应，可作为非手术性抗早孕药。在有效剂量下，对皮质醇水平无明显影响。由于该药不能引发足够的子宫活性，单用于抗早孕时不完全流产率较高，但能增加子宫对前列腺素的敏感性。本品用于终止早期妊娠、停经日数在49日以内的正常宫内妊娠、手术人流的高危对象（如剖宫产半年内，人流或产后哺乳期妊娠）、宫内发育不全或坚韧而无法探子宫腔者、对手术流产有恐惧心理者。

前列腺素类

前列腺素类有很强的子宫平滑肌收缩和宫颈扩张作用，用于抗早孕及引产。常用的有米索前列醇（misoprostol），口服药剂用于预防和治疗由非甾体抗炎药（NSAID）引发的十二指肠损伤。对十二指肠溃疡，口服本品4周后愈合率为54%，疗效略低于西咪替丁，但本品在保护胃黏膜不受损害方面比西咪替丁更有效。本品与米非司酮序贯合并使用，可用于终止停经49日内的早期妊娠。

四、男性避孕药

棉　　酚

棉酚（gossypol）是棉花根、茎和种子中所含的一种黄色酚类物质。其作用部位在睾丸细精管的生精上皮，可使精子数量减少，直至无精子产生，停药后可逐渐恢复。经健康男子试用，每天20mg，连续服用两个月即可达节育标准，有效率可达90%以上。不良反应有乏力、食欲减退、恶心、呕吐、心悸及肝功能改变等。服药者如发生低血钾肌无力症状，应及时加以处理，补充血钾。

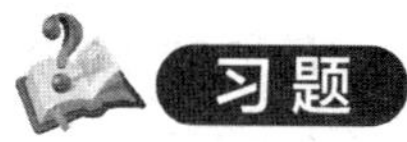

思考题

1. 简述雌激素的药理作用。
2. 简述雌激素的临床应用。
3. 简述雌激素的不良反应。

（刘建明）

第三十一章 抗病原微生物药物概论

抗菌药物对病原菌具有抑制或杀灭作用，是防治细菌感染性疾病的一类药物。化学治疗（chemotherapy）是指对病原微生物、寄生虫、恶性肿瘤所致疾病的药物治疗（简称“化疗”）。包括抗微生物药（antibacterial drug）、抗寄生虫药（antiparasitic）、抗癌药（anti-cancer drug）。化疗即应用药物治疗癌症，这些特殊的药物可杀灭肿瘤细胞，有时称为细胞毒药物。

化学治疗学的目的是研究、应用对病原体有选择毒性（即强大杀灭作用），而对宿主无害或少害的药物，以防治病原体所引起的疾病。应用化疗药物治疗感染性疾病过程中，涉及机体、药物与病原体三个方面（图 31-1）。感染性疾病的发病与康复过程是微生物与机体相互斗争的过程。病原微生物在疾病的发生、发展过程中起着重要作用。病原体不能决定疾病的全过程，而人体的反应性、免疫状态和防御功能对疾病的发生、发展与转归也起重要作用。当机体防御功能占主导地位时，就能战胜致病微生物，使它不能致病或发病后可迅速康复。抗菌药物的抑菌或杀菌作用是制止疾病发展与促进康复的外来因素，为机体彻底消灭病原体和康复创造有利条件。某种条件下微生物可产生耐药性，而使药物失去抗菌效果。治疗过程中药物的治疗作用是主要的，但使用不当时，药物可产生不良反应。

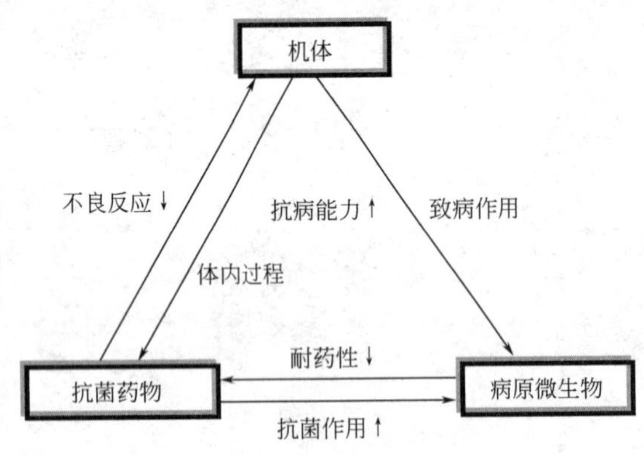

图 31-1　机体、抗菌药物及病原微生物的相互作用关系

一、常用术语

（1）抗生素　主要是由细菌、霉菌或其他微生物产生的次级代谢产物或人工合成的类似物。20 世纪 90 年代以后，科学家们将抗生素的范围扩大，统称为“生物药物素”。主要用于治疗各种细菌感染或致病微生物感染类疾病。一般情况下对其宿主不会产生严重的副作用。

（2）抗菌谱　每种抗菌药物都有一定的抗菌范围，称为抗菌谱。某些抗菌药物仅作用于单一菌种或局限于一属细菌，其抗菌谱窄，如异烟肼只对抗酸分枝杆菌有效；另一些药物抗菌范围广泛，称之为广谱抗菌药，如四环素和氯霉素，它们不仅对革兰阳性菌和革兰阴性菌有抗菌作用，且对衣原体、肺炎支原体、立克次体及某些原虫等也有抑制作用。近年新发展的青霉素类和头孢菌素类抗生素也有广谱抗菌作用。

（3）抗菌活性　抗菌活性是指药物抑制或杀灭微生物的能力。一般可用体外与体内（化学实验治疗）两种方法来测定。体外抗菌试验对临床用药具有重要意义。能够抑制培养基内细菌生长的最低浓度，称之为最低抑菌浓度（MIC）；能够杀灭培养基内细菌的最低浓度，称之为最低杀菌浓度（MBC）。

（4）抑菌药 是指仅有抑制微生物生长繁殖而无杀灭作用的药物，如四环素等。

（5）杀菌药 这类药不仅能抑制微生物生长繁殖，而且能杀灭之，如青霉素类、氨基糖苷类等。

（6）抗菌后效应 细菌与抗菌药短暂接触后，当药物浓度逐渐降低，低于最低抑菌浓度或被机体消除后，仍然对细菌的生长繁殖有抑制作用，这种现象称为抗菌后效应。几乎所有的抗菌药均有抗菌后效应。抗菌后效应越长，其抗菌活性越强，故抗菌后效应是评价抗菌药活性的重要指标之一。

（7）二重感染 正常人的口腔、鼻腔、咽喉、肠道等有微生物寄生，种群间可维持平衡的共生状态。当广谱抗生素被长期、大剂量应用后，体内敏感菌受到抑制，种群间平衡的共生状态被破坏，不敏感菌株乘机生长繁殖，形成了新的感染，称为二重感染。

理想的化疗药物一般必须具有对宿主体内病原微生物高度选择性的毒性，而对宿主无毒性或毒性很低，最好还能促进机体防御功能并能与其他抗菌药物联合应用消灭病原体。化疗药物的价值一般以动物半数致死量（LD_{50}）和治疗感染动物的半数有效量（ED_{50}）之比，或5%致死量（LD_5）与95%有效量（ED_{95}）的比来衡量。LD_{50}/ED_{50}的比值关系称为“化疗指数”。化疗指数愈大，表明药物的毒性愈小、疗效愈好，临床应用的价值也可能愈高。但化疗指数高者并不是绝对安全，如几乎无毒性的青霉素仍可引起过敏性休克。

二、抗菌药物的作用机制

1. 阻碍细菌细胞壁的合成

细菌细胞膜外是一层坚韧的细胞壁，能抵御菌体内强大的渗透压，具有保护和维持细菌正常形态的功能。细菌细胞壁主要结构成分是细胞壁黏肽，由N-乙酰葡萄糖胺和与五肽相连的N-乙酰胞壁酸重复交替联结而成。可阻碍细菌细胞壁的合成，导致细胞壁缺损、水分内渗、肿胀、溶菌。青霉素与头孢菌素类均能抑制细胞壁黏肽合成酶（如转肽酶、内肽酶），从而阻碍细胞壁黏肽的合成，使细胞壁缺损，菌体破裂死亡。

2. 增加胞质膜的通透性

细菌胞质膜主要是由类脂质和蛋白质分子构成的一种半透膜，具有渗透屏障和运输物质的功能。多黏菌素类抗生素具有表面活性物质，能选择性地与细菌胞质膜中的磷脂结合，损伤细菌的细胞膜，造成其屏障的破坏。如多黏菌素B、多黏菌素E，可增加细菌胞质膜的通透性；制霉菌素、二性霉素B（两性霉素B、制霉菌素等）可增加真菌胞质膜的通透性。

3. 抑制细菌细胞的蛋白质的合成

细菌为原核细胞，其核蛋白体为70S，由30S和50S亚基组成；哺乳动物是真核细胞，其核蛋白体为80S，由40S与60S亚基构成，因而生理、生化与功能不同。抗菌药物对细菌的核蛋白体有高度的选择性毒性，而不影响哺乳动物的核蛋白体和蛋白质合成。多种抗生素能抑制细菌的蛋白质合成，但它们的作用点有所不同。部分药物可影响细菌细胞的蛋白质合成，使细菌的生长繁殖受到抑制。这类药物如氯霉素、大环内酯类、林可霉素类、四环素类、氨基糖苷类、莫匹罗星等。

4. 干扰核酸的代谢，阻碍遗传信息的复制

这类药物如利福平、硝基咪唑、硝基呋喃类。

5. 抗叶酸代谢

磺胺类与甲氧苄啶（TMP）可分别抑制二氢叶酸合成酶与二氢叶酸还原酶，妨碍叶酸代谢，最终影响核酸合成，从而抑制细菌的生长和繁殖。

三、细菌耐药性

1. 基本概念

细菌耐药性（resistanceto drug）又称抗药性，指细菌对于抗菌药物作用的耐受性。耐药性一旦产生，药物的化疗作用将明显下降。耐药性根据其发生原因可分为获得耐药性和天然耐药性。自然界中的病原体，如细菌的某一株也可存在天然耐药性。当长期应用抗生素时，占多数的敏感菌株不断被杀灭，耐药菌株就大量繁殖，代替敏感菌株，而使细菌对该种药物的耐药率不断升高。目前认为获得耐药性是产生耐药菌的主要原因。

2. 产生机制

（1）产生灭活酶　细菌可通过耐药因子产生破坏抗菌药物的灭活酶或纯化酶而产生耐药性。如细菌对 β-内酰胺类抗生素耐药性的产生，主要是通过产生 β-内酰胺酶，使其 β-内酰胺环的酰胺键断裂而实现的。氨基糖苷类纯化酶的产生，是临床上细菌对氨基糖苷类产生耐药性的最重要原因。某些金黄色葡萄球菌、表皮葡萄球菌、G 组链球菌和革兰阴性杆菌可产生氯霉素乙酰转移酶，从而使氯霉素失去抗菌活性。

（2）抗菌药物作用靶位改变　由于改变了细胞内膜上与抗生素结合部位的靶蛋白，降低与抗生素的亲和力，使抗生素不能与其结合，从而导致抗菌的失败。如肺炎链球菌对青霉素的高度耐药就是通过此机制产生的。靶蛋白数量增加，可使药物存在时仍有足够量的靶蛋白维持细菌的正常功能和形态，细菌继续生长、繁殖，同时对抗菌药物产生耐药。如肠球菌对 β-内酰胺类的耐药性是既产生 β-内酰胺酶又增加青霉素结合蛋白的量，同时降低青霉素结合与抗生素的亲和力，形成多重耐药机制。

（3）改变细菌外膜通透性　多数广谱抗菌药对铜绿假单胞菌无效或作用很弱，主要是抗菌药物不能进入铜绿假单胞菌菌体内，故产生天然耐药。细菌接触抗生素后，可以通过改变通道蛋白的性质和数量来降低细菌的膜通透性而产生获得耐药性。正常情况下细菌外膜的通道蛋白允许抗生素等药物分子进入菌体，当细菌多次接触抗生素后，菌株发生突变，产生新的蛋白结构，使原有的通道蛋白丢失，导致 β-内酰胺类、喹诺酮类等药物进入菌体内减少。

（4）影响主动外排系统　某些细菌能将进入菌体的药物泵出体外。由于这种主动流出系统的存在及其对抗菌药物选择性的特点，使大肠埃希菌、金黄色葡萄球菌、表皮葡萄球菌、铜绿假单胞菌、空肠弯曲杆菌，对四环素、氟喹诺酮类、大环内酯类、氯霉素、β-内酰胺类产生多重耐药。

（5）细菌代谢途径的改变　代谢拮抗物增加，如对磺胺类耐药的细菌产生大量的对氨基苯甲酸（PABA）。

（6）细菌生物被膜的形成　指细菌黏附于固体或有机腔道表面形成微菌落，并分泌细胞外多糖蛋白复合物，将自身包裹其中而形成的膜状物。

3. 产生耐药性的主要原因

产生耐药性的主要原因是滥用抗生素、局部用药、剂量不足、单独应用和长期应用导致的。为防止和减少抗药菌的产生，主要应注意以下几个方面：一是不断改进和研制新的抗生素，二是坚持合理用药。由于抗药性的产生往往与用药剂量不足、长期盲目使用抗生素等用药不当的做法有密切关系，故使用抗菌药时要足量用药、疗程要适当。

合理用药是防止和减少抗药菌产生的重要一环。比如严格按照抗生素的抗菌谱选用药物，必要时应先进行药物敏感试验；按时按量服用抗生素，使体内药物始终维持在合理的浓度，以求彻底杀灭病原菌而又尽量减少对人体的毒、副作用，必要时进行治疗药物监测检查；不滥用抗生素，尤其是广谱抗生素；治疗慢性病要联合用药；尽量减少局部用药。

4. 抗菌药物分类(图 31-2)

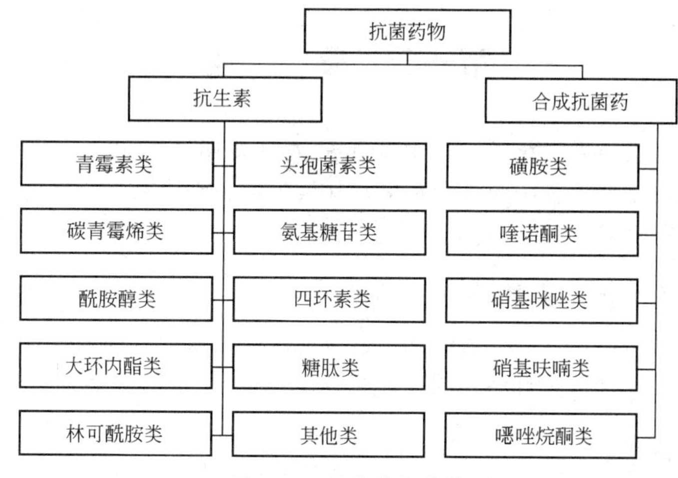

图 31-2　抗菌药物分类

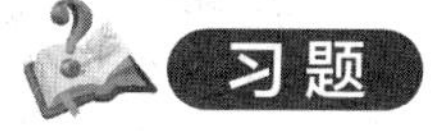

一、是非题

1. 化疗药就是抗癌药。
2. 理想的化疗药物要求抗菌作用强大、对人毒性低微、化疗指数小。
3. 抗菌药作用机制之一是抑制细胞壁的合成。
4. 抗菌药作用机制之一是影响胞质膜通透性。
5. 抗菌药作用机制之一是影响胞质内生命物质的合成。
6. 细菌耐药性产生机制之一是产生灭活酶，如水解酶、钝化酶。
7. 抗菌药作用好，一旦出现感染马上使用抗菌药。
8. 使用抗生素不需要有严格指征。
9. 使用抗菌药要足量用药、疗程要适当，治疗慢性病要联合用药。

题号	1	2	3	4	5	6	7	8	9
答案	×	×	√	√	√	√	×	×	√

二、问答题

1. 抗菌药物的作用机制有哪些？
2. 细菌产生耐药性的机制是什么？

三、名词解释

化学治疗　抗生素　抗菌谱　抑菌药　杀菌药　细菌耐药性　化疗指数

（葛喜珍）

第三十二章 β-内酰胺类抗生素

第一节 概　述

β-内酰胺类抗生素，系指化学结构中具有β-内酰胺环（图 32-1）的一大类抗生素，也是一种种类很广的抗生素，其中包括青霉素及其衍生物、头孢菌素、单酰胺环类、碳青霉烯类和青霉烯类酶抑制剂等。

一、β-内酰胺类抗生素的特点

此类抗生素具有杀菌活性强、毒性低、适应证广、临床疗效好的优点。本类药物化学结构，特别是侧链的改变形成了许多不同的抗菌谱。

二、抗菌机制

各种β-内酰胺类抗生素的作用机制均相似，都能抑制胞壁黏肽合成酶，即青霉素结合蛋白（penicillin binding proteins，PBPs），从而阻碍细胞壁黏肽合成，使细菌胞壁缺损，菌体膨胀裂解。除此之外，对细菌的致死效应还应包括触发细菌的自溶酶活性，缺乏自溶酶的突变株则表现出耐药性。哺乳动物因无细胞壁，不受β-内酰胺类药物的影响，因而本类药具有对细菌的选择性杀菌作用，对宿主毒性小。细菌胞质膜上的特殊蛋白 PBPs 是β-内酰胺类药的作用靶位，各种细菌细胞膜上的 PBPs 数目、分子量对β-内酰胺类抗生素的敏感性不同，但分类学上相近的细菌，其 PBPs 类型及生理功能则相似。

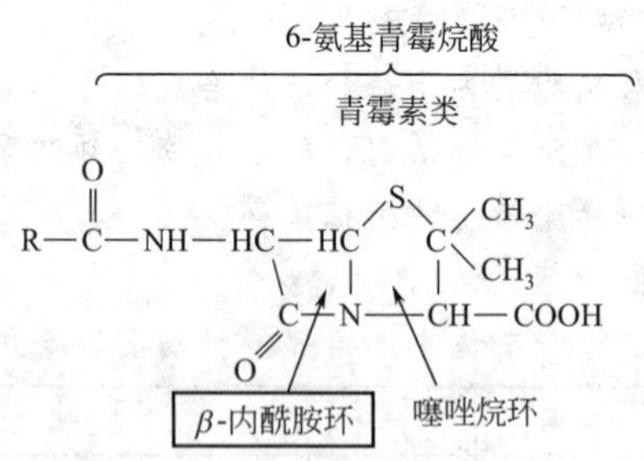

图 32-1　青霉素类结构

三、影响β-内酰胺类抗菌作用的因素

革兰阳性菌与阴性菌的结构差异甚大，与母核相连接的侧链不同，可影响β-内酰胺类各药的亲脂性或亲水性。有效药物必须能进入菌体作用于细胞膜上的靶位 PBPs。影响抗菌作用的主要因素有：药物透过革兰阳性菌细胞壁或阴性菌脂蛋白外膜（即第一道穿透屏障）的难易；对β-内酰胺酶（第二道酶水解屏障）的稳定性；对抗菌作用靶位 PBPs 的亲和性。

四、细菌对β-内酰胺类抗生素的耐药机制

细菌对β-内酰胺类抗生素的耐药机制主要有以下几点。

① 细菌产生β-内酰胺酶（青霉素酶、头孢菌素酶等），使易感抗生素水解而灭活。

② 对革兰阴性菌产生的β-内酰胺酶稳定的广谱青霉素和第二、三代头孢菌素，其耐药发生机制不是由于抗生素被β-内酰胺酶水解，而是由于抗生素与大量的β-内酰胺酶迅速、牢固结合，使其停留于胞膜外间隙中，因而不能进入靶位（PBPs）发生抗菌作用，此种β-内酰胺酶的非水解机制又称为“牵制机制”。PBPs靶蛋白与抗生素亲和力降低、PBPs增多或产生新的PBPs均可使抗生素失去抗菌作用。

③ 细菌的细胞壁或外膜的通透性改变，使抗生素不能或很少进入细菌体内到达作用靶位。

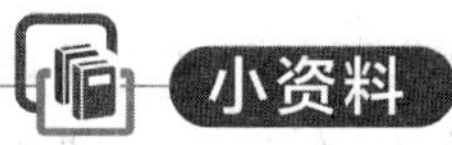

抗生素的发展历程

探索：公元前1550年，古埃及医生用猪油调蜂蜜来敷贴，然后用麻布包扎因外伤感染而发炎红肿的病灶，但当时并不知道这么做的医学意义在于抑菌。1867年，英格兰外科医生李斯特首创石炭酸（化学名为“苯酚”）消毒法，使手术后感染的死亡率由60%下降到了15%。

发现：1877年，Pasteur和Joubert首先认识到微生物产品有可能成为治疗药物，他们发表了实验观察，即普通的微生物能抑制炭疽杆菌的生长。1910年，德国医生埃尔利希在第606个配方实验中取得了成功，就是现在还在用的阿斯凡纳明，代号“埃尔利希606”。1922年，微生物学家亚历山大·弗莱明从人体鼻腔分泌物中观察到一种酶，即“溶菌酶”，具有抵抗微生物的能力。1928年，亚历山大·弗莱明又发现一种抗生现象，那就是青霉素的抗生作用。1929年，发表了题为《论青霉菌培养物的抗菌作用》的论文，这一年被视为“抗生素元年”。但青霉素极不稳定，提纯很困难。1932年，德国化学工业巨头克拉尔合成了一种鲜艳的橙色染料。同年，细菌学家兼药物学家多马克尝试着用这种染料来杀灭链球菌，首先在老鼠身上实验成功。它的问世，标志着抗生素时代的开始。

辉煌时代：金霉素（1947年）、氯霉素（1948年）、土霉素（1950年）、制霉菌素（1950年）、红霉素（1952年）、卡那霉素（1958年）等都是在这期间发现的。这一时期，抗生素研究也进入了有目的、有计划、系统化的阶段，建立了大规模的抗生素制药工业。1936年，磺胺的临床应用开创了现代抗微生物化疗的新纪元。1941年，犹太裔德国人钱恩与来自澳大利亚、在牛津大学做访问学者的弗洛里合作，成功分离出了青霉素。1944年，青霉素首次在美国生产出来。人们把青霉素同原子弹、雷达并列为第二次世界大战中的三大发明。1944年，新泽西大学分离出来第二种抗生素链霉素，有效治愈了结核传染病。1947年，出现氯霉素，它主要针对痢疾、炭疽病菌，治疗轻度感染。1948年，出现最早的广谱抗生素——四环素。在当时看来，它能够在还未确诊的情况下有效地使用。1956年，万古霉素的发明被称为“抗生素的最后武器”。

发展放缓期：1958年，希恩合成了6-氨基青霉烷酸，开辟了生产半合成青霉素的道路。进入20世纪60年代后，人们从自然界中寻找新的抗生素的速度明显放慢，取而代之的是半合成抗生素的出现。

黄金时期：20世纪50年代至70年代，是抗生素开发的黄金时期，新上市的抗生素逐年增多。1971年至1975年达到顶峰，5年间共有52种新抗生素问世。

第二节 青霉素类

青霉素G是最早应用于临床的抗生素，它具有杀菌力强、毒性低、价格低廉、使用方便等优点，现仍是处理敏感菌所致各种感染的首选药物。但是青霉素有不耐酸、不耐青霉素酶、抗菌谱窄和容易引起过敏反应等缺点，在临床应用受到一定限制。利用青霉素的母核6-氨基青霉烷酸（6-APA），进行化学改造，接上不同侧链，已合成几百种“半合成青霉素”。

一、青霉素（penicillin G）

青霉素又名苄青霉素（benzyl penicillin），是天然青霉素，侧链为苄基。常用其钠盐或钾盐，其晶粉在室温中稳定，易溶于水，水溶液在室温中不稳定，20℃放置24h，抗菌活性迅速下降，且可生成有抗原性的降解产物，故青霉素应在临用前配成水溶液。β-内酰胺环是其抗菌活性的重要部分。

基本知识

药物的基本单位：一般药物的重量以“克”为基本单位、容量以毫升为基本单位。某些药物原料中含有一些可存在的杂质，不可能是纯品。故不能以重量单位准确表示其含量，只能依靠生物检定的方法与标准品进行比较来测定药物的效价剂量。因此，采用特定的“单位”——“U”来计量。临床上常见到的以效价单位计量的药物有生物制剂、激素、维生素及部分抗生素类药，如青霉素1670U/mg，480mg×1670U/mg=801600，即80万U。

1. 抗菌（谱）作用

青霉素主要作用于革兰阳性菌、革兰阴性球菌、嗜血杆菌属以及各种致病螺旋体等。青霉素对溶血性链球菌、草绿色链球菌、肺炎球菌等作用强，对肠球菌敏感性较差。革兰阳性杆菌如白喉杆菌、炭疽杆菌、产气荚膜杆菌、破伤风杆菌、丙酸杆菌、真杆菌、乳酸杆菌等皆对青霉素敏感；革兰阴性菌中，脑膜炎球菌对青霉素高度敏感，耐药者罕见；对青霉素敏感的淋球菌日益少见。百日咳杆菌对青霉素敏感；致病螺旋体，如梅毒螺旋体、钩端螺旋体对之高度敏感。

2. 体内过程

青霉素遇酸易分解，口服吸收差，肌内注射100万U后吸收快且甚完全，0.5h达血药浓度峰值，约为20U/ml，消除半衰期（$t_{1/2}$）为1/2h。6h内静脉滴注500万U青霉素钠，2h后能获得20～30U/ml的血药浓度。青霉素的血清蛋白结合率为46%～58%。主要分布于细胞外液、胎盘、肝、肾、肺、横纹肌、中耳液等。青霉素脂溶性低，进入细胞量减少；房水与脑脊液中含量也较低，但炎症时青霉素透入脑脊液和眼的量可略提高，能达有效浓度。青霉素几乎全部以原型迅速经尿排泄，约10%经肾小球过滤、90%经肾小管分泌。无尿患者青霉素的消除半衰期可延长达10h。为了延长青霉素的作用时间，可采用难溶制剂普鲁卡因青霉素（procaine penicillin）和苄星青霉素（benzathine penicillin，bicillin，长效西林）。它们的水悬剂或油制剂肌内注射后，在注射部位缓慢溶解吸收。普鲁卡因青霉素一次注射40万U，可维持24h；苄星青霉素溶解度极小，一次注射120万U，可维持15天。这两种制剂的血药浓度很低，只用于轻症患者或用于预防感染。

3. 临床应用

青霉素为治疗溶血性链球菌感染、敏感葡萄球菌感染、气性坏疽、梅毒、鼠咬热等的首选药。肺炎球菌感染和脑膜炎时也可采用，当病原菌比较耐药时，可改用万古霉素或利福平。青霉素也是治疗草绿色链球菌心内膜炎的首选药，还可作为放线菌病、钩端螺旋体病、梅毒、回归热等及预防感染性心内膜炎发生的首选药。破伤风、白喉患者采用青霉素时应与抗毒素合用。

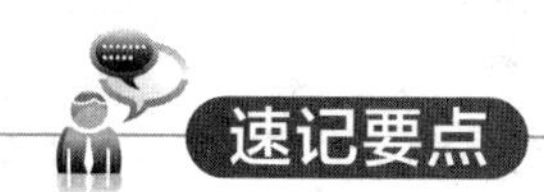

青霉素

窄谱杀菌青霉素，β-内酰胺环为核心；
细胞壁合成受干扰，阳性细菌杀灭掉；
过敏反应危险大，一问二试三观察。
“一问”——询问过敏史；“二试”——用药前做皮肤过敏试验；“三观察”——用药后观察30min。

4. 不良反应

青霉素的毒性很低，除其钾盐大量静脉注射易引起高钾血症、肌内注射疼痛外，最常见的为过敏反应，有过敏性休克、药疹、血清病型反应、溶血性贫血及粒细胞减少等。青霉素制剂中的青霉噻唑蛋白、青霉烯酸等降解物以及青霉素或6-APA高分子聚合物均可成为致敏原。为防止各种过敏反应，应详细询问病史，包括用药史、药物过敏史、家属过敏史，并进行青霉素皮肤过敏试验。应用青霉素及皮试时应作好急救准备，如肾上腺素、氢化可的松等药物和注射器材，以便一旦发生过敏休克，能及时治疗。在青霉素治疗梅毒或钩端螺旋体病时可有症状加剧现象，称为赫氏反应（herxheimer reaction）或治疗矛盾。反应一般发生于青霉素开始治疗后6～8h，于12～24h消失，表现为全身不适、寒战、发热、咽痛、胁痛、心跳加快等，同时可有病变加重现象，甚至危及生命。

二、半合成青霉素

天然青霉素虽然高效、低毒，但抗菌谱窄，不耐酸且不能克服、不耐酶而易耐药，为弥补天然青霉素的不足，而合成耐酸、耐酶或广谱的青霉素。

1. 耐酸青霉素

苯氧青霉素包括青霉素V和苯氧乙基青霉素。抗菌谱与青霉素相同，抗菌活性不及青霉素，耐酸、口服吸收好，但不耐酶，不宜用于严重感染。

2. 耐酶青霉素

耐酶青霉素的化学结构特点是通过酰基侧链（R_1）的空间位障作用保护了β-内酰胺环，使其不易被酶水解，主要用于耐青霉素的金黄色葡萄球菌感染。

异噁唑类青霉素

异噁唑类青霉素侧链为苯基异噁唑，耐酸、耐酶、可口服。常用的有：苯唑西林（oxacillin，新青霉素Ⅱ），氯唑西林（cloxacillin），双氯西林（dicloxacillin），氟氯西林（flucloxacillin）。

【抗菌作用】 本类药的抗菌谱及对耐药性金黄色葡萄球菌的作用均基本相似；对甲型链球菌和肺炎球菌效果最好，但不及青霉素；对耐药金黄色葡萄球菌的效力以双氯西林最强，随后依次为氟氯西林、氯唑西林与苯唑西林；对革兰阴性的肠道杆菌或肠球菌无明显作用。

【体内过程】 胃肠道吸收较好，食物残渣会影响其吸收，因此应在饭前1h，空腹一次服药，大约1～1.5h血药浓度达峰值，有效浓度可维持2～3h。各药的吸收以苯唑西林最差、氯唑西林次之、双氯西林最好，血浆蛋白结合率均很高（95%以上）。主要以原型从尿排泄，速度较青霉素慢。

【不良反应】 胃肠道反应，个别有皮疹或荨麻疹。

【临床应用】 用于耐药金黄色葡萄球菌的各种感染，或需长期用药的慢性感染等。对严重金黄色葡萄球菌感染，宜注射给药。

3. 广谱青霉素

广谱青霉素对革兰阳性及阴性菌都有杀菌作用，耐酸可口服，但不耐酶。

氨苄西林（ampicillin）

氨苄西林对青霉素敏感的金黄色葡萄球菌等的效力不及青霉素；但对肠球菌作用优于青霉素；对革兰阴性菌有较强的作用，与氯霉素、四环素等相似或略强，但不如庆大霉素与多黏菌素，对铜绿假单胞菌无效。

【体内过程】 口服后2h达血药浓度峰值，经肾排泄，丙磺舒可延缓其排泄。体液中可达有效抗菌浓度，脑膜炎时脑脊液浓度较高。

【临床应用】 主要用于伤寒、副伤寒、革兰阴性杆菌败血症，以及肺部、尿路和胆道感染等，严重者应与氨基糖苷类抗生素合用。

【不良反应】 有轻微胃肠反应。

阿莫西林（amoxycillin）

阿莫西林为对位羟基氨苄西林，其抗菌谱与抗菌活性与氨苄西林相似，但对肺炎球菌与变形杆菌的杀菌作用比氨苄西林强。胃肠道吸收良好，血中浓度约为口服同量氨苄西林的2.5倍。阿莫西林用于治疗下呼吸道感染（尤其是肺炎球菌所致）。

匹氨西林（pivampicillin）

匹氨西林为氨苄西林的双酯，口服吸收比氨苄西林好，能迅速水解为氨苄西林而发挥抗菌作用。正常人口服250mg，其血、尿浓度较相当剂量的氨苄西林分别高3倍和2倍。

4. 抗铜绿假单胞菌广谱青霉素

羧苄西林（carbenicillin）

羧苄西林的抗菌谱与氨苄西林相似。特点是对铜绿假单胞菌及变形杆菌作用较强。口服吸收差，需注射给药，肾功能损害时作用延长，主要用于铜绿假单胞菌及大肠埃希菌所引起的各种感染。单用时细菌易产生耐药性，常与庆大霉素合用，但不能混合静脉注射。毒性低，偶引起粒细胞缺乏及出血。

磺苄西林（sulbenicillin）

磺苄西林的抗菌谱和羧苄西林相似，抗菌活性较强。口服无效，胆汁中药物浓度为血药浓度的3倍，尿中浓度尤高，主要用于治疗泌尿生殖道及呼吸道感染。副作用为胃肠道反应，偶有皮疹、发热等。

替卡西林（ticarcillin）

替卡西林的抗菌谱与羧苄西林相似，抗铜绿假单胞菌活性较其强2～4倍。对革兰阳性球菌活性不及青霉素，口服不吸收，肌内注射后0.5～1.0h达血药浓度峰值。分布广泛，胆汁中药物浓度高，大部分经肾排泄。主要用于铜绿假单胞菌所致的各种感染。

呋苄西林（furbenicillin）

呋苄西林抗铜绿假单胞菌较羧苄西林强6～10倍，对金黄色葡萄球菌、链球菌、痢疾杆菌等也有强大抗菌作用。副作用同羧苄西林。

阿洛西林（azlocillin）

阿洛西林的抗菌谱和羧苄西林相似，抗菌活性与哌拉西林相近，强于羧苄西林。对多数肠杆菌科细菌和肠球菌以及铜绿假单胞菌均有较强作用；对耐羧苄西林和庆大霉素的铜绿假单胞菌也有较好作用。主要用于治疗铜绿假单胞菌、大肠埃希菌及其他肠杆菌科细菌所致的感染。

哌拉西林（piperacillin）

哌拉西林的抗菌谱广与羧苄西林相似，而抗菌作用较强，对各种厌氧菌均有一定作用。与氨基糖苷类合用对铜绿假单胞菌和某些脆弱拟杆菌及肠杆菌科细菌有协同作用。除产青霉素酶的金黄色葡萄球菌外，对其他革兰阴性球菌和炭疽杆菌等均甚敏感。不良反应较少，可供肌内注射及静脉给药。目前在临床已广泛应用。

第三节 头孢菌素类

头孢菌素简介见表32-1。

表 32-1 头孢菌素简介

分代	分代原则(抗菌性能、肾毒性、耐酶能力、化学结构)	主要品种
第一代(20世纪60年代初)	敏感菌主要有革兰阳性菌和部分阴性菌,包括β-溶血性链球菌和其他链球菌、肺炎球菌(但肠球菌耐药)、葡萄球菌(包括产酶菌株)、流感嗜血杆菌、大肠埃希菌、克雷白杆菌、奇异变形杆菌、沙门菌、志贺菌等。革兰阴性菌对本代抗生素较易耐药。肾毒性较第二、第三、第四代相比较大	头孢唑林、头孢氨苄、头孢拉定、头孢羟氨苄、头孢噻吩(注射疼痛)、头孢噻啶(肾毒性)、头孢来星、头孢乙腈、头孢匹林等
第二代(20世纪70年代早期至中期)	对革兰阳性菌的抗菌效能与第一代相近或较低,而对革兰阴性菌的作用较为优异。抗菌谱较第一代广,对奈瑟菌、部分吲哚阳性变形杆菌、部分枸橼酸杆菌、部分肠杆菌属均有抗菌作用;对假单胞属(铜绿假单胞菌)、不动杆菌、沙雷杆菌、粪链球菌等无效;抗酶性能较第一代强;肾毒性较第一代低	头孢孟多、头孢呋辛、头孢呋辛酯、头孢克洛、头孢替安、头孢尼西、头孢雷特、头孢丙烯等
第三代(20世纪70年代后期至80年代)	对革兰阳性菌的抗菌效能普遍低于第一代,对革兰阴性菌的作用较第二代头孢菌素更为优越。抗菌谱扩大,对铜绿假单胞菌、沙雷杆菌、不动杆菌、消化球菌以及部分脆弱拟杆菌等肠杆菌有效;对于粪链球菌、难辨梭状芽孢杆菌等无效;耐酶性能强,对第一代或第二代头孢菌素耐药的一些革兰阴性菌株、第三代头孢菌素常可有效;进一步降低了肾毒性	头孢噻肟、头孢唑肟、头孢甲肟、头孢曲松、头孢他啶、头孢哌酮、头孢咪唑、头孢匹胺、头孢地嗪、头孢克肟、头孢地尼、头孢他美酯
第四代	除具有第三代头孢菌素对革兰阴性菌的强抗菌作用外,其对革兰阳性菌的活性比第三代更强,对金黄色葡萄球菌等的作用较第三代头孢菌素略强,并且肾毒性也较低。主要应用于产酶的细菌,如肠杆菌属杆菌、沙雷菌属、普通变形杆菌、铜绿假单胞菌等引起的中度及严重感染	头孢匹罗、头孢吡肟、头孢克定

【抗菌谱及机制】 抗菌谱广，多数革兰阳性菌对之敏感，但肠球菌常耐药；多数革兰阴性菌极敏感，除个别头孢菌素外，铜绿假单胞菌及厌氧菌常耐药。本类药与青霉素类，氨基糖苷类抗生素之间有协同抗菌作用。头孢菌素类为杀菌药，抗菌作用机制与青霉素类相似，也能与细胞壁上的不同的青霉素结合蛋白（PBPs）结合。细菌对头孢菌素类与青霉素类之间有部分交叉耐药现象。

【体内过程】 多数头孢菌素需注射给药，但头孢氨苄、头孢羟氨苄和头孢克洛能耐酸，胃肠吸收好，可口服。头孢菌素吸收后，分布良好，能透入各种组织中，且易透过胎盘，在滑囊液、心包积液中均可获得高浓度。头孢呋辛和第三代头孢菌素多能分布于前列腺。第三代头孢菌素还可透入眼部眼房水，胆汁中浓度也较高。其中以头孢哌酮为最高，其次为头孢曲松。头孢呋辛、头孢曲松、头孢噻肟、头孢他啶、头孢哌酮等可透过血脑屏障，并在脑脊液中达到有效浓度。多数头孢菌素的血浆 $t_{1/2}$ 均较短（0.5～2.0h），但头孢曲松的 $t_{1/2}$ 很长，可达 8h。

【不良反应】 常见者为过敏反应，偶可见过敏性休克、哮喘及速发型皮疹等，青霉素过敏者约有 5%～10%对头孢菌素有交叉过敏反应，静脉给药可发生静脉炎。第一代的头孢噻吩、头孢噻啶和头孢氨苄大剂量时可出现肾脏毒性，这与近曲小管细胞损害有关。头孢孟多、头孢哌酮等可出现双硫仑样反应。第三代头孢菌素偶见二重感染或肠球菌、铜绿假单胞菌和念珠菌的增殖现象。头孢孟多、头孢哌酮高剂量可出现低凝血酶原血症。

【临床应用】 第一代头孢菌素，主要用于耐药金黄色葡萄球菌感染。常用头孢噻吩、头孢拉定及头孢唑啉，后者肌内注射血浓度为头孢菌素类中最高，是一代中最广泛使用的品种。口服头孢菌素主要用于轻、中度呼吸道和尿路感染。第二代头孢菌素用以治疗克雷伯菌、肠杆菌、吲哚阳性变形杆菌等敏感菌所致的肺炎、胆道感染、菌血症、尿路感染和其他组织器官感染。应用较多的有头孢呋辛及头孢孟多等。第三代头孢菌素治疗尿路感染以及危及生命的败血症、脑膜炎、肺炎等严重感染可获满意效果。第三代头孢菌素治疗脑膜炎球菌肺炎也可选用。头孢他啶为目前临床应用的抗铜绿假单胞菌最强的抗生素，此外头孢哌酮也可选用。对肠杆菌科细菌，头孢曲松和头孢噻肟相仿，头孢哌酮稍差。新生儿脑膜炎和肠杆菌科细菌所致的成人脑膜炎须选用第三代头孢菌素。

头霉素类

头霉素（cephamycin）是自链霉菌获得的β-内酰胺抗生素，有A、B、C三型，C型最强。抗菌谱广，对革兰阴性菌作用较强，对多种β-内酰胺酶稳定。头霉素化学结构与头孢菌素相仿。目前广泛应用者为头孢西丁（cefoxitin），抗菌谱与抗菌活性与第二代头孢菌素相同，对厌氧菌包括脆弱拟杆菌有良好作用，适用于盆腔感染、妇科感染及腹腔等需氧与厌氧菌混合感染。

拉氧头孢

拉氧头孢（latamoxef）又名羟羧氧酰胺菌素（moxalactam），化学结构属氧头孢烯，抗菌谱广，抗菌活性与头孢噻肟相仿，对革兰阳性和阴性菌及厌氧菌，尤其是脆弱拟杆菌的作用强，对β-内酰胺酶极稳定，血药浓度维持较久。

第四节 其他β-内酰胺类抗生素

1. β-内酰胺酶抑制剂

克拉维酸

克拉维酸（clavulanic acid，棒酸）为氧青霉烷类广谱β-内酰胺酶抑制剂，抗菌谱广，但抗菌活性低。与多种β-内酰胺类抗生素合用时，抗菌作用明显增强。临床使用奥格门汀（augmentin，氨菌灵）与泰门汀（timentin），为克拉维酸分别和阿莫西林与替卡西林配伍的制剂。

舒巴坦

舒巴坦（sulbactam，青霉烷砜）为半合成β-内酰胺酶抑制剂，对金黄色葡萄球菌与革兰阴性杆菌产生的β-内酰胺酶有很强且不可逆抑制作用，抗菌作用略强于克拉维酸，但需要与其他β-内酰胺类抗生素合用，有明显抗菌协同作用。优立新（unasyn）为舒巴坦和氨苄西林（1∶2）的混合物，可供肌内或静脉注射。舒巴哌酮（sulperazone）为舒巴坦和头孢哌酮（1∶1）的混合物，可供在静脉滴注。

2. 单环 β-内酰胺类

氨曲南（aztreonam）是第一个成功用于临床的单环β-内酰胺类抗生素，对需氧革兰阴性菌具有强大杀菌作用，并具有耐酶、低毒、对青霉素等无交叉过敏等优点，可用于青霉素过敏患者并常作为氨基糖苷类的替代品使用。

3. 碳青霉烯类

碳青霉烯类抗生素是抗菌谱最广、抗菌活性最强的非典型β-内酰胺抗生素，因其具有对β-内酰胺酶稳定以及毒性低等特点，已经成为治疗严重细菌感染最主要的抗菌药物之一。亚胺培南（imipenem，亚胺硫霉素）具有高效、抗菌谱广、耐酶等特点。在体内易被去氢肽酶水解失活。

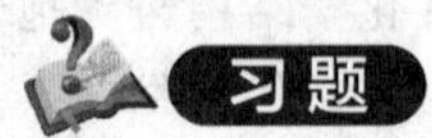

一、是非题

1. 预防青霉素过敏的预防措施之一是皮试。
2. 青霉素过敏的抢救药品首选1%肾上腺素。
3. 同一药厂生产的青霉素，更改批号后不需要重新皮试。
4. 头孢菌素类的特点之一是β-内酰胺酶稳定，不易产生耐药性。
5. 与青霉素类相比，头孢菌素类抗菌谱窄、抗菌作用弱。
6. 广谱青霉素阿莫西林、氨苄西林广谱，耐酸但不耐酶。
7. β-内酰胺类抗生素青霉素一般用干燥粉末，在水溶液中极不稳定。剂量用“U”表示。

题号	1	2	3	4	5	6	7
答案	√	×	×	√	×	√	√

二、思考题

1. 试比较头孢菌素类药物的抗菌性能、肾毒性、耐酶能力和抗菌谱？
2. 青霉素的主要不良反应是什么？如何预防青霉素过敏？

（葛喜珍）

第三十三章 合成抗菌药

第一节 喹诺酮类

一、概述

喹诺酮类药物属于静止期杀菌剂，具有抗菌作用强、抗菌谱广、组织浓度高、口服吸收好、与其他常用抗菌药无交叉耐药性、不良反应较少等特点，是临床治疗细菌感染性疾病的重要药物。

按问世先后可分为四代：1962 年合成的第一代喹诺酮类药物萘啶酸因吸收差、毒性大、抗菌作用差等原因，已被淘汰；1973 年合成的第二代药物吡哌酸等，目前主要用于革兰阴性菌引起的泌尿道和消化道感染，现已少用；20 世纪 80 年代以来问世的氟喹诺酮类（fluoroquinolones）是第三代喹诺酮类，如诺氟沙星、环丙沙星、氧氟沙星、左氧氟沙星、洛美沙星、氟罗沙星、司帕沙星等；有文献将 20 世纪 90 年代后期至今生产的氟喹诺酮类称为第四代，如莫西沙星、吉米沙星（gemifloxacin）、加替沙星（gatifloxacin）等。第三代和第四代是当前临床上治疗细菌感染性疾患非常重要的药物。

【体内过程】

（1）吸收 大部分喹诺酮类药口服吸收迅速而完全，血药峰浓度相对较高，除诺氟沙星和环丙沙星外，其余药物的吸收均达给药量的 80%～100%。喹诺酮类可螯合二价、三价金属阳离子，如 Ca^{2+}、Mg^{2+}、Al^{3+}、Zn^{2+} 等，因而不能与含有这些离子的食品和药物同服。

（2）分布 喹诺酮类药血浆蛋白结合率低，组织和体液中分布广泛，在肺、肝、肾、膀胱、前列腺、卵巢、输卵管和子宫内膜的药物浓度高于血药浓度。培氟沙星、氧氟沙星和环丙沙星可通过正常或炎症脑膜进入脑脊液达到有效治疗浓度。左氧氟沙星具有较强的穿透性，可在细胞内达到有效治疗浓度。

（3）代谢与排泄 喹诺酮类药少量在肝脏代谢或经粪便排出，大多数主要是以原型经肾脏排出。培氟沙星、诺氟沙星和环丙沙星于尿中排出量较少，可在尿中长时间维持杀菌水平，其余药物则有 50%～90% 自尿液排出。氧氟沙星和环丙沙星在胆汁中的浓度可远远超过血药浓度。$t_{1/2}$ 以氟罗沙星最长，可达 13h；诺氟沙星和环丙沙星则相对较短。

【作用及特点】 喹诺酮类药是杀菌剂，对静止期和生长繁殖期细菌均有明显作用。即使血药浓度已降低到无法检测的水平，仍在 2～6h 内对某些细菌有明显抑制作用，说明有明显抗菌后效应。

第一代抗菌作用弱，已被淘汰。

第二代抗菌谱窄，对革兰阴性菌有效，对铜绿假单胞菌活性较低，口服易吸收，但血药浓度低，尿中浓度高，可用于泌尿道和消化道感染。

第三代除对革兰阴性菌（如大肠埃希菌、变形杆菌、伤寒杆菌、沙门菌属、志贺菌属的部分菌株等）作用进一步增强外，对铜绿假单胞菌也有效，且抗菌谱扩大到金黄色葡萄球菌、肺炎球菌、溶血性链球菌、肠球菌等革兰阳性球菌，以及衣原体、支原体、军团菌和结核杆菌。

第四代在第三代的基础上，抗菌谱进一步扩大，对部分厌氧菌、革兰阳性菌和铜绿假单胞菌的抗菌活性明显提高，并具有明显抗菌后效应。

目前认为喹诺酮类药的抗菌机制主要是抑制革兰阴性菌的DNA回旋酶（DNA gyrase），从而干扰细菌的DNA复制；影响革兰阳性菌的拓扑异构酶Ⅳ，影响子代DNA解环而干扰DNA复制，最终导致细菌死亡。

细菌对喹诺酮类天然耐药率极低，但后天耐药却发展很快，该类药物之间有交叉耐药性。临床常见的耐药菌包括铜绿假单胞菌、肠球菌和金黄色葡萄球菌等。

目前临床主要应用抗菌活性强、毒性低的第三代氟喹诺酮类药品，可适用于：

① 泌尿生殖道感染。包括单纯性和复杂性尿路感染、尿道炎、宫颈炎、淋病、前列腺炎等。

② 肠道感染。治疗细菌性胃肠炎、细菌性痢疾、伤寒、副伤寒等。

③ 呼吸道感染。常用于革兰阴性杆菌支气管炎和肺炎、鼻窦炎等，左氧氟沙星还可用于治疗社区获得性呼吸道感染。

④ 骨骼系统感染。用于革兰阴性杆菌所致的骨髓炎和骨关节感染。

⑤ 皮肤软组织感染。用于革兰阴性杆菌所致的五官科和外科伤口感染。

⑥ 其他。培氟沙星治疗化脓性脑膜炎和由克雷伯菌属、肠杆菌属、沙雷菌属所致的败血症，也可作为β-内酰胺类治疗全身性感染的替代药。

【不良反应】 不良反应均较轻，能被大多数患者所耐受。

（1）胃肠道反应　最常见味觉异常、食欲不振、恶心、呕吐、腹痛、腹泻及便秘等，常与剂量有关。

（2）神经系统反应　表现为头晕、头痛、失眠、眩晕及情绪不安等，以失眠最多见；严重时可发生复视、色视、抽搐、神志改变等中枢神经和幻觉、幻视等精神症状，但极少见。剂量过大、有精神病或癫痫病史、与茶碱或NSAID合用易出现，产生机制可能与喹诺酮类抑制中枢抑制介质GABA与其受体结合有关，因此不宜用于有中枢神经系统疾病或病史(尤其是有癫痫病史)的患者。

（3）过敏反应　发生率0.6%。可出现血管神经性水肿、皮肤瘙痒、皮疹等过敏症状；偶见过敏性休克；个别出现光敏性皮炎，以服用洛美沙星最为多见。用药期间应避免阳光直射。

（4）软骨损害　临床发现儿童用药后可出现关节疼痛和水肿，所以不宜用于儿童和孕妇。

（5）其他　少数患者有肌无力、肌肉疼痛、肝肾损害等，停药后可恢复。药物可经乳汁分泌，用药期间暂停哺乳。

【药物相互作用】 该类药物可抑制咖啡因、口服抗凝血药和茶碱类在肝脏的代谢，同服时可增加它们的血药浓度而引起不良反应。与含钙、镁、铝等金属离子药物和抗酸药合用会减少其从肠道吸收，应避免同服。与茶碱或非甾体类抗炎镇痛药同用，可增加中枢的毒性反应。

儿童、孕妇、哺乳妇女、精神病或癫痫病史者不宜使用。

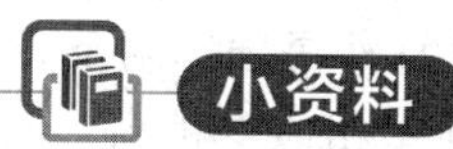

呼吸喹诺酮

部分喹诺酮类药物对多数呼吸道病原有很好的杀菌活性，且药物代谢动力学特点显示这类药物容易进入肺脏组织和支气管分泌物，故有此名。美国感染病学会（IDSA）与美国胸科学会（ATS）在2007年共同发布的社区获得性肺炎（CAP）指南中，将呼吸喹诺酮界定为莫西沙星、吉米沙星及750mg/日剂量的左氧氟沙星。

二、常用喹诺酮类药物

诺氟沙星

诺氟沙星（norfloxacin，又称氟哌酸）是第一个氟喹诺酮类药物，对大多数革兰阴性杆菌的抗菌活性与氧氟沙星相似，对金黄色葡萄球菌、肺炎球菌、溶血性链球菌、肠球菌属等革兰阳性菌及厌氧菌作用不如氧氟沙星和环丙沙星。口服易受食物影响，空腹比饭后服药的血药浓度高2～3倍。在粪便排出量最高可达给药量的53%，$t_{1/2}$约为3～4h；在肾脏和前列腺中的药物浓度可分别高达血药浓度的6.6倍和7.7倍；在胆汁中的浓度也明显高于血药浓度。主要用于肠道和泌尿生殖道敏感菌感染，效果良好；对无并发症的急性淋病有效；治疗呼吸道、皮肤、软组织及眼等部位的感染，疗效一般。

常用剂型：①胶囊剂。每粒0.1g，1次0.1～0.2g，1日3～4次。②滴眼液。8ml∶24mg。③软膏。10g∶0.1g；250g∶2.5g。

环丙沙星

环丙沙星（ciprofloxacin，又称环丙氟哌酸）口服吸收较快，但不完全。胆汁中的浓度可超过血药浓度，当脑膜炎症时可进入脑脊液并达有效血药浓度，$t_{1/2}$为3.3～5.8h。对革兰阴性杆菌的体外抗菌活性是目前临床应用的氟喹诺酮类药物中最高的，其对铜绿假单胞菌、肠球菌、肺炎球菌、葡萄球菌、军团菌、淋病奈瑟菌及流感杆菌的抗菌活性也高于其他同类药物；对某些耐氨基糖苷类及第三代头孢菌素类的耐药菌株仍有抗菌活性。主要用于治疗敏感菌引起的泌尿道、胃肠道、呼吸道、骨关节、腹腔及皮肤软组织等感染。常见胃肠道反应，也有神经系统症状，偶见变态反应、关节痛或一过性转氨酶升高。静脉滴注时血管局部有刺激反应。

常用剂型：①片剂。0.25g；0.5g；0.75g。口服1次0.25g，1日2次。②乳酸环丙沙星氯化钠注射液。100ml∶0.1g；100ml∶0.2g；100ml∶0.25g。静脉滴注，1次0.1～0.2g，1日2次，注射时间不少于30min。

氧氟沙星

氧氟沙星（ofloxacin，又称泰利必妥、氟嗪酸）口服吸收迅速完全，胆汁中的浓度是血药浓度的7倍，突出特点是在脑脊液中浓度高。尿中药物浓度在服药48h后仍维持在杀菌水平，体内抗菌活性约为诺氟沙星的3～5倍。对革兰阳性菌作用比诺氟沙星强；对支原体作用与四环素相似；对革兰阴性菌中肠杆菌科细菌的抗菌活性与诺氟沙星相似或稍高，对其他葡萄糖非发酵性革兰阴性菌的作用比诺氟沙星及庆大霉素强，但对铜绿假单胞菌的作用仅为诺氟沙星的1/2。

主要用于敏感菌所致的泌尿道、呼吸道、胆道、皮肤软组织、耳鼻喉及眼部的感染。因有较好的抗结核杆菌活性，对已耐链霉素、异烟肼、PAS的结核杆菌仍有效，所以是治疗结核病的二线药物，与其他抗结核药合用时呈相加作用。不良反应少而轻，主要有胃肠道反应，偶见神经系统症状和转氨酶升高。

常用剂型：①片剂。每片0.1g，口服1日0.2～0.6g，分2次服用。②氧氟沙星氯化钠注射液。100ml∶0.2g。静脉滴注，1次0.4g，1日2次。③滴眼液。5ml∶15mg；8ml∶24mg；10ml∶30mg。

左氧氟沙星

左氧氟沙星（levofloxacin，又称可乐必妥）是氧氟沙星的左旋体，抗菌活性比氧氟沙星强2倍，临床用量为氧氟沙星的1/2，其水溶性是氧氟沙星的8倍，更易制成注射剂。对葡萄球菌和链球菌的抗菌活性是环丙沙星的2～4倍；对厌氧菌的抗菌活性是环丙沙星的4倍；对肠杆菌科的抗菌活性与环丙沙星相当。除对临床常见的革兰阳性和革兰阴性致病菌抗菌活性极强外，对支原体、衣原体及军团菌也有较强的杀灭作用。最突出的特点是不良反应远低于氧氟沙星，是目前氟喹诺酮类药物中最小的。

常用剂型：① 分散片。每片0.1g，口服，1日2次，1次0.1g。②片剂。每片0.1g，口服，1日0.3～0.4g，分2～3次服用。③注射液。100ml∶0.1g。静脉滴注，1次0.1～0.2g，1日2次。

洛美沙星

洛美沙星（lomefloxacin，又称罗氟沙星）含2个氟原子，口服吸收完全，70%以原型从尿排出，$t_{1/2}$长达7h以上，对繁殖期细菌和蛋白质合成抑制期细菌均显示迅速杀菌作用，并具有明显的抗菌后效应。高敏菌有肠杆菌科的大多数菌属、奈瑟球菌属及军团菌；中度敏感菌包括假单胞菌属和不动杆菌属；对葡萄球菌属具有较强的抗菌活性，对衣原体、支原体、结核杆菌等也有作用。

主要用于治疗敏感菌引起的呼吸道、泌尿道、消化道、皮肤、软组织和骨组织感染。不良反应主要是胃肠道反应、神经系统症状、变态反应等。在所有氟喹诺酮类药物中洛美沙星最易发生光敏反应，其发生率随用药时间延长而增高。

氟罗沙星

氟罗沙星（fleroxacin，又称多氟沙星）含3个氟原子，对革兰阴性菌和革兰阳性菌、分枝杆菌、厌氧菌、支原体、衣原体均具有强大抗菌活性。口服吸收完全，绝对生物利用度接近100%。50%～70%以原型药物从尿中排出，$t_{1/2}$长达10h以上，可每日给药1次。主要治疗敏感菌所致的呼吸系统、泌尿生殖系统、胃肠道及皮肤软组织感染。不良反应主要是胃肠道反应和神经系统反应，个别患者出现光敏反应。

司帕沙星

司帕沙星（sparfloxacin，又称斯帕沙星、司氟沙星）是长效品种，$t_{1/2}$为17.6h，可每日给药1次。具有强大的穿透力，可迅速进入多种组织和体液，脑脊液中也可达到血药浓度的24%，以原型经胆汁排泄。对葡萄球菌和链球菌等革兰阳性球菌、厌氧菌、结核杆菌、衣原体和支原体的作用明显优于环丙沙星；对革兰阴性菌和军团菌作用与环丙沙星相似，对这些菌的抗菌活性高于诺氟沙星和氧氟沙星。

莫西沙星

莫西沙星（moxifloxacin）于1999年批准用于临床，口服吸收率为90%，体内分布较环丙沙星广，$t_{1/2}$为12～15h。对多数革兰阳性和革兰阴性菌、厌氧菌、结核杆菌、衣原体和支原体作用强；对肺炎球菌、金黄色葡萄球菌、支原体和衣原体作用明显强于环丙沙星；对肺炎球菌和金黄色葡萄球菌作用超过司氟沙星。用于治疗呼吸道、泌尿道和皮肤软组织感染。不良反应少，至今未见严重过敏反应，几乎没有光敏反应。

第二节 磺 胺 类

磺胺类（sulfonamides）发现于1935年，具有对位氨基苯磺酰胺基本结构，是最早用于治疗全身性细菌感染的有效合成药，具有抗菌谱广、性质稳定、使用方便、易于生产、价廉，且对流脑、鼠疫有显著疗效等优点。特别是20世纪70年代中期，甲氧苄啶和磺胺类药的联合应用及复方制剂的面世，增强了抗菌作用，扩大了应用范围，所以磺胺类药仍被认为是有价值的抗菌药而受到应有的重视。

细菌生长繁殖过程中需要叶酸参与，对磺胺类药敏感的细菌不能直接利用周围环境中的叶酸，只能利用对氨苯甲酸（*p*-aminobenzoic acid，PABA）、二氢蝶啶、L-谷氨酸在菌体内二氢叶酸合成酶的催化下形成二氢叶酸，再经二氢叶酸还原酶（dihydrofolate reductase）的作用还原成四氢叶酸。后者是一碳基团转移酶的辅酶，参与核酸的合成。磺胺药的化学结构与PABA极其相似，通过与PABA竞争性抑制二氢叶酸合成酶（dihydrofolate synthetase），阻碍二氢叶酸的形成，从而影响核酸的合成，最终抑制细菌的生长繁殖。

【临床应用】 临床应用时应注意，PABA对二氢叶酸合成酶的亲和力较磺胺药大5000～15000倍，所以使用磺胺类药时，必须用足够的剂量和疗程，首剂加倍量，使血药浓度迅速达到有效抑菌浓度；脓液及坏死组织中含有大量的PABA，可减弱磺胺药的抗菌作用，所以用于局部感染时应先清创排脓；局麻药普鲁卡因可在体内分解产生PABA、酵母片和中药神曲内含PABA，可减弱磺胺的疗效，不宜同用；能利用外源性叶酸的细菌对磺胺药不敏感；人体可直接从食物中摄取叶酸而无需自身合成，因此对人体叶酸代谢没有影响；与甲氧苄啶（TMP）合用可双重阻断细菌叶酸代谢，使抗菌活性明显增加，故多与TMP合用。

【体内过程】

(1) 吸收　用于全身性感染类的磺胺类药，口服吸收快而完全，2～4h血药浓度达到高峰；用于肠道感染类，口服不吸收，在肠内保持高浓度，经解离恢复游离氨基后出现抗菌作用。

(2) 分布　吸收后广泛分布于全身各细胞及体液中，以肝、肾中浓度较高。可透过血脑屏障进入脑脊液中，脑膜炎时可达血药浓度的90%；也可通过胎盘屏障进入胎儿体内。但不能进入细胞内液。

(3) 代谢　磺胺类药主要在肝脏经乙酰化代谢为无活性代谢产物，其代谢产物在中性或酸性环境下易析出结晶而损伤肾脏。各种磺胺类药的乙酰化程度不一。磺胺药尚有一小部分在肝内与葡萄糖醛酸结合而失效。

(4) 排泄　磺胺药以原型及其代谢产物由肾脏排出，其排泄速度与肾小管重吸收和血浆蛋白结合率有关；少量从胆汁、乳汁、唾液、支气管分泌排出；部分脂溶性高的药物易经肾小管重吸收。肾功能障碍时，磺胺及其代谢产物可在体内积聚；也可因肾脏排出缓慢而增强乙酰化作用，导致毒性加大。口服难吸收的磺胺类药主要经肠道排出。

【作用及特点】 磺胺类药是广谱抑菌剂，对大多数革兰阳性菌和革兰阴性菌、部分放线菌及沙眼衣原体、弓形体、疟原虫等病原体均有较好的抗菌活性，但对病毒、螺旋体、支原体、立克次体无效，甚至可促进立克次体生长。磺胺米隆和磺胺嘧啶银盐对铜绿假单胞菌有效。

根据磺胺类药物的药动学特点和临床用途，分为治疗全身感染药物、治疗肠道感染药物和外用药物三类。治疗肠道感染的药物口服不易吸收，肠道浓度高；治疗全身感染的药物口服易吸收。$t_{1/2}$<10h的是短效类，$t_{1/2}$为10～24h的是中效类，$t_{1/2}$>24h的是长效类。常用药物特点与临床应用见表33-1。

表33-1　磺胺类药物分类、常用药物特点与临床应用

分类		药物	主要特点	临床应用
全身感染类	短效类	磺胺异噁唑(sulfafurazole, SIZ,菌得清)	①乙酰化率低，不易在尿中形成结晶而损害肾脏。②高浓度原型由尿排出	泌尿道感染
		磺胺二甲嘧啶(sulfadimidine)	①抗菌效力低于SD。②该药及其乙酰化物易溶于水，血尿、结晶尿少见	敏感菌所致的中、轻度感染
	中效类	磺胺嘧啶(sulfadiazine, SD,磺胺哒嗪)	①该类药物中血浆蛋白结合率最低，血脑屏障透过率最高，脑脊液中浓度高。②尿中易析出结晶，应同服等量碳酸氢钠碱化尿液并多饮水，以减少结晶尿对肾脏的损伤	①防治"流脑"。②奴卡菌病。③与乙胺嘧啶合用治疗弓形体病
		磺胺甲噁唑(sulfamethoxazole,新诺明)	①脑脊液浓度低于SD。②较少引起肾损伤。③尿中浓度不及SIZ，但与SD相似。④$t_{1/2}$为11h，与$t_{1/2}$为10h的TMP常组成复方	①流脑。②泌尿道感染。③其他：中耳炎、呼吸道感染、支原体感染和伤寒等
	长效类	磺胺间甲氧嘧啶(sulfamonomethoxine, SMM)	①当前临床所用磺胺类中抗菌活性最强。②在血和尿中的乙酰化率低，且乙酰化物在尿中溶解度较大，很少引起泌尿系统不良反应	敏感菌所致的中、轻度感染
		磺胺多辛(sulfadoxine)	抗菌活性低、过敏反应多、易耐药	与乙胺嘧啶合用，治疗对氯喹耐药的恶性疟疾
肠道感染类		柳氮磺吡啶(sulfasalazine, SASP,水杨酸偶氮磺胺吡啶)	①口服难吸收。②本身无抗菌活性，在肠道分解释放出有活性的磺胺吡啶和5-氨基水杨酸，具有抗菌、抗炎和抑制免疫作用	①肠道感染。②肠道手术前预防感染

续表

分类	药物	主要特点	临床应用
外用类	磺胺米隆（sulfamylon，SML，甲磺灭脓）	①对铜绿假单胞菌和破伤风杆菌活性较强。②抗菌活性不受脓液和坏死组织的影响。③能迅速渗入创面和焦痂。④局部有疼痛及烧灼感，有时出现过敏反应	烧伤或大面积创伤后的感染
	磺胺嘧啶银（sulfadiazine silver，SD-Ag，烧伤宁）	①有 SD 抗菌和银盐的收敛作用。②对铜绿假单胞菌抗菌活性显著强于磺胺米隆。③有促进创面干燥、结痂及愈合作用	预防与治疗烧伤或烫伤创面感染
	磺胺醋酰（sulfacetamide，SA）	①其钠盐溶液为中性，水溶度高，不易形成结晶。②穿透力强，对引起眼科感染的细菌和沙眼衣原体有较高的抗菌活性	沙眼和眼部感染

细菌对磺胺类耐药性产生的主要机制是某些抗药菌株的二氢叶酸合成酶对磺胺类的亲和力降低，某些抗药菌株对磺胺通透性降低或者被大量产生的天然底物 PABA 所抵消。因此应用磺胺时必须注意严格掌握适应证、使用足够的剂量和疗程，或与 TMP 合用来增强疗效及延缓耐药性的发生。

【不良反应】

（1）肾损害　可出现结晶尿、血尿和管型尿，以 SD 常见。同服碳酸氢钠碱化尿液和适当增加饮水，可以减少尿液中结晶析出和降低药物浓度而预防肾损害。磺胺异噁唑和磺胺甲噁唑在尿液中的水溶性高于磺胺嘧啶，不易产生结晶尿。

（2）过敏反应　常见皮疹、药热、多形性红斑、血管神经性水肿等，局部用药易发生，在服用长效制剂时更常见。用药前应询问过敏史。

（3）血液系统反应　可见粒细胞减少和血小板减少；6-磷酸葡萄糖脱氢酶缺乏的患者易引起溶血性贫血。

（4）肝损害　可出现黄疸、肝功能减退，严重者可发生暴发性肝衰竭。肝功能损害者应避免使用。

（5）其他　恶心、呕吐、头痛、头晕、嗜睡等，驾驶员和高空作业者禁用；新生儿服用磺胺药后，该药能从血浆蛋白结合点置换出胆红素，使血液中游离的胆红素增加，导致新生儿黄疸，所以不宜用于新生儿、2 岁以下的婴儿及临产前的孕妇。

【药物相互作用】　由于磺胺类能从血浆蛋白结合点上取代其他药物，所以能增强甲苯磺丁脲的降血糖作用、华法林的抗凝血作用和甲氨蝶呤的毒性。

甲氧苄啶

甲氧苄啶（trimethoprim，TMP）是一种强大的细菌二氢叶酸还原酶（dihydrofolate reductase）抑制剂。

【作用及特点】　甲氧苄啶的抗菌谱与磺胺类相似，但抗菌作用较强，单用易产生耐药性。抗菌机制是抑制二氢叶酸还原酶，阻碍四氢叶酸的合成和利用。TMP 与磺胺药合用，可使细菌的四氢叶酸的合成受到双重阻断，使磺胺药的抗菌作用增强数倍至数十倍，甚至出现杀菌作用，并延缓耐药性的产生，且对磺胺药已耐药的菌株也有抑制作用。此外，TMP 还可增强其他抗生素（如四环素、庆大霉素、红霉素等）的抗菌作用。

常与 SMZ 或 SD 合用或制成复方制剂，用于敏感细菌引起的各种感染。

【不良反应】 可引起恶心、过敏性皮疹等；大剂量长期用药或原有叶酸缺乏（营养性或吸收不良、孕妇等）可出现轻度可逆性血象变化，如白细胞减少、血小板减少、巨幼细胞贫血；严重者可用四氢叶酸治疗。严重肝、肾功能不良、骨髓造血功能不全者、孕妇、新生儿不宜使用。

【制剂及用法】 片剂，每片 0.1g，口服，1 次 0.1～0.2g，1 日 2 次，常与磺胺类药物组成复方制剂。

第三节 硝咪唑类

甲硝唑（metronidazole,又称灭滴灵）

【作用及特点】 甲硝唑分子中的硝基在细胞内无氧环境中被还原为氨基，抑制 DNA 合成而发挥抗厌氧菌作用。对脆弱类杆菌最敏感，对需氧菌和兼性需氧菌无效，还有抗破伤风杆菌、滴虫、阿米巴原虫及贾弟鞭毛虫作用。主要用于厌氧菌引起的各种感染，如口腔、腹腔、女性生殖道、下呼吸道、骨和关节感染；幽门螺杆菌所致的消化性溃疡；耐四环素艰难梭菌所致的伪膜性肠炎；与破伤风抗毒素合用治疗破伤风；滴虫和阿米巴原虫所致的相关感染。

【不良反应】

(1) 静脉给药的不良反应　最严重的为癫痫发作和周围神经病变。后者主要表现为肢端麻木和感觉异常。某些病例长程用药时，周围神经病变持续。其他常见的不良反应有：①胃肠道症状，如恶心、呕吐、腹部不适、腹泻、口腔金属味；②可逆性粒细胞减少；③红斑疹、荨麻疹；④中枢神经系统症状，如头痛、眩晕、晕厥、共济失调和精神错乱；⑤局部反应如血栓性静脉炎；⑥其他有发热、尿色发黑，可能为本品代谢物所致，似无临床意义。

(2) 口服时的不良反应　①肠胃道症状，如恶心、厌食、呕吐、腹泻、中上腹不适、腹部痉挛、便秘；②口腔，偶有明显金属异味、舌苔厚、舌炎和胃炎，可能与念珠菌急剧增长有关；③血液系统，可逆性粒细胞和红细胞减少；④心血管，心电图 T 波平坦；⑤中枢神经系统，癫痫、周围神经病变、眩晕、共济失调、精神错乱、易兴奋、抑郁、乏力和失眠；⑥过敏，荨麻疹、红斑疹、潮红、鼻充血、阴道或外阴干燥、发热；⑦其他，阴道霉菌过长、性欲减退、直肠炎、关节痛似血清病。

替 硝 唑

同类药物替硝唑（tinidazole）比甲硝唑更易透入细菌内，作用更强，副作用更小。替硝唑常与其他抗需氧菌药物联合用，以治疗各种厌氧菌引起的败血症、呼吸道感染、腹腔盆腔感染、不洁流产、蜂窝织炎等，可获得满意效果；亦可与氨基糖苷类等抗生素联合，用于预防外科结肠、直肠手术、口腔外科及妇产科等的术后感染；也用于厌氧菌的系统与局部感染，如腹腔、妇科、手术创口、皮肤软组织、肺、胸腔等部位感染，以及败血症、肠道或泌尿生殖道毛滴虫病、梨形鞭毛虫病及肠道和肝阿米巴病。

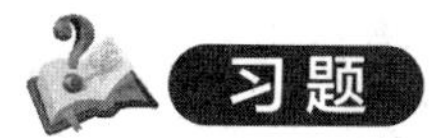

一、思考题

1. 试述喹诺酮类药物的抗菌作用机制。

2. 简述喹诺酮类药物的抗菌特点及应用注意。

3. 简述磺胺类药物的抗菌作用机制。

4. 说明磺胺甲噁唑（SMZ）与甲氧苄啶（TMP）合用的机制和意义。

二、是非题

1. 喹诺酮类可抑制细菌叶酸合成，对人无影响。

2. 喹诺酮类药物可抑制 DNA 回旋酶而产生杀菌作用。

3. 氟喹诺酮类药物抗菌作用机制是抑制细菌蛋白质合成。

4. 甲硝唑既能抗阿米巴原虫，又有抗厌氧菌作用。

5. 磺胺甲噁唑常与甲氧苄啶合用。

6. 磺胺嘧啶是治疗流行性脑脊髓膜炎的首选药物。

7. 甲氧苄啶适用于烧伤和大面积创伤后的感染。

8. 甲氧苄啶的抗菌作用机制是抑制二氢叶酸还原酶。

题号	1	2	3	4	5	6	7	8
答案	×	√	×	√	√	√	×	√

（冯　里）

第三十四章 氨基糖苷类与多肽类抗生素

第一节 氨基糖苷类抗生素

一、概述

氨基糖苷类（aminoglycosides）抗生素因其化学结构中含有氨基醇环和氨基糖分子，并由配糖键连接成苷而得名。包括两大类：①天然来源，由链霉菌和小单胞菌产生，如庆大霉素（gentamicin）、链霉素（streptomycin）、卡那霉素（kanamycin）、新霉素（neomycin）等；②半合成品，如卡那霉素B（bekanamycin）、阿米卡星（amikacin，丁胺卡那霉素）等。庆大霉素、妥布霉素和阿米卡星是目前应用最广泛的氨基糖苷类抗生素。

【体内过程】

（1）吸收　氨基糖苷类是强极性化合物，口服难吸收，仅用于肠道感染或肠道术前准备。肌内注射吸收迅速而完全，达峰时间为0.5～2h。静脉滴注后，血药浓度短时间内较高，约0.5h后则与肌内注射相近。为避免血药浓度过高而导致不良反应，通常不主张静脉注射给药。

（2）分布　除链霉素外，多数与血浆蛋白结合在10%以下。氨基糖苷类主要分布于细胞外液，主要用于细胞外细菌感染，在肾皮质、内耳和外周淋巴液分布浓度较高，是产生肾毒性和耳毒性的主要原因。药物还可通过胎盘，应注意对胎儿的毒性。

（3）消除　主要以原型由肾小球滤过排泄，尿中药浓度高，可用于泌尿道感染。正常$t_{1/2}$为2～3h，肾功能不良的患者半衰期显著延长，需调整用药剂量以避免药物的蓄积中毒。

【作用及特点】　氨基糖苷类抗生素的抗菌机制主要是抑制细菌蛋白质合成，并能破坏细菌胞质膜的完整性。氨基糖苷类抗生素对蛋白质合成的始动、延伸、终止三个阶段均有作用，可造成细菌体内核糖体耗竭及蛋白质合成受阻。其抑制细菌蛋白质合成的全过程（起始、延伸、终止），是静止期杀菌药。此外，氨基糖苷类药物还可使细菌细胞膜缺损、膜通透性增加、细胞内重要物质外漏和加快氨基糖苷类药物的转运，更加速了细菌的死亡。

氨基糖苷抗生素是快速杀菌药，对静止期细菌有较强作用。其杀菌特点是：①杀菌速率和杀菌持续时间与浓度呈正相关；②仅对需氧菌有效，对厌氧菌无效；③存在抗菌后效应；④具有初次接触效应（first exposure effect，FEE），即细菌首次接触氨基糖苷类时，能被迅速杀死；⑤在碱性环境中抗菌活性增强。

氨基糖苷类药物抗菌谱基本相同、抗菌谱较广，主要对各种需氧革兰阴性杆菌有强大的杀菌作用，部分品种对分枝杆菌属等也具有一定抗菌作用。氨基糖苷类药物主要用于敏感革兰阴性杆菌所致的全身感染，如脑膜炎与呼吸道、泌尿道、皮肤软组织、胃肠道感染及烧伤、创伤和骨关节感染等；对败血症、肺炎、脑膜炎等严重感染，需联合应用其他抗革兰阴性杆菌的抗菌药；口服可用于消化道感染、肠道术前准备、肝昏迷用药等；制成外用软膏或眼膏或冲洗液可治疗局部感染。此外，链霉素、卡那霉素可作为结核治疗药物。

细菌对氨基糖苷类抗生素易产生耐药性，如使用链霉素4～5日后，细菌即可产生耐药性。链霉素与庆大霉素、卡那霉素、新霉素之间有单向交叉耐药性。细菌对氨基糖苷类抗生素产生耐药性的机制主要包括产生钝化酶、膜通透性改变、基因突变等。

【不良反应】

（1）第八对脑神经损害　由于该类药物在内耳外淋巴液中蓄积，可引起前庭功能障碍和耳蜗神经损害。前庭功能障碍主要表现为眩晕、恶心、呕吐、头晕、视力减退、眼球震颤、共济失调等，耳蜗神经损害表现为耳鸣、听力减退甚至耳聋等。

（2）肾脏损害　该类药物是诱发药源性肾衰竭的最常见因素，通常表现为蛋白尿、管型尿、血尿等，严重时可导致无尿、氮质血症和肾衰竭。停药后一般可恢复。老年人及肾功能不良者宜减量使用或慎用，需定期进行肾功能检查。

（3）变态反应　可见药热、皮疹、口周发麻、血管神经性水肿等过敏反应。接触性皮炎是局部应用新霉素最常见的反应；偶可引起过敏性休克，尤其是链霉素，发生率虽较青霉素低，但死亡率高。

（4）神经肌肉阻滞　常见于大剂量腹膜内或胸膜内应用后或静脉滴注速度过快时，该类药物可对神经肌肉产生箭毒样阻断作用，导致呼吸肌麻痹，引发严重后果。

二、常用药物

庆大霉素

庆大霉素（gentamycin）是本类药物中使用较多的品种之一。由小单孢菌所产生，为一种多组分抗生素，对各种需氧革兰阴性杆菌，包括铜绿假单胞菌作用强大，对结核杆菌无效。对一般需氧革兰阴性杆菌感染，用作首选药物；也可用于铜绿假单胞菌感染，常合用羧苄西林。适用于敏感细菌所致的新生儿脓毒症、败血症、中枢神经系统感染、尿路生殖系统感染、呼吸道感染、胃肠道感染、胆道感染、中耳炎、鼻窦炎、软组织感染、李斯特菌病等。

不良反应中发生率较多者有听力减退、耳鸣或耳部饱满感等耳毒性表现，血尿、排尿次数显著减少或尿量减少、食欲减退、极度口渴等肾毒性表现；步履不稳、眩晕等前庭功能障碍。停药后如发生听力减退、耳鸣或耳部饱满感，需要引起注意。

常用剂型：①片剂。20mg（2万U）；40mg（4万U）。口服，成人1次80～160mg，1日3～4次，儿童每日每千克体重10～15mg，分3～4次服用。②注射液。1ml∶20mg；1ml∶40mg；1ml∶80mg。成人1次80mg，1日2～3次，儿童每日每千克体重3～5mg，分2～3次给药。

链霉素

链霉素（streptomycin）是第一个用于临床的抗结核药，对结核杆菌、各种需氧革兰阴性杆菌作用强大，但对铜绿假单胞菌无效。由于易产生耐药性、耳毒性、肾毒性、过敏性休克，目前已少用。主要作为兔热病和鼠疫的首选治疗药物，与其他抗结核药合用于结核病，与青霉素合用于细菌性心内膜炎、布鲁菌病等。

卡那霉素

卡那霉素（kanamycin）对结核杆菌有效，对铜绿假单胞菌无效。耳毒性、肾毒性更大，细菌易耐药。仅作为二线抗结核药。

阿米卡星

阿米卡星（amikacin，又称丁胺卡那霉素）的抗菌谱在本类药物中最广，对各种需氧革兰阴性杆菌、铜绿假单胞菌、结核杆菌均有效；对钝化酶稳定，不易产生耐药性。可用于对庆大霉素等氨基糖苷类耐药菌所致感染；在某些医疗单位或某些病区中，细菌对庆大霉素耐药率高时也可作为一线药物使用。

妥布霉素

妥布霉素（tobramycin）对铜绿假单胞菌作用最强且无交叉耐药，主要用于治疗铜绿假单胞菌的严重感染，也可用于对庆大霉素等耐药菌所致的感染。

奈替米星

奈替米星（netilmicin）对革兰阳性球菌作用强于其他氨基糖苷类，不易产生耐药性，且与其他药物无交叉耐药，耳毒性、肾毒性最小。可用于治疗各种敏感细菌引起的感染性疾病。

氨基糖苷类药物作用及应用小结见表 34-1。

表 34-1　常用氨基糖苷类药物作用及应用小结

药物名称	作用及应用特点
链霉素	结核、波浪热及某些心内膜炎
庆大霉素	革兰阴性杆菌感染
妥布霉素	抗铜绿假单胞菌
阿米卡星	对耐庆大霉素、妥布霉素的细菌有效
奈替米星	抗菌活性与庆大霉素相似，抗铜绿假单胞菌略差，但耳毒性较低
阿贝卡星	对耐甲氧西林菌有较强抗菌作用

第二节　多肽类抗生素

多肽抗生素是具有多肽结构特征的一类抗生素，抗菌活性强，一般认为其可在细菌细胞膜上形成跨膜离子通道，使细菌不能维持正常渗透压而死亡，同时细菌对其难以产生耐药性。包括多黏菌素类、万古霉素类和杆菌肽类。

多黏菌素类

多黏菌素类包括多黏菌素 B（polymyxin B）、多黏菌素 E（colistin，又称抗敌素）等，多为硫酸盐制剂。该类药口服不吸收，肌内注射后 2～3h 达峰值，组织分布差，主要分布于细胞外液，不能穿过血脑屏障，主要经肾排泄，$t_{1/2}$ 约 10h。多黏菌素类属窄谱杀菌剂，对繁殖期和静止期细菌均有杀菌作用；对包括铜绿假单胞菌在内的许多革兰阴性需氧杆菌有快速杀灭作用；与利福平、磺胺类和 TMP 合用具有协同抗菌作用。多黏菌素类抗生素主要与细胞外膜磷脂上的阴离子磷酸根形成复合物，导致膜通透性增加，使细菌细胞内重要物质外漏而造成细胞死亡。

由于多黏菌素类抗生素毒性较大，一般不作首选药。目前主要用于治疗铜绿假单胞菌引起的败血症、泌尿道和烧伤创面感染。

多黏菌素类抗生素在常用量下即可出现明显不良反应，主要表现为蛋白尿、血尿、管型尿、氮质血症等肾脏毒性；严重时出现急性肾小管坏死、肾衰竭以及意识混乱、昏迷、共济失调、可逆性神经肌肉麻痹等神经毒性。

万古霉素类

万古霉素类包括万古霉素（vancomycin）和去甲万古霉素（demethylvancomycin），二者作用相似。

该类药物口服吸收很少，在肠道可产生较高浓度，肌内注射可引起剧烈疼痛和组织坏死，所以一般采用静脉滴注给药。可分布到各组织和体液，可透过胎盘，但难以透过血脑屏障和血眼屏障；炎症时透入增多，可达有效水平。万古霉素和去甲万古霉素血浆 $t_{1/2}$ 约为 6h。药物 90％以上经肾排泄，肾功能不全者 $t_{1/2}$ 可延长。

该类药物抗菌谱窄，对革兰阳性菌（如金黄色葡萄球菌、表皮葡萄球菌、溶血性链球菌、肺炎球菌、棒状杆菌等）有较强的杀菌作用，尤其是抗脆弱拟杆菌和梭菌（包括难辨梭菌）作用非常强。抗菌作用机制是与细胞壁前体肽聚糖结合，阻断细胞壁合成，造成细胞壁缺陷而杀灭细菌，尤其对生长繁殖期的细菌呈现快速杀菌作用。大多数革兰阴性菌对该药产生耐药性，但与其他抗生素无交叉耐药性。

临床仅用于严重革兰阳性菌感染，如败血症、心内膜炎、骨髓炎、呼吸道感染等，尤其是当其他抗生素无效或不能耐受时；口服给药用于治疗假膜性结肠炎和消化道感染。

替考拉宁

替考拉宁（teicoplanin）分子结构与万古霉素相似，所以抗菌谱、抗菌作用机制、抗菌活性均与万古霉素相似。其脂溶性较万古霉素高 50～100 倍。口服吸收少，静脉注射后在体内代谢少，几乎全部经肾排泄，血浆 $t_{1/2}$ 约为 47h。临床应用与万古霉素相似。不良反应明显低于万古霉素，主要是注射部位疼痛、皮疹和暂时性的肝功能下降。

杆菌肽类

杆菌肽（bacitracin）由枯草杆菌培养液中分离获得，主要成分是杆菌肽A。对大多数革兰阳性菌，如金黄色葡萄球菌、链球菌属等有强大的抗菌作用；对耐β-内酰胺酶的细菌也有作用；对革兰阴性球菌、螺旋体、放线菌也有效。该药属慢效杀菌剂，作用机制是选择性地抑制细菌细胞壁合成过程中的脱磷酸化，阻碍细胞壁合成，同时对胞质膜也有损伤作用，使胞质内容物外漏，导致细菌死亡。细菌对该药耐药性产生较慢，耐药菌株少见，与其他抗生素无交叉耐药性发生。该药口服不吸收，全身用药可产生严重的肾损伤，仅局部涂擦用于鼻、眼和皮肤感染。具有刺激性小、过敏反应少、不易产生耐药性等优点。其锌盐制剂可增加抗菌作用。

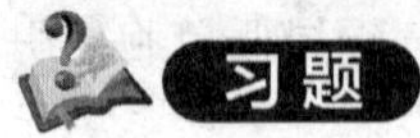

习题

一、思考题

1. 简述氨基糖苷类药物的抗菌作用机制。
2. 简述氨基糖苷类药物的不良反应。

二、是非题

1. 氨基糖苷类易通过胎盘屏障，孕妇禁用。
2. 氨基糖苷类抗生素胃肠道不易吸收。
3. 氨基糖苷类是强极性化合物，口服易吸收。
4. 氨基糖苷类在肾皮质和内耳内、外淋巴液有高浓度积聚，但不易引起肾毒性和耳毒性。
5. 氨基糖苷类是广谱抗菌药，对革兰阳性杆菌杀菌作用强。
6. 氨基糖苷抗生素对静止期细菌杀菌作用较强。
7. 链霉素可作为鼠疫的首选药物。
8. 链霉素也可用于治疗结核病。
9. 多黏菌素B属广谱抗菌药。

题号	1	2	3	4	5	6	7	8	9
答案	√	√	×	×	×	√	√	√	×

（冯　里）

第三十五章 大环内酯类、林可霉素类抗生素

第一节 大环内酯类抗生素

大环内酯类（macrolides）抗生素是因具有 14～16 元大环内酯环结构而得名，是由链霉菌产生的一类弱碱性抗生素。

1952 年红霉素问世，后相继发现麦迪霉素、螺旋霉素、乙酰螺旋霉素、交沙霉素等。这些第一代药物可口服，体内分布广，对革兰阳性菌、某些革兰阴性杆菌和厌氧菌均有效，可用于对 β-内酰胺类过敏或耐药患者的治疗，但仅为抑菌剂，抗菌谱窄、不耐酸、胃肠道反应和肝损害多是其致命弱点。20 世纪 70 年代，先后问世的阿奇霉素、克拉霉素、罗红霉素等第二代半合成药物与第一代比较，具有抗菌谱广、口服生物利用度高、给药剂量减少、对酸稳定、不良反应减少、抗菌后效应明显、临床适应证增加等优点。由于耐药菌的不断出现，目前正在研究的不易耐药的酮基大环内酯类第三代药物受到普遍关注。

大环内酯类抗生素是快速抑菌剂，其抗菌机制：能与细菌核糖体的 50S 亚基结合，抑制转肽作用和抑制 mRNA 的位移，从而抑制细菌蛋白质的合成。由于林可霉素、克林霉素和氯霉素在细菌核糖体 50S 亚基上的结合点与大环内酯类相同或相近，所以合用可发生拮抗而降低抗菌活性。该类药物之间可产生交叉耐药性。

红 霉 素

红霉素（erythromycin）在酸性（pH＜5）溶液中易分解失活。为避免口服被胃酸破坏，多制成肠溶片及酯化合物的盐类等耐酸制剂，如红霉素肠溶片、硬脂酸红霉素、琥乙红霉素、依托红霉素（无味红霉素）和可供静脉滴注的乳糖酸红霉素等。

【体内过程】 红霉素不耐酸，口服其耐酸制剂后在小肠上部吸收，可维持 6～12h，$t_{1/2}$ 约 2h。红霉素可广泛分布至各种组织和体液中，尤其在胆汁和前列腺组织中浓度高。在胆汁中的浓度是血中浓度的 10～40 倍；在前列腺组织中的浓度是血中浓度的 33%。可透过胎盘进入胎儿，但难以进入脑脊液，主要在肝脏代谢和从胆汁排泄，可形成肝肠循环。

【作用及特点】 主要用于治疗军团菌病、弯曲杆菌所致败血症或肠炎、支原体肺炎、沙眼衣原体所致的婴儿肺炎及结肠炎、白喉带菌者，是上述疾病的首选药之一；可治疗耐青霉素的轻、中度金黄色葡萄球菌感染及对青霉素过敏者；可治疗其他革兰阳性球菌（如肺炎球菌）所致的大叶肺炎，溶血性链球菌引起的扁桃体炎、猩红热、丹毒、急性中耳炎或鼻窦炎。

【不良反应】 少见。口服大剂量可出现胃肠道反应，如恶心、呕吐、腹痛和腹泻；静脉

注射乳糖酸盐可发生血栓性静脉炎；口服依托红霉素或琥乙红霉素可引起肝损害，出现氨基转移酶升高、肝肿大及胆汁郁积性黄疸等，一般于停药数日后即可恢复；口服红霉素也可引起伪膜性肠炎。

【制剂及用法】

（1）片剂 0.125g；0.25g。

（2）注射用粉针剂 0.25g；0.3g。

（3）眼膏剂 每克含5000U（0.5%）。

（4）软膏剂 每克含10000U（1%）。

阿奇霉素

阿奇霉素（azithromycin，又称阿齐红霉素）是十五元环半合成大环内酯类抗生素。与红霉素比较具有以下特点：①对肺炎支原体的作用是大环内酯类抗生素中最强的，对流感杆菌和淋球菌、弯曲菌的作用也较强；②对金黄色葡萄球菌、肺炎球菌、链球菌的抗菌活性弱于红霉素；③不良反应发生率较红霉素低，有胃肠道反应及偶可见肝功能异常与外周白细胞下降等。主要用于呼吸道感染的治疗，也适用于衣原体引起的泌尿道感染和宫颈炎等。

克拉霉素

克拉霉素（clarithromycin，又称甲红霉素）是十四元环半合成大环内酯类抗生素，对酸稳定、抗菌活性高。与红霉素比较具有以下特点：①抗菌活性高，对革兰阳性菌、军团菌、肺炎衣原体的作用是大环内酯类抗生素中最强的，对沙眼衣原体、肺炎支原体和流感杆菌、厌氧菌的作用也强于红霉素；②抗菌后效应（PAE）明显；③口服吸收较红霉素完全，不受食物影响；④不良反应发生率较低，主要是胃肠反应，偶可发生皮疹、皮肤瘙痒及头痛等。主要用于呼吸道感染、泌尿生殖系统感染及皮肤软组织感染的治疗。

小常识

克拉霉素于20世纪90年代初由日本大正公司开发成功，之后技术转让给美国雅培公司生产。1991年10月获FDA批准定为Ib类新药上市，商品名Biaxin。1993年以Klacid在中国香港上市，在欧洲和亚洲的商品名为“克拉仙”。目前已在全球50多个国家上市，市场用量稳步增长，并在临床中发挥了重要作用。

罗红霉素

罗红霉素（roxithromycin，又称罗得力）是十四元环半合成大环内酯类抗生素。与红霉素比较具有以下特点：①对肺炎支原体、衣原体有较强的作用，但对流感杆菌的作用较红霉素弱；②耐酸，口服生物利用度较高（72%～85%）；③$t_{1/2}$较长，为8.4～15.5h；④不良反应少，偶见皮疹、皮肤瘙痒、头痛、头晕等。适用于上、下呼吸道感染及皮肤软组织感染治疗，也可用于非淋球菌性尿道炎的治疗。

乙酰螺旋霉素

乙酰螺旋霉素（acetylspiramycin）是十六元环大环内酯类，不良反应较红霉素轻，大剂量可产生胃肠道反应。主要用于防治革兰阳性菌所致的呼吸道和软组织感染，也可用于军团菌病、弓形体病的治疗。

第二节 林可霉素类抗生素

林可霉素类抗生素包括林可霉素（lincomycin，又称洁霉素、林肯霉素）和克林霉素（clindamycin，又称氯林可霉素、氯洁霉素）。两者具有相同的抗菌谱，但后者抗菌作用更强，口服吸收不受食物影响，生物利用度高且毒性较低，所以临床上较常用。两药均分布广泛，在大多数组织中可达有效浓度，骨组织中的药物浓度高是该类药物的突出特点，在胆汁、乳汁中的浓度也较高，能透过胎盘，但不能透过正常血脑屏障，均在肝脏代谢，经胆汁和粪便排泄。

林可霉素类抗生素对厌氧菌，包括脆弱拟杆菌均有良好的抗菌作用；对革兰阳性菌，包括耐青霉素G金黄色葡萄球菌均高度敏感；对革兰阴性球菌，包括脑膜炎双球菌和淋球菌也敏感；对人型支原体、沙眼衣原体敏感，对恶性疟原虫和弓形体也有一定作用；但对革兰阴性杆菌无效。

林可霉素类抗生素的主要抗菌机制是与细菌核糖体50S亚基结合，抑制肽酰基转移酶的活性，使肽链延伸受阻而令细菌蛋白质合成受到抑制。因红霉素与该类药物相互竞争同一结合部位，且红霉素的亲和力强而呈拮抗作用，不宜合用。

林可霉素类抗生素是治疗金黄色葡萄球菌所致急、慢性骨髓炎及关节感染的首选药，也可用于治疗各种厌氧菌感染或厌氧菌与需氧菌的混合感染，如腹膜炎、盆腔感染、吸入性肺炎或肺脓肿等；也可用于β-内酰胺类抗生素无效或对青霉素过敏的金黄色葡萄球菌感染。

林可霉素和克林霉素口服或肌内注射均可产生胃肠反应，以口服较为常见，但较轻微，仅表现为食欲减退、恶心、呕吐、胃部不适和腹泻，也可发生严重的伪膜性肠炎。两药还可能发生中性粒细胞减少、血清氨基转移酶升高、静脉炎及神经肌肉阻滞作用等。

习题

一、思考题

1. 试述大环内酯类抗生素的抗菌机制。
2. 试述大环内酯类抗生素的共同特点。
3. 简述林可霉素类药物的抗菌作用、作用机制及临床应用。

二、是非题

1. 大环内酯类抗生素对大肠埃希菌无效。
2. 红霉素可致明显肝损害。
3. 林可霉素主要用于治疗呼吸道感染。
4. 大环内酯类抗生素都属快速抑菌剂。
5. 军团菌肺炎宜选用红霉素。

6. 林可霉素在尿中原型药物浓度高。

7. 万古霉素静脉注射可致血栓性静脉炎。

8. 万古霉素对革兰阳性菌有强大的杀菌作用。

9. 万古霉素的抗菌谱包括革兰阳性菌，特别是耐药金黄色葡萄球菌。

10. 红霉素可引起耳鸣和听力损害。

题号	1	2	3	4	5	6	7	8	9	10
答案	√	√	×	√	√	×	×	√	√	×

（冯　里）

第三十六章 四环素类及氯霉素类抗生素

第一节 四环素类

四环素类（tetracyclines）抗生素是由链霉菌产生或经半合成制取的一类碱性抗生素，分天然四环素与半合成四环素两类。天然四环素主要有四环素（tetracycline）、土霉素（oxytetracycline）、地美环素（demeclocycline，又称去甲金霉素）和金霉素（chlorotetracycline，又称氯四环素）等；半合成四环素有多西环素（doxycycline，又称强力霉素）、米诺环素（minocycline，又称二甲胺四环素）和美他环素（metacycline）等，其中多西环素和米诺环素最为常用。

四环素类药的抗菌机制主要是与细菌核糖体30S亚单位的A位特异性结合，阻止tRNA在该位置上的联结，阻止肽链延伸，从而抑制细菌蛋白质合成。四环素类还可引起细胞膜通透性改变，使细胞内的核苷酸和其他重要成分外漏，从而抑制细菌生长繁殖。

由于长期大量使用，四环素耐药菌株已逐渐增多。产生耐药性的主要原因是通过耐药质粒介导在各菌株间传递，使细菌的细胞膜对药物摄取减少或外排增加。天然药之间有交叉耐药性，但天然药与半合成药之间则呈不完全交叉耐药性。

【体内过程】 四环素类既可口服给药，也可静脉给药。口服时，胃肠道吸收不规律也不完全，可与乳制品、抗酸药、食物或药物中的Ca^{2+}、Mg^{2+}、Al^{3+}、Fe^{2+}等金属阳离子发生螯合而影响吸收。在体内分布广泛，但脑脊液中浓度较低（血浓度的10%～25%），其中仅米诺环素和多西环素可渗透到脑脊液、泪液和唾液中。主要在肝中代谢，并经胆道和肾脏排泄，其中胆汁中的药物浓度为血药浓度的10倍，存在肝肠循环。另外，除多西环素外，肾功能不全时所有四环素类都可蓄积体内并加重肾损害。多西环素因主要经肠道排泄，可供肾功能不全时使用。四环素类药物的$t_{1/2}$都较长，其中金霉素、四环素和土霉素的$t_{1/2}$为6～8h；地美环素和美他环素为12h；米诺环素和多西环素为16～18h。

【药理作用】 四环素类药有非常广的抗菌谱，包括革兰阳性菌和阴性菌、支原体、衣原体、立克次体、螺旋体和一些原虫（如阿米巴）等。四环素类药临床疗效的不同，主要取决于它们在吸收、分布、排泄等方面的差异，抗菌活性的强弱为：米诺环素＞多西环素＞美他环素＞地美环素＞四环素＞土霉素。

【临床应用】 四环素类是衣原体、支原体、立克次体、布鲁病和霍乱弧菌感染的首选用药，和一些螺旋体感染的选择用药，同时也是各种细菌感染的次选药物。

【不良反应】

（1）胃肠道反应　是这类药物最常见的反应。早期是由于药物的直接刺激，后期是由于对肠道菌群的影响。主要表现有腹泻、恶心和食欲下降。

（2）二重感染（菌群交替症）　正常人体的口腔、鼻咽部、消化道等处有多种微生物寄生、相互拮抗而维持相对平衡的共生状态。长期使用广谱抗生素，使敏感菌受到抑制，而一些不敏感菌（如真菌或耐药菌）乘机大量繁殖，造成新的感染，称为二重感染，又称“菌群交替症”，多见于老、幼、体弱、抵抗力低的患者及合用糖皮质激素或抗恶性肿瘤药的患者。

常见的二重感染包括：①真菌感染。多由白念珠菌引起，表现为鹅口疮、肠炎，应立即停药并同时进行真菌治疗；②对四环素耐药的难辨梭菌引起的假膜性肠炎，即由细菌产生一种毒性较强的外毒素，引起肠壁坏死、体液渗出、剧烈腹泻、导致脱水或休克等症状，可危及生命，应立即停药并选用万古霉素或甲硝唑治疗。

（3）影响骨骼和牙齿生长　对生长期的牙齿和骨骼有影响。四环素类药可沉积在珐琅质和骨组织中，使珐琅发育不良、畸形或生长抑制。因此，孕妇或6岁以下儿童不应使用四环素类药。长期应用四环素类药还可以影响骨髓功能。

（4）过敏反应　少见，表现有发热和皮疹，也可造成过敏性肺炎。

（5）肝毒性　四环素类药可损害肝功能或造成肝坏死，特别是在妊娠或肝功能已受损的情况下。

（6）肾毒性　使用过期的四环素类药可导致肾小管酸中毒和其他的肾损害，并引起血尿素氮增加。服用利尿药时，四环素类药可增加血尿素氮含量。除多西环素外，其他四环素类药可在肾功能不全者体内蓄积达中毒水平。

（7）前庭反应　与用药剂量有关。超量可引起前庭功能紊乱，出现头晕、眩晕、恶心、呕吐等症状。

多西环素

多西环素脂溶性较高，吸收快而完全，食物对其吸收影响较小，口服和注射给药的血药浓度几乎相同。血浆蛋白结合率为93%，药物在体内分布广泛，脑脊液中浓度也较高，肝肠循环显著，$t_{1/2}$长达14～22h，一般每日给药1次即可。小部分从肾排泄，大部分药物随胆汁进入肠腔随粪排出，因此肾功能不全时仍可使用该药。多西环素抗菌谱、作用机制与四环素相似，但作用较后者强。由于该药具有速效、强效、长效的优点，所以目前临床上最为常用，特别适合肾外感染伴肾衰竭者以及胆道系统感染。常用片剂，0.05g；0.1g。口服，成人首次0.2g，以后一次0.1g，一日1～2次。

米诺环素

四环素类药物中米诺环素的抗菌活性最强，口服吸收率接近100%，不受牛奶和食物的影响，但抗酸药或重金属离子仍可影响吸收。药物的脂溶性高于多西环素，组织穿透力强，分布广泛，在脑脊液的浓度高于其他四环素类药。$t_{1/2}$为14～18h，肾衰竭患者的$t_{1/2}$延长，肝衰竭对$t_{1/2}$无明显影响。抗菌谱与四环素相似，但对四环素或青霉素耐药的细菌仍敏感。主要用于治疗“酒糟鼻”、痤疮和沙眼衣原体所致的性传播疾病，以及上述耐药菌感染。

第二节　氯霉素类

氯霉素类抗生素包括氯霉素及甲砜霉素。氯霉素是1947年从委内瑞拉链丝菌培养液中分离出的一种抗生素，很快就被人工合成，成为第一个人工合成的抗生素。但因发现氯霉素的严重致命性不良反应（抑制骨髓造血功能），这种抗生素在临床应用上受到了极大限制。1995年甲砜霉素在我国批准生产。目前某些国家正在研制该类药的含氟产品，以期降低其毒性。

氯霉素

氯霉素（chloramphenicol）右旋体无抗菌活性，且毒性大，所以其消旋体合霉素已被淘汰，目前临床使用人工合成的左旋体。氯霉素在弱酸性和中性溶液中较稳定，遇碱易分解失效。

【体内过程】 氯霉素脂溶性高，口服吸收快而完全，一次口服1g后，约2h血药浓度达到高峰，$t_{1/2}$为1.5～3.5h。可分布于全身各组织和体液，包括中枢神经系统和脑脊液中。药物在脑脊液中的浓度达血药浓度的45%～99%，对眼组织通透性也好，可获得有效浓度。同时易通过胎盘屏障，也可进入乳汁。仅10%以原型经肾脏排泄，但在泌尿系统中也能达到有效抗菌浓度，部分活性药物还可分泌进入胆汁。

【作用及特点】 氯霉素与细菌核糖体50S亚基上的肽酰转移酶作用位点可逆性结合，阻止P位上肽链的末端羧基与A位上氨基酰tRNA的氨基发生反应，从而阻止肽链延伸，使蛋白质合成受阻。

氯霉素是广谱抗菌药，对革兰阴性菌的抑制作用强于革兰阳性菌，基本上是抑菌药，但也有学者认为对流感杆菌、肺炎球菌、脑膜炎球菌为杀菌药。

氯霉素的毒性较大，临床应用受到限制，仅适用于某些敏感菌所致的严重感染，如伤寒、副伤寒、流感杆菌性脑膜炎、立克次体感染等；局部也用于治疗沙眼、结膜炎、耳部表浅感染等。使用中应注意：①定期检测血象，治疗前、后及疗程中应系统监测血象，发现异常立即停药；②药物相互作用，氯霉素是肝药酶抑制剂，与华法林、甲苯磺丁脲、苯妥英钠和氯磺丙脲等药物合用时，应十分小心；③肝肾功能减退、葡萄糖-6-磷酸脱氢酶缺陷者、婴儿、孕妇、哺乳期妇女应慎用，用药时间不宜过长，并严格掌握适应证。

【不良反应】

（1）抑制骨髓造血功能

① 可逆性的血细胞减少。较为常见，这种反应发生率和严重程度与剂量和疗程呈正相关，表现为白细胞和粒细胞减少，继而血小板减少。大剂量氯霉素对骨髓造血细胞线粒体中的核糖体70S亚单位也有抑制作用，使血红蛋白合成减少。

② 不可逆性再生障碍性贫血。这种反应与剂量和疗程无关，常见于初次用药3～12周。各类血细胞均减少，虽极罕见［发生率为(1/24000)～(1/40000)］，但死亡率高。可能与骨髓造血细胞线粒体内的核糖体与细菌内的核糖体同是70S组成有关，所以对氯霉素敏感。

（2）灰婴综合征（gray baby syndrome）　是由于新生儿和早产儿肝功能发育不全、葡萄糖醛酸转移酶的含量和活性较低、解毒功能差和肾脏功能发育不全、排泄功能低下，而引起的氯霉素蓄积中毒。表现为腹胀、呕吐、衰弱、体温过低、休克、虚脱、呼吸抑制乃至皮肤灰白、紫绀，最后出现循环衰竭、休克等症状。

（3）其他　口服发生胃肠道反应，成人服用后偶见恶心、呕吐和腹泻，儿童罕见；长期应用也会引起二重感染；少数患者可出现神经炎、中毒性精神病或皮疹、药热、血管神经性水肿等过敏反应；还可见溶血性贫血（葡萄糖-6-磷酸脱氢酶缺陷者）。

甲砜霉素

甲砜霉素（thiamphenicol）是氯霉素的衍生物，其抗菌谱及抗菌作用、抗菌机制、主要适应证与氯霉素相同；与氯霉素不同的是细菌对甲砜霉素的耐药性发展较慢。因存在肝肠循环，所以在胆汁中浓度较高。甲砜霉素 70%～90%以原型由肾脏排泄，肾功能损伤者应减少药量。主要不良反应与氯霉素相同但稍轻，肾功能减退时尿中排出量明显减小。肾功能不全者、妊娠妇女和新生儿慎用。

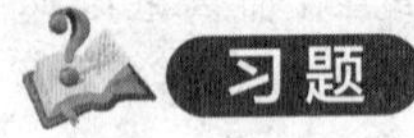

一、思考题

1. 试述四环素类药物的抗菌机制。
2. 简述四环素类药物的抗菌作用特点及临床应用。
3. 简述四环素的不良反应。

二、是非题

1. 多西环素是四环素类药物中抗菌活性最强的。
2. 服用四环素类药物常见胃肠道反应。
3. 四环素类药物对骨骼生长没有影响。
4. 米诺环素对铜绿假单胞菌无效。
5. 四环素不宜与抗酸药合用是因为会与抗酸药的金属离子络合，妨碍四环素的吸收。
6. 四环素可用于治疗斑疹伤寒。
7. 使用多西环素易导致"酒糟鼻"、痤疮。
8. 使用氯霉素出现再生障碍性贫血与其抑制蛋白质合成有关。
9. 四环素类不易引起过敏反应。
10. 多西环素不易透过血脑屏障。

题号	1	2	3	4	5	6	7	8	9	10
答案	×	√	×	√	√	√	×	√	×	×

（冯　里）

第三十七章 抗病毒药和抗真菌药

第一节 抗病毒药

病毒是病原微生物中最小的一种，其结构简单，只含有一种核酸（核糖核酸 RNA 或脱氧核糖核酸 DNA），外壳是蛋白质，不具细胞结构。大多数病毒缺乏酶系统，不能单独进行新陈代谢，必须依赖宿主的酶系统才能生存繁殖。病毒病是人类的主要传染病，病毒可侵犯不同组织器官，感染细胞引起疾病。由病毒引起的常见疾病有：①流行性疾病，如流行性感冒、普通感冒、麻疹、腮腺炎、小儿麻痹症、传染性肝炎等；②慢性感染，如乙型肝炎、艾滋病（AIDS）；③潜伏感染，如疱疹性角膜炎、性病疱疹病毒与肿瘤有关的某些肿瘤等。

抗病毒药物是一类用于特异性治疗病毒感染的药物，具有高度选择性，作用于细胞内病毒的代谢过程，并对宿主细胞无明显损害；其在体外可抑制病毒复制酶，在感染细胞或动物体可抑制病毒复制或繁殖。就像抗生素治疗细菌感染一样，特定的抗病毒药物对特定的病毒起作用。抗病毒药物与杀病毒剂不同，前者用于抑制体内的病毒，而后者用于消灭体外的病毒。

按适应证的不同，国内抗病毒药物可分为以下几类：①抗 HIV 药物，包括依非韦伦等；②抗疱疹病毒药物，包括洛韦类产品及膦甲酸钠和阿糖腺苷；③抗乙（丙）肝药物，包括拉米夫定和 α 干扰素；④抗流感药物，包括奥塞米韦、复方金刚烷胺和金刚乙胺；⑤广谱抗病毒药，包括利巴韦林、吗啉双胍、溶菌酶和聚肌胞等。按作用机制和结构又分为四类：核苷、非核苷、蛋白酶抑制剂、其他类。目前大多数的抗病毒药物是用于对抗艾滋病毒、疱疹病毒、乙肝和丙肝病毒以及甲型流感病毒和乙型流感病毒。

一、抗 HIV 的药物

小常识

艾滋病毒，即人类免疫缺陷病毒（HIV）。它会造成人类免疫系统的缺陷从而引起获得性免疫缺陷综合征和相关疾病的 RNA 病毒。HIV 体外不能繁殖，可借助人体细胞复制再生。HIV 在血液中的半衰期小于 6h，但进入细胞内每天产生约 10^{10} 病毒颗粒，每年大约可繁殖 140 代。病毒主要侵犯 $CD4^+$ T 细胞、CD4 单核细胞和 B 淋巴细胞。病毒基因变化多样，广泛存在于感染者的血液、精液、阴道分泌物、唾液、尿液、乳汁、脑脊液、有神经症状的脑组织液，其中以血液、精液、阴道分泌物中浓度最高。对外界环境的抵抗力较弱，对乙肝病毒有效的消毒方法对艾滋病病毒也有效。感染者潜伏期长、死亡率高。艾滋病病毒的基因组比已知任何一种病毒基因都复杂。传播途径：性接触、血液传播、母婴传播。

HIV 是一种反转录病毒，主要有 HIV-1 和 HIV-2 两型。一旦 HIV 进入 CD4 细胞，病毒 RNA 即被用作模板，在反转录酶催化下产生互补双螺旋 DNA，然后病毒 DNA 进入宿主细胞核，并在 HIV 整合酶催化下掺入宿主基因组。最后，病毒 DNA 被转录和翻译成一种称为多聚蛋白的大分子非功能多肽，再经 HIV 蛋白酶裂解成小分子功能蛋白。目前抗 HIV 药物主要通过抑制反转录酶或 HIV 蛋白酶发挥作用。按作用机制分为四类：核苷反转录酶抑制剂（NRTIs）、非核苷反转录酶抑制剂（NNRTIs）、蛋白酶抑制剂（PIS）及融合抑制剂（FIS）。

核苷反转录酶抑制剂（NRTIs）是第一类临床用于治疗 HIV 阳性患者的药物，包括嘧啶衍生物，如齐夫多定、扎西他宾、司他夫定和拉米夫定等；抗 HIV 蛋白酶的药物，包括沙奎那韦、茚地那韦、瑞妥拉韦、奈非那韦、安伦拉韦、罗平拉韦等。

齐夫多定

齐夫多定为脱氧胸苷衍生物，是第一个上市的抗 HIV 药，也是治疗 AIDS 的首选药。它对 HIV 感染有效，既有抗 HIV-1 的活性，也有抗 HIV-2 的活性；可降低 HIV 感染者的发病率，并延长其存活期。拉米夫定的抗病毒作用及机制与本药相同。

去羟肌苷

去羟肌苷能抑制 HIV 的复制，在细胞酶的作用下可转化为具有抗病毒活性的代谢物——双去氧三磷酸腺苷（ddATP），为人类免疫缺陷病毒（HIV）复制抑制剂。其作用机制与齐多夫定相似。

二、其他抗病毒药

抗病毒药的作用机制主要包括：①竞争细胞表面的受体、阻止病毒的吸附，如肝素或带阴电荷的多糖；②阻碍病毒的穿入和脱壳，如金刚烷胺能抑制 A 型流感病毒的脱壳和病毒核酸到宿主胞质的转移而发挥作用；③阻碍病毒的生物合成，如阿糖腺苷干扰 DNA 聚合酶，阻碍 DNA 合成，以及吗啉胍对病毒增殖周期几乎各个阶段的抑制作用（主要抑制 RNA 聚合酶的活性及蛋白质的合成），此外，阿昔洛韦可被由病毒基因编码的酶磷酸化，该磷酸化合物为病毒 DNA 聚合酶的底物，二者结合后就可发挥抑制酶的作用，因而可阻止病毒 DNA 的合成；④增强宿主细胞抗病能力，如干扰素能激活宿主细胞的某些酶，降解病毒的 mRNA，抑制蛋白质的翻译和装配。

阿昔洛韦

阿昔洛韦（acyclovir）是核苷类抗 DNA 病毒药。其抗疱疹病毒作用比碘苷强 10 倍，比阿糖腺苷强 160 倍。对乙型肝炎病毒也有一定作用。对牛痘病毒和 RNA 病毒无效。它在感染细胞内经病毒胸苷激酶和细胞激酶催化，生成三磷酸无环鸟苷，抑制病毒 DNA 多聚酶，是目前抗Ⅰ型、Ⅱ型 HSV（单纯疱疹病毒）的药物之一。

伐昔洛韦

伐昔洛韦口服后可转化为阿昔洛韦。

更昔洛韦

更昔洛韦为一种2-脱氧鸟嘌呤核苷酸的类似物，可抑制疱疹病毒的复制。临床已证实，该品对巨细胞病毒（CMV）和单纯疱疹病毒（HSV）所致的感染有效。

阿糖腺苷

阿糖腺苷（adenine arabinoside，Ara-A）为核苷类抗DNA病毒药，能抑制DNA复制，对疱疹病毒与痘病毒均有作用。

碘苷

碘苷（idoxuridine）又名疱疹净，可竞争性抑制胸苷酸合成酶，使DNA合成受阻，故能抑制DNA病毒（如HSV和牛痘病毒）的生长。对RNA病毒无效。

利巴韦林

利巴韦林（ribavirin）又名病毒唑（virazole），为核苷、次黄嘌呤核苷类似物，能抑制病毒核酸的合成，具广谱抗病毒性能，对RNA和DNA病毒均有抑制作用。

金刚乙胺

金刚乙胺为人工合成抗病毒药，通过阻止病毒进入宿主细胞，并抑制病毒的复制，从而抑制病毒繁殖，起到抗病毒的效果。本品口服吸收迅速完全，以原型从尿排泄，无残留。对预防和治疗由病毒引起的传染病有特效。本品与金刚烷胺相比，不良反应发生率低。

金刚烷胺

金刚烷胺的抗病毒机制似与阻止甲型流感病毒穿入呼吸道的上皮细胞、剥除病毒的外膜以及释放病毒的核酸进入宿主细胞有关。对已经穿入细胞内的病毒亦有影响病毒初期复制的作用。抗帕金森病的作用可能是因本品能促进纹状体内多巴胺能神经末梢释放DA，并加强中枢神经系统的DA与儿茶酚胺的作用，以增加神经元的DA含量所致。

磷甲酸

磷甲酸为非核苷类广谱抗病毒药物，通过选择性抑制病毒聚合酶而实现抗病毒作用。能抑制单纯疱疹病毒（HSV）、水痘带状疱疹病毒（VZV）、巨细胞病毒（CMZ）、乙型肝炎病毒、EB病毒的DNA聚合酶及流感的RNA聚合酶，通过非竞争性抑制逆转酶而抑制转录病毒、人类免疫缺陷病毒（HIV)、绵羊脱髓鞘病毒及其他 RNA 病毒。适用于防治器官移植及免疫功能低下患者的 CMV 感染，治疗慢性及重症乙型肝炎、耐阿昔洛韦的 HSV 和 VZV 感染，单用或联合其他抗病毒药物治疗 HIV 感染。

干扰素

干扰素（interferon，IFN）是一种广谱抗病毒药，是一组具有多种功能的活性蛋白质（主要是糖蛋白），是由单核细胞和淋巴细胞产生的细胞因子。它们在同种细胞上具有广谱的抗病毒、影响细胞生长，以及分化、调节免疫功能等多种生物活性。不直接杀伤或抑制病毒，主要是通过细胞表面受体作用使细胞产生抗病毒蛋白，从而抑制乙肝病毒的复制；同时还可增强自然杀伤细胞（NK 细胞）、巨噬细胞和 T 淋巴细胞的活力，从而起到免疫调节作用，并增强抗病毒能力。

第二节　抗真菌药

真菌感染可分为浅部感染和深部感染两类。前者常由各种癣菌引起，主要侵犯皮肤、毛发、指（趾）甲等，发病率高，治疗药物有灰黄霉素、制霉菌素，或局部应用的咪康唑和克霉唑。深部感染常由白念珠菌和新型隐球菌引起，主要侵犯内脏器官和深部组织，发病率虽低，但危害性大，常可危及生命，治疗药物有两性霉素 B 及咪唑类抗真菌药等。

抗真菌药物是指具有抑制真菌生长、繁殖或杀死真菌的药物。根据化学结构的不同，可分为抗生素类抗真菌药（如两性霉素 B)、唑类抗真菌药（如酮康唑)、丙烯胺类抗真菌药（如特比萘芬）和嘧啶类抗真菌药（如氟胞嘧啶）等。

一、抗生素类抗真菌药

两性霉素 B

两性霉素 B（amphotericin B）是多烯类抗深部真菌药。国产庐山霉素与本药是同一物质。

【作用及特点】 能选择性地与真菌细胞膜的麦角固醇相结合形成孔道，从而增加膜的通透性，导致细胞内重要物质外漏而致死。细菌的细胞膜不含固醇类物质，故本品对细菌无效。主要用于治疗全身性深部真菌感染。治疗真菌性脑膜炎时，需加用小剂量鞘内注射，其疗效良好。它是迄今对内脏真菌病有效的、唯一可作静脉滴注的多烯类抗生素，对念珠菌、隐球菌、毛霉、曲霉、组织胞浆菌、芽生菌、球孢子菌等有强大的抗菌作用。

【不良反应】 静脉滴注不良反应较多，最常见的是滴注开始或滴注后数小时可发生寒战、高热、头痛、恶心和呕吐。其肾毒性呈剂量依赖性，约 80％患者发生氮血症，与氨基糖苷类、环孢素合用肾毒性增加。应用时应注意：①静脉滴注液应新鲜配制，滴注前常需给患者服用解热镇痛药和抗组胺药，滴注液中加生理量的氢化可的松或地塞米松可以减轻反应；②定期观察血钾、血尿常规及肝肾功能和心电图检查。

【制剂及用法】 两性霉素 B 临床主要用注射剂。近年开发的新剂型有脂质体缓释体系新剂型等。静脉滴注时溶于 5％葡萄糖液中，稀释为 0.1mg/ml，必要时可在滴注液中加入地塞米松。成人与儿童剂量均按体重计算。从每日 0.1mg/kg 开始，逐渐增至每日 1mg/kg 为止，可每日或隔日给药 1 次，药液宜避光缓慢滴入。鞘内注射，首次 0.1～0.2mg，渐增至 0.5～1.0mg/次，浓度不超过 0.3mg/ml，应与地塞米松合用。

制霉菌素

【作用及特点】 制霉菌素（nystatin）也属多烯抗真菌药，其体内过程和抗菌作用与两性霉素 B 基本相同，但毒性更大，不作注射用。口服用于防治消化道念珠菌病，局部用药对口腔、皮肤、阴道念珠菌病有效。较大剂量口服可致恶心、呕吐、腹泻。局部用药刺激性小，个别阴道用药可见白带增多。

【制剂及用法】 制霉菌素口服制剂成人 50 万～100 万 U/次，4 次/日，儿童酌减。此外，尚有软膏、阴道栓剂、混悬剂供局部用。

灰黄霉素

灰黄霉素（griseofulvin）为抗浅表真菌抗生素。

【作用及特点】 对各种皮肤癣菌（表皮癣菌属、小孢子菌属和毛癣菌属）有较强的抑制作用，但对深部真菌和细菌无效。其化学结构类似鸟嘌呤，故能竞争性抑制鸟嘌呤进入 DNA 分子中，从而干扰真菌核酸合成，抑制其生长。主要用于治疗上述真菌所致的头癣、体癣、股癣、甲癣等。与巴比妥类药（酶诱导剂）合用可加速在肝灭活，减弱药效。本品可促进抗凝药代谢，使后者的作用降低，故不宜与上述药物合用。

【制剂及用法】 灰黄霉素临床主要有片剂、滴丸剂、软膏剂。片剂，成人每日 500～600mg，儿童每日 10～15mg/kg，分 2～4 次口服。滴丸（固体分散物），剂量减半。疗程 10～14 日。

二、唑类抗真菌药

唑类抗真菌药分为咪唑类（imidazoles）与三唑类（triazoles）。咪唑类包括：克霉唑、咪康唑、酮康唑等，可作为治疗浅表部真菌感染的首选药。三唑类包括氟康唑、伊曲康唑等，可作为深部真菌感染的首选药。

三、丙烯胺类抗真菌药

丙烯胺类抗真菌药包括萘替芬和特比萘芬。

四、嘧啶类抗真菌药

氟胞嘧啶（flucytosine）对隐球菌、念珠菌和拟酵母菌等具有较高的抗菌活性，对着色真菌、少数曲菌有一定抗菌活性，对其他真菌和细菌作用均差。本品为抑菌剂，高浓度时具有杀菌作用。作用机制为药物通过真菌细胞的渗透系统进入细胞内，转换为氟尿嘧啶，替代尿嘧啶进入真菌的 DNA 中，从而阻断核酸合成。

（张　元）

第三十八章 抗结核病药及抗麻风病药

第一节 抗结核病药

结核病是由结核分枝杆菌引起的慢性传染病，可累及全身各个器官和组织，如肺、肾、脑等，其中肺结核最常见。由于多药耐药菌的出现以及AIDS的全球流行，结核分枝杆菌、鸟-胞内分枝杆菌引起的感染又明显增加。结核分枝杆菌有三种繁殖态势，位于空洞损害组织中的快速繁殖菌、干酪样病灶组织中的间断缓慢繁殖菌、巨噬细胞或单核细胞中的缓慢繁殖菌。理想的抗结核病药对三种繁殖态势的细菌，应均具杀灭或抑制作用。

抗结核病药（antituberculosis agents）根据临床的应用情况可分为两大类。第一线药物疗效药，不良反应少、患者较易接受，包括异烟肼、利福平、乙胺丁醇、链霉素和吡嗪酰胺，大多数结核病患者用一线药物可以治愈；第二线药物包括对氨基水杨酸、乙硫异烟胺、利福定、利福喷汀、卡那毒素、阿米卡星等，因这些药物的抗菌作用弱或毒性较大或临床验证不足，主要作为细菌对第一线抗结核药产生耐药性或患者无法使用第一线药物时的备选药物。

一、常用抗结核药

异 烟 肼

异烟肼 isoniazid（雷米封）的酰肼类化合物，性质稳定，易溶于水。其疗效高、毒性小、口服方便、价廉，是抗结核病的首选药。

【作用及特点】 异烟肼对结核分枝杆菌具有高度选择性，且抗菌力强、易穿透入细胞内。对快速繁殖菌、间断缓慢繁殖菌、缓慢繁殖菌皆有杀菌作用，但对后两种繁殖态势菌的作用不如利福平或吡嗪酰胺。单用时结核分枝杆菌易产生耐药性，耐药菌的致病能力也降低，但与其他抗结核病药无交叉耐药性。与其他抗结核病药联用可延缓耐药性的产生，并增强疗效。异烟肼是最好的第一线抗结核病药。除预防用药时可单独使用外，对各种型结核病均应与其他第一线药物联合应用。

【不良反应】 本药不良反应的发生率与剂量有关，一般治疗量下发生率低。

（1）神经系统毒性　周围神经炎见于剂量大、维生素 B_6 缺乏者及慢乙酰化型患者。表现为四肢麻木、反射迟钝、共济失调，随后出现肌肉萎缩。发生的机制是由于异烟肼可促进维生素 B_6 从肾脏排泄，导致机体维生素 B_6 缺乏所致。预防性给予维生素 B_6 不仅可以防止此种反应，而且可以大大减少其他神经系统不良反应（如兴奋、中毒性脑病、中毒性精神病或惊厥等）的发生。

（2）过敏反应　如发热、皮疹、狼疮样综合征等。

（3）肝毒性　曾有研究者认为肝细胞坏死可能与异烟肼的毒性乙酰化代谢产物有关，快代谢型患者发生率高，但尚未充分证实。随年龄增加，致肝损伤机会也增加，用药期间应定期检查肝功能，有肝病者慎用。临床观察到本药与利福平合用时可增加肝脏毒性。

（4）其他　异烟肼是肝药酶抑制剂，可抑制苯妥英钠羟化而导致苯妥英钠中毒，在慢代谢型者更常见。

【制剂及用法】 片剂：0.05g；0.1g；0.3g。注射液：2ml∶0.1g。

（1）口服　成人1次0.1～0.3g，1日0.2～0.6g。对急性粟粒性肺结核或结核性脑膜炎，1次0.2～0.3g，1日3次。

（2）静脉注射或静脉滴注　对较重度浸润结核、肺外活动结核等，1次0.3～0.6g，加5%葡萄糖注射液或等渗氯化钠注射液20～40ml，缓慢推注；或加入输液250～500ml中静脉滴注。

利　福　平

利福平（rifampicin，甲哌力复霉素）是利福霉素的半合成衍生物，橘红色结晶粉末。和异烟肼一样，二者都是目前治疗结核病最有效的药物。

【作用及特点】 利福霉素为广谱抗生素。对结核分枝杆菌、麻风分枝杆菌、大多数革兰阳性细菌，特别是金黄色葡萄球菌和脑膜炎奈瑟菌均有强大的抗菌作用。对某些革兰阴性细菌、沙眼衣原体、沙眼病毒亦有抑制作用。属杀菌剂，对快速繁殖菌、间断缓慢繁殖菌有抗菌作用。其抗结核病作用与异烟肼相近，较链霉素强。在体外，利福平能增强链霉素及异烟肼的抗结核菌活性。

【作用机制及耐药性】 利福平与敏感菌具DNA依赖性的RNA多聚酶的β亚单位结合，抑制细菌的RNA合成起始阶段，阻碍mRNA合成。单用利福平时，结核分枝杆菌很易产生耐药性，故需与其他药物合用，既增强疗效又延缓耐药性产生。利福平与其他抗结核病药无交叉耐药性。

【临床应用】 主要与其他抗结核病药合用，治疗各种结核病，亦可用于预防脑膜炎奈瑟菌、流感嗜血杆菌引起的脑膜炎，还用于麻风病及耐药金黄色葡萄球菌感染。局部应用治疗沙眼。

【不良反应】 不良反应较多，但发生率不高，很少因此中断治疗。较常见恶心、呕吐、腹痛、腹泻等胃肠道刺激症状。少数患者因肝毒性而出现黄疸；原有慢性肝病者、酒精成瘾者或与肝毒性药物（如异烟肼）合用易致严重肝脏损害。过敏反应可见皮疹、药热等。“流感样综合征”常见于大剂量间歇给药法（每周2次以下），应避免此种给药方式。

【相互作用】 利福平为肝药酶诱导剂，可提高其他药物的代谢，如与抗凝血药、避孕药、地高辛、普萘洛尔、酮康唑、维拉帕米、氟康唑、磺酰脲、皮质激素等合用，可使它们的$t_{1/2}$缩短，药效明显减弱。孕妇及肝功能不良者慎用。

【制剂及用法】 片剂（胶囊）：每片（胶囊）0.15g；0.3g；0.45g；0.6g。口服混悬液：1ml∶20mg。成人，口服，一日0.45g～0.60g，空腹顿服，每日不超过1.2g；1个月以上小儿每日按10～20mg/kg体重，空腹顿服，每日量不超过0.6g。

乙胺丁醇

乙胺丁醇（ethambutol）是具水溶性、热稳定性的化合物。

【作用及特点】 对人型、牛型等各型结核分枝杆菌具高度抗菌作用，对大多数耐异烟肼和链霉素的结核分枝杆菌仍具抗菌活性。单用也可产生耐药性，但较缓慢。现认为，乙胺丁醇是分枝杆菌菌体内的阿拉伯糖基转移酶抑制剂。此酶与细菌细胞壁合成有关，具有杀菌作用。

此外，由于乙胺丁醇破坏了细菌细胞壁的屏障功能，尚可增强亲脂性抗结核病药（如利福平等）的抗菌作用。与异烟肼、利福平合用治疗各种类型的结核病。由于毒性低，患者容易接受，基本上取代了对氨基水杨酸。

【不良反应】 不良反应很少。最重要的不良反应为视神经炎，表现为视力下降、视野缩小、红绿色盲，具有剂量依赖性及可逆性改变的特点，及早发现并停药，可自行恢复正常。此外，还可发生胃肠道反应、高尿酸血症等。年幼且色觉分辨不清者慎用。

【制剂及用法】 片剂、胶囊剂。

（1）成人常用量与其他抗结核药合用。结核初治，按 15mg/kg 体重，每日一次顿服；结核复治，按 25mg/kg 体重，每日一次顿服，连续 60 天，继以按 15mg/kg 体重，每日一次顿服。

（2）13 岁以下儿童不宜应用本品。

链 霉 素

链霉素（streptomycin）是第一个用于临床的抗结核病药。体外杀菌，但在体内仅有抑菌作用，对快速繁殖菌有效。药物极性高，不易穿透血-脑脊液屏障和细胞膜，故作用弱于异烟肼、利福平。单独使用迅速产生耐药性，且药物本身毒性较大，需与其他药物合用；既避免产生耐药性，又提高疗效。主要用于危及生命的结核病，如播散性结核或结核性脑膜炎等。一般应联合应用三种药物（其中之一为链霉素），是第一线药物中应用最少者。

【不良反应】

（1）过敏反应　链霉素可和血清蛋白质结合形成全抗原，过敏反应包括：皮疹（0.3％～11％，可表现为斑丘疹、荨麻疹、红斑、麻疹样皮疹、猩红热样皮疹、天疱疮样皮疹、湿疹样皮疹）、紫癜及血管神经性水肿等皮肤表现。严重者可发生过敏性休克，严重过敏者反应还可并发急性溶血性贫血、血红蛋白尿、休克、急性肾衰竭等。

（2）毒性反应

① 急性毒性反应。麻木、头晕、耳聋等为多见，多在用药后 10 天内出现。最短者于注射后 20min 内出现麻木，持续 1～6h；重者可延续 24h 尚不消失。

② 慢性毒性反应

a. 第八对颅神经损害：耳前庭系损害，主要表现眩晕、头痛、经常指误等，以后出现运动性共济失调等；耳蜗系损害，一般发生较迟，常在用药数月后或停药以后发生，其主要症状是耳鸣和耳聋。

b. 对肾脏的损害：链霉素对肾脏的损害较轻，表现为蛋白尿和管型尿，部分出现肾功能暂时减退，停药后可恢复。严重的永久性肾损害并不多见。

【制剂及用法】 注射剂。与其他抗结核药合用，肌内注射，一日 1.0g，分 2 次，或一次 0.75g，一日 1 次；如临床情况许可，改用间歇给药，即减为每周给药 2～3 次，每次 1g；老年患者肌内注射，一次 0.5～0.75g，每日 1 次。

吡嗪酰胺

【作用及特点】 吡嗪酰胺属人工合成的烟酰胺类似物，性质稳定，微溶于水。中性 pH 环境下无活性，但在偏酸性（pH 5.5）条件下具抑菌或杀菌作用。药物可被巨噬细胞或单核细胞摄取，在细胞内的酸性环境中对缓慢繁殖菌发挥抗菌作用。药物被分枝杆菌的吡嗪酰胺酶代谢为具抗菌活性的吡嗪酸。单独使用易产生耐药性，与其他抗结核病药无交叉耐药。

在抗结核病治疗方案中，吡嗪酰胺已成为多种药物短期（6 个月）联合治疗的重要药物，其对细胞内残余菌有效，以防止停药后复发。过去多采用高剂量、长疗程用药。

【不良反应】 不良反应多，主要为肝损害。其他可见高尿酸血症、关节痛、厌食、恶心、呕吐、排尿困难、不适、发热等。肝功能不良者禁用。

【制剂及用法】 0.25g 片剂，0.25g 胶囊。口服。成人常用量，与其他抗结核药联合，每 6h 按 5～8.75mg/kg 体重，或每 8h 按 6.7～11.7mg/kg 体重，最高每日 3g。小儿除非必须，通常不宜应用。吡嗪酰胺亦可采用间歇给药法，每周用药 2 次，每次 50mg/kg。吡嗪酰胺单用治疗结核病时，细菌易产生耐药性，因此常与其他抗结核病药联合应用。疗程可能需持续 1～2 年，甚至数年或无限期应用。

二、其他抗结核病药物

乙硫异烟胺

【作用及特点】 乙硫异烟胺的化学结构类似异烟肼。体外实验，低浓度可抑制多数结核分枝杆菌，作用机制与阻断分枝菌酸合成有关，但抗菌活性较低。对异烟肼、链霉素耐药的菌株仍对乙硫异烟胺敏感。口服易吸收，体内分布广，脑脊液中浓度与血药浓度相同，经肝脏代谢，$t_{1/2}$ 为 2～4h。临床作为第二线药物，只有在第一线药物无效或不能应用时，才可与其他药物联合应用。

【不良反应】 不良反应较多且常见，有很强的胃肠道刺激作用，还可致周围神经炎及肝损害等。

对氨基水杨酸

【作用及特点】 对氨基水杨酸（para-aminosalicylic acid，PAS）属叶酸合成抑制剂，对结核分枝杆菌仅具抑菌作用，作用较异烟肼及链霉素弱，单独使用无临床价值。由于细菌对药物的耐药性产生缓慢，与其他药物联合应用时，可达到增强疗效和延缓耐药性发生的效果。

【不良反应】 不良反应较多，发生率为 10%～30%，常见胃肠道反应，如厌食、恶心、呕吐、腹痛及腹泻，患者依从性差。其次为皮疹、发热、关节痛等，也可见白细胞减少症、结晶尿、肝炎等。属第二线药物，其重要性已大大降低。与利福平联合应用时，不能同时服用。

利福喷汀和利福定

【作用及特点】 利福喷汀（rifapentine）和利福定（rifandin）均为利福霉素衍生物，它们的抗菌谱同利福平，而抗菌活性分别比利福平强 8 倍和 3 倍以上。利福喷汀治疗剂量与利福平相同，但每周用药 1～2 次；利福定的治疗剂量仅为利福平的（1/2）～(1/3)。两药的 $t_{1/2}$ 分别为 13h 及 1.3～2h；与其他抗结核药（如异烟肼、乙胺丁醇、链霉素等）有协同作用。不良反应同利福平。

三、抗结核病药物的用药原则

抗结核病用药必须首先明确患者属于“初治”还是“复治”，并了解患者抗结核病药的用药史。在此基础上，根据疾病的严重程度、病灶部位、体外药敏实验结果，确定治疗方案。“初治”是指既往未用或用抗结核病药时间少于一个月的新发病例；“复治”是指复发病例、初治失败病例以及既往使用抗结核病药时间超过一个月的新发病例。

用药过程中，应遵循早期用药、联合用药、足量用药、规律用药和全程用药五项原则。

（1）早期用药　早期病灶部位血液循环无明显障碍，有利于药物渗入病灶内，达到高浓度。细菌处于快速繁殖期，对药物敏感。

（2）联合用药　联合用药的目的在于提高治愈率、降低复发率、降低毒性、防止耐药性发生。

（3）足量、规律和全程用药　结核病为慢性病，需长期治疗。国际防痨和肺病联合会治疗委员会推荐的“标准 6 个月方案（2HRZ/4HR）”适用于单纯性肺结核病的初治，即强化期 2 个月，使用异烟肼（H）、利福平（R）、吡嗪酰胺（Z）治疗；继续期 4 个月，使用异烟肼、利福平治疗。此外，根据疾病的严重程度、病灶部位、体外药敏实验结果，由 2HBZ/4HR 方案派生出近 20 种方案用于临床，有些方案的强化期联合使用 5 种药物，有些方案的疗程可长达 12 个月。

第二节　抗麻风病药

麻风病是由麻风分枝杆菌引起的慢性传染性疾病，其病变主要损害皮肤、黏膜和周围神经。中、晚期病变可累及眼、耳、鼻、咽喉、外生殖器及内脏器官（如肝、脾等）。麻风病很少引起死亡，但可造成肢体残废或畸形，使患者丧失劳动能力。据统计，现今世界上仍有数百万麻风病患者。患者中结核样型麻风病（少菌型）约占 70%，及时、有效地治疗，可完全治愈；少数患者为瘤型麻风病（多菌型）或界线型麻风病，其中瘤型麻风病的病情较重，对药物反应性差，一般难以治愈。抗麻风病药主要为氨苯砜、利福平和氯法齐明等。世界卫生组织（WHO）推荐，对麻风病患者应采用多种药物的联合化疗，以减少耐药性的发展及缩短疗程。

麻风反应是治疗麻风病过程中，麻风分枝杆菌裂解释放的磷脂类颗粒引起的变态反应，并非病情加重。沙利度胺对麻风反应有效，一并纳入本节介绍。

氨　苯　砜

氨苯砜（dapsone，DDS，对氨基双苯砜）属砜类化合物。临床上应用的所有砜类都是氨苯砜的衍生物，如苯丙砜、醋氨苯砜，它们均须在体内转化为氨苯砜或乙酰氨苯砜而显效。尽管已研究及开发了大量衍生物，氨苯砜仍然是临床上最有效的药物。

【作用及特点】 麻风分枝杆菌在人工培养基上不生长，故无法采用体外实验判断药物的敏感性。体内实验证实苯丙砜对麻风分枝杆菌有较强抑制作用，为抑菌剂而非杀菌剂。其作用机制与磺胺类相似。麻风分枝杆菌在用氨苯砜治疗过程中可产生耐药性，称为继发性耐药，使用单一药物治疗常会导致继发性耐药，故需多药合并治疗，以延缓耐药性的产生并缩短疗程。

氨苯砜为治疗各型麻风病的首选药，对结核样型或界线型麻风病患者，治疗需持续 6 个月至 3 年。瘤型麻风病患者需终生用药。氨苯砜也可与甲氧苄啶联合治疗卡氏肺孢菌。

【不良反应】 砜类的不良反应非常相似，不同程度的溶血反应最常见，剂量大或红细胞葡萄糖-6-磷酸脱氢酶缺乏者尤易出现，高铁血红蛋白血症亦较常见，还有厌食、恶心、呕吐。个别患者有头痛、精神紧张、失眠、视力模糊、感觉及精神异常、过敏反应等。

药疹多发生在用药后 5～6 周，表现为麻疹样或猩红热样皮疹，严重者出现高热、剥脱性皮炎、肝细胞坏死性黄疸、淋巴结肿大、蛋白尿等，又称“氨苯砜综合征”。一旦发现应立即停药，积极治疗，以减少对生命的威胁。

麻风反应常见于瘤型麻风病患者的治疗过程中，患者病情突然加剧，出现结节性红斑、神经痛、虹膜睫状体炎，原有的皮疹、发热等症状加重。可使用沙利度胺或糖皮质激素治疗。

【制剂及用法】 片剂。抑制麻风口服，与一种或多种其他抗麻风药合用。成人一次50～100mg，一日一次；或按一次 0.9～1.4mg/kg 体重，一日一次，最高剂量每日 200mg。可于开始每日口服 12.5～25mg，以后逐渐加量到每日 100mg。小儿按一次 0.9～1.4mg/kg 体重，一日一次。由于本品有蓄积作用，故每服药 6 日停药 1 日，每服药 10 周停药 2 周。

利　福　平

利福平对麻风分枝杆菌、氨苯砜耐药菌株有快速杀菌作用，每日口服 600mg 对瘤型麻风病患者有显著疗效。单用易产生耐药性，需与其他抗麻风病药联合应用。

氯法齐明

氯法齐明（clofazimine）为一种吩嗪染料，对麻风分枝杆菌有弱杀菌作用，常作为氨苯砜的替代药。抗菌作用机制不清，可能涉及药物与细菌 DNA 结合。氯法齐明还具有抗炎作用，可阻止麻风反应时结节性红斑的形成。口服生物利用度的个体差异较大，与药物的粒度、晶形和剂型有关。吸收后迅速分布到多种组织，主要蓄积在网状内皮系统和皮肤，并缓慢释放入血液循环，使药物的 $t_{1/2}$ 长达 2 个月。药物主要随粪便排泄。

临床主要用于氨苯砜耐药或患者不能使用氨苯砜的各型麻风病，也可用于缓解其他药物引起的麻风反应。不良反应主要是皮肤出现红棕色到浅黑色的色素沉着，以及胃肠道反应。

沙利度胺

【作用及特点】 沙利度胺（thalidomide，反应停）对麻风反应有明显的抑制作用，但是对麻风病本身无效。与其他抗麻风病药合用时，对麻风分枝杆菌裂解产物所致的结节性红斑、发热等麻风症状加剧反应，具有预防和缓解作用，是抗麻风反应的首选药。对各型麻风病治疗中的麻风反应都有一定的疗效，但是对结核样型麻风病的麻风反应效果稍差。

沙利度胺为手性药物，两种对映体都有中枢镇静作用，但其中的 S-对映体及其两种代谢产物具有强烈的致畸胎作用。孕妇或有生育计划的妇女绝对禁忌。

（冯淑华）

第三十九章　抗疟药

第一节　概　　述

抗疟药（antimalarial drugs）是防治疟疾的重要手段。现有抗疟药中尚无一种能对疟原虫生活史的各个环节都有杀灭作用。因此，必须了解各种抗疟药对疟原虫生活史的不同环节的作用，以便根据不同目的正确选择药物。

使人致病的疟原虫主要有三种：恶性疟，间日疟和三日疟，后两者又称良性疟。疟原虫的生活史可分为雌按蚊体内的有性生殖阶段和人体内的无性生殖阶段。疟原虫的生活史和抗疟药的作用环节见图 39-1。

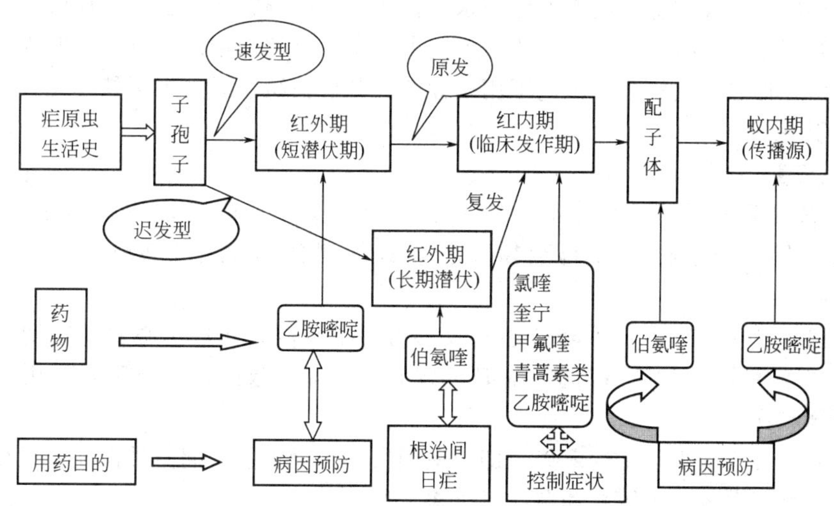

图 39-1　疟原虫的生活史和抗疟药的作用环节

第二节　常用抗疟药

一、主要用于控制症状的抗疟药

此类药物是主要杀灭红细胞内期疟原虫的药物。

氯　　喹

氯喹（chloroquine）是人工合成的 4-氨喹啉类衍生物。

【作用及特点】 氯喹可插入 DNA 双螺旋链之间，形成 DNA-氯喹复合物，影响 DNA

复制和RNA转录，并使RNA断裂，从而抑制疟原虫的分裂繁殖。对红细胞期内的裂殖体有杀灭作用。临床用于间日疟和三日疟以及敏感的恶性疟原虫的红细胞内期的裂殖体。能迅速治愈恶性疟，有效地控制间日疟的症状发作，也可用于症状抑制性预防。疟原虫对氯喹耐药性的发生，可能与其从体内排出药物增多和代谢加速有关。氯喹对阿米巴痢疾无效，但由于它在肝组织内分布的浓度比血药浓度高数百倍，故对阿米巴肝脓肿有效。氯喹偶尔用于类风湿性关节炎，也常用于蝶形红斑狼疮。但对后者的疗效尚无定论，而且用量大，易引起毒性反应。

【不良反应】 氯喹用于治疗疟疾时，一般能良好耐受，仅有轻度头晕、头痛、胃肠不适和皮疹等，停药后迅速消失。大剂量、长疗程用药可引起视力障碍，以及对肝脏和肾脏的损害。

奎　宁

【作用及特点】 奎宁（quinine）是从金鸡纳树皮中提得的一种生物碱。自合成氯喹等药后，奎宁已不作首选抗疟药用。但当今氯喹的耐药性问题日趋严重，因而奎宁又被重视。奎宁对各种疟原虫的红细胞内期滋养体有杀灭作用，能控制临床症状，但疗效不及氯喹而毒性较大。主要用于耐氯喹或耐多药的恶性疟，尤其是严重的脑型疟。奎宁在肝内迅速氧化失活并由肾排出，加之毒性较大，因此不用于症状抑制性预防。对红细胞外期无效，对配子体亦无明显作用。

【不良反应】

（1）金鸡纳反应　表现为恶心、呕吐、耳鸣、头痛、听力和视力减弱，甚至发生暂时性耳聋。因为奎宁得自金鸡纳树皮，金鸡纳树的其他生物碱也有此反应，故称“金鸡纳反应”。

（2）心肌抑制作用　奎宁可降低心肌收缩力、减慢传导和延长心肌不应期。但不及其D-异构体奎尼丁的作用明显。静脉注射时可致血压下降和致死性心律失常。用于危急病例时，仅可静脉滴注。

（3）特异质反应　少数恶性疟患者即使应用很小剂量也能引起急性溶血，发生寒战、高热、背痛、血红蛋白尿（黑尿）和急性肾衰竭，甚至死亡。

（4）子宫兴奋作用　奎宁对妊娠子宫有兴奋作用，故孕妇忌用。

（5）中枢神经抑制　有微弱的解热镇痛作用，也可引起头晕、精神不振等症状。

甲　氟　喹

甲氟喹（mefloquine）和奎宁都属喹啉-甲醇衍生物。鉴于奎宁对耐多药虫株还保留部分抗疟作用，通过改变奎宁的结构而获得甲氟喹。甲氟喹也是一种杀疟原虫红细胞内期滋养体的药物。用于控制症状，生效较慢。在某些地区已发现恶性疟对此药产生耐药性，但与奎宁和氯喹之间并无必然的交叉耐药关系。单独或与长效磺胺和乙胺嘧啶合用，对耐多药恶性疟虫株感染有一定疗效。甲氟喹的另一特点是血浆半衰期较长（约30天），可能是其在体内有肝肠循环的缘故。用于症状抑制性预防，每2周给药一次。

青　蒿　素

青蒿素（artemisinin）是从黄花蒿（*Artemisia annua* L.）及其变种大头黄花蒿中提取的一种倍半萜内酯过氧化物，是根据中医“青蒿截疟”的记载而发掘出的新型抗疟药。应将黄花蒿与同属另一植物青蒿（*A. apiacea*）相区别，后者不含青蒿素，无抗疟作用。由于对耐氯喹虫株感染有效，青蒿素受到国内、外广泛重视。

【作用及特点】 青蒿素对红细胞内期滋养体有杀灭作用，对红细胞外期无效。用于治疗间日疟和恶性疟，即期症状控制率可达100%。与氯喹只有低度交叉耐药性，用于耐氯喹虫株感染仍有良好疗效。青蒿素可透过血脑屏障，对凶险的脑型疟疾有良好抢救效果。

青蒿素也可诱发耐药性，但比氯喹为慢。与磺胺或乙胺嘧啶合用，可延缓耐药性的发生。青蒿素治疗疟疾最大的缺点是复发率高，口服给药时近期复发率可达30%以上。这可能与其在体内消除快、代谢产物无抗疟活性有关。与伯氨喹合用，可使复发率降至10%左右。

蒿　甲　醚

【作用及特点】 蒿甲醚（artemether）为青蒿素的12-β-甲基二氢衍生物。其溶解度较大，可制成澄明的油针剂注射给药。抗疟活性比青蒿素强，近期复发率比青蒿素低（8%）。与伯氨喹合用，可进一步降低复发率。

【不良反应】 少见，偶见四肢麻木感和心动过速，未见对重要内脏有损害作用。动物试验中应用大剂量时，曾见骨髓抑制和肝损害，并有胚胎毒性作用。与青蒿素相比，蒿甲醚的不良反应较轻。

二、主要用于控制复发和传播的药物

伯　氨　喹

伯氨喹（primaquine）是人工合成的8-氨喹啉类衍生物。

【作用及特点】 伯氨喹主要对间日疟红细胞外期（或休眠子）和各种疟原虫的配子体有较强的杀灭作用，是根治间日疟和控制疟疾传播最有效的药物。对红细胞内期无效，不能控制疟疾症状的发作。通常均需与氯喹等合用。疟原虫对此药很少产生耐药性。

【不良反应】 毒性较大是此药的一大缺点，但目前尚无适当药物可以取代之。治疗量即可引起头晕、恶心、呕吐、发绀、腹痛等。停药后可消失，这与染色体遗传缺陷有关。

乙胺嘧啶

【作用及特点】 乙胺嘧啶（pyrimethamine）是目前用于病因性预防的首选药。其对恶性疟和间日疟某些虫株的原发性红细胞外期有抑制作用，用作病因预防药作用持久，服药一次预防作用可维持一周以上。对红细胞内期的未成熟裂殖体也有抑制作用，对已成熟的裂殖体则无效。用于控制耐氯喹株恶性疟的症状发作，生效较慢，常需在用药后第二个无性增殖期才能显效。此药并不能直接杀灭配子体，但含药血液随配子体被按蚊吸入后，能阻止疟原虫在蚊体内的孢子增殖，起控制传播的作用。

【不良反应】 治疗量时基本上不发生不良反应。此药略带甜味，易被儿童误服而中毒，表现恶心、呕吐、发热、发绀、惊厥，甚至死亡。成人长期大量服用时，可因二氢叶酸还原酶受抑制而引起巨幼红细胞贫血。偶可引起皮疹。

磺胺类和砜类

磺胺类和砜类与PABA竞争二氢叶酸合成酶，从而抑制疟原虫二氢叶酸的合成。单用时效果较差，仅抑制红细胞内期。主要用于耐氯喹的恶性疟，对红细胞外期无效。与乙胺嘧啶或TMP等二氢叶酸还原酶抑制剂合用，可增强疗效。常用制剂为氨苯砜，不良反应同乙胺嘧啶。

（张　元）

第四十章 抗阿米巴病药及抗滴虫病药

第一节 抗阿米巴病药

阿米巴病为溶组织内阿米巴原虫的感染。人经口感染阿米巴包囊，在肠腔内脱囊而出成为小滋养体，在结肠内与肠道菌丛共生。小滋养体在随宿主肠内容下移过程中，逐渐转变成包囊。此时并无症状，称为排包囊者，是重要的传染源。小滋养体在一定条件下侵入肠壁，成为大滋养体，因破坏肠组织而引起阿米巴痢疾。大滋养体不能形成包囊，但可经血流至肝和其他器官引起阿米巴炎症和脓肿，统称为“肠外阿米巴病”。

抗阿米巴病药的选用主要根据感染部位和类型。急性阿米巴痢疾和肠外阿米巴病首选甲硝唑；而依米丁和氯喹只在甲硝唑无效或禁忌时偶尔使用。对于排包囊者肠腔内的小滋养体和阿米巴痢疾急性症状控制后肠腔内残存的小滋养体，则宜选用主要分布于肠腔内的二氯尼特，偶可考虑应用卤化喹啉类、巴龙霉素和四环素等。

甲 硝 唑

甲硝唑（metronidazole）又称灭滴灵，为咪唑衍生物。

【作用及特点】 甲硝唑口服吸收迅速而完全。$t_{1/2}$约 8h，通常 8h 给药一次。在体内各组织和体液中分布均匀。主要在肝中代谢，由肾排出，粪中只含少量。

甲硝唑对阿米巴大滋养体有直接杀灭作用，对治疗急性阿米巴痢疾和肠外阿米巴病效果最好；但对肠腔内阿米巴原虫则无明显作用。因此，单用甲硝唑治疗阿米巴痢疾时，复发率颇高，须再用肠腔抗阿米巴药继续治疗；一般甲硝唑不适用于排包囊者。其次甲硝唑对阴道滴虫亦有直接杀灭作用；故对女性和男性泌尿生殖道滴虫感染都有良好疗效；偶有耐药虫株出现。甲硝唑还是目前治疗贾第鞭毛虫病最有效的药物。甲硝唑对厌氧性革兰阳性或阴性杆菌和球菌都有较强的抗菌作用，其中尤以对脆弱杆菌的杀菌作用受到重视，至今未发现耐药菌株，长期应用不诱发二重感染；对口腔及盆腔和腹腔内厌氧菌感染及由此引起的败血症，以及气性坏疽等均有良好的防治作用。

【不良反应】 不良反应一般较少而轻。最常见者为恶心和口腔金属味，偶见呕吐、腹泻、腹痛、头痛、眩晕、肢体麻木。少数患者可出现白细胞暂时性减少，重复疗程前应作白细胞计数。极少数患者可出现脑病、共济失调和惊厥，如发生四肢麻木和感觉异常应立即停药，因为严重的感觉障碍恢复甚慢且不完全。甲硝唑干扰乙醛代谢，如服药期间饮酒，可出现急性乙醛中毒，引起腹部不适、恶心、呕吐、头痛和味觉改变等。啮齿动物试验证明，长期、大量口服有致癌作用。对细菌有致突变作用，因此妊娠早期禁用，以防引起胎儿畸形。

【制剂及用法】

（1）片剂　250mg；500mg。口服给药。阿米巴痢疾：0.4～0.8g/次，3次/日，共5日。肠外阿米巴病：0.75g/次，3次/日，共10日。阴道滴虫病和男性尿道滴虫感染：250mg/次，3次/日，共7日；或2g顿服。贾第鞭毛虫病：0.25g/次，3次/日，共5～7日；或2g/日，连用3日。

（2）注射剂　厌氧菌感染：7.5mg/kg，3次/日，首剂加倍，共7～10日，静脉注射。

替 硝 唑

替硝唑（tinidazole）也为咪唑衍生物。与甲硝唑相比，其半衰期较长（12～24h）。口服一次，有效血药浓度可维持72h。每日50～60mg/kg，3～5天一疗程。对阿米巴痢疾和肠外阿米巴病的疗效与甲硝唑相当而毒性略低，也可用于阴道滴虫症。

二 氯 尼 特

二氯尼特（diloxanide）通常用其糠酸酯（diloxanide furoate），是目前最有效的杀包囊药。口服后主要靠其未吸收部分杀灭阿米巴原虫的囊前期，对于无症状或仅有轻微症状的排包囊者有良好疗效。对于急性阿米巴痢疾，单用二氯尼特疗效不佳，但在甲硝唑控制症状后再用二氯尼特肃清肠腔内的小滋养体，可有效地预防复发。对肠外阿米巴病无效。本品对阿米巴原虫有直接杀灭作用，对脊椎动物无明显作用。不良反应轻微，偶尔出现呕吐和皮疹等。很大剂量时可致流产，但无致畸作用。

二氯尼特糠酸酯，成人500mg/次，3次/日，共10日；儿童每日20mg/kg，分3次给药，共10日，口服给药。

卤化喹啉类

本类药包括喹碘方（chiniofon）、双碘喹啉（diiodohydroxyquinoline）和氯碘羟喹（clioquinol）。此类药物有直接杀阿米巴作用，口服吸收较少，曾广泛用作肠腔内抗阿米巴药，用于排包囊者，或与甲硝唑合用于急性阿米巴痢疾。此类药物毒性低，但可致腹泻。每日量超过2g、疗程较长或患者为儿童时，危险性较大。在日本曾见引起亚急性脊髓-视神经病，可致视神经萎缩和失明。许多国家已禁止或限制其应用。

喹碘方0.25～0.5g/次，3次/日，共10日，口服给药；氯碘羟喹0.25g/次，3次/日，共10日，口服给药；双碘喹啉0.6g/次，3次/日，共14～21日。

依米丁和去氢依米丁

依米丁（emetine）是由吐根中提得的一种生物碱，又称吐根碱。其衍生物去氢依米丁（dehydroemetine）抗阿米巴作用更强。

依米丁和去氢依米丁主要对组织中的阿米巴滋养体有直接杀灭作用。由于其刺激性很强，口服可致吐，只能深部肌内注射。除引起胃肠道反应外，对心肌有严重毒性，仅在急性阿米巴痢疾和肠外阿米巴病病情严重、甲硝唑疗效不满意时才考虑使用。必须住院，在严密监护下给药。

去氢依米丁，成人每日 1～1.5mg/kg，极量 90mg，深部肌内注射，连用 5 日；儿童也按上述方法按体重计算剂量，每 12h 各给半量。重复疗程时，宜间隔 30 日。

氯　喹

氯喹为抗疟药，也有杀灭阿米巴滋养体的作用。口服后肝中浓度比血浆浓度高数百倍，而肠壁的分布量很少。对肠阿米巴病无效，仅用于甲硝唑无效或禁忌的阿米巴肝炎或肝脓肿患者。

磷酸氯喹治疗肠外阿米巴病，0.25g/次，3～4 次/日，儿童酌减，3～4 周一疗程。必要时可适当延长疗程。

第二节　抗滴虫病药

滴虫病主要指阴道滴虫病，但阴道毛滴虫也可寄生于男性尿道内。甲硝唑是治疗滴虫病最有效的药物（详见本章第一节）。偶遇抗甲硝唑株滴虫感染时，可考虑改用乙酰胂胺局部给药。

乙酰胂胺

乙酰胂胺（acetarsol）为五价胂剂，其复方制剂称“滴维净”，以其片剂置于阴道穹窿部，有直接杀滴虫作用。此药有轻度局部刺激作用，使阴道分泌物增多。

滴维净（devegan）每次 1～2 片，塞入阴道穹窿部，1～3 次/日，10～14 日一疗程。

（张　元）

第四十一章 抗肠蠕虫药

肠道蠕虫包括绦虫、钩虫、蛔虫、蛲虫、鞭虫和姜片虫等。不同蠕虫对不同药物的敏感性不同，因此必须针对不同的蠕虫感染正确选药。近年来，不断有广谱、高效的驱肠蠕虫药问世，使选药更为方便易行，而且有些药物对由肠蠕虫病引起的组织型感染也有效。

第一节 常用抗肠蠕虫药

甲苯达唑

【作用及特点】 甲苯达唑（mebendazole）为一高效、广谱驱肠蠕虫药。可选择性地使线虫的体被和肠细胞中的微管消失，抑制虫体对葡萄糖的摄取减少糖原量，减少 ATP 生成，妨碍虫体生长发育。对多种线虫的成虫和幼虫有杀灭作用。对蛔虫、蛲虫、鞭虫、钩虫、绦虫感染的疗效常在 90%以上，尤其适用于上述蠕虫的混合感染。甲苯达唑显效缓慢，给药后数日才能将虫排尽。本品对钩虫卵、蛔虫卵和鞭虫卵有杀灭作用，有控制传播的重要意义。

【不良反应】 本品口服吸收少，首过效应明显，无明显不良反应。少数病例可见短暂腹痛、腹泻。大剂量时偶见过敏反应、脱发、粒细胞减少等。大鼠试验发现有致畸胎作用和胚胎毒作用，故孕妇忌用。2 岁以下儿童和对本品过敏者不宜使用。

阿苯达唑

阿苯达唑（albendazole）是继甲苯达唑之后研制成功的又一同类药，别名“肠虫清”，具有广谱、高效、低毒的特点。

【作用及特点】 阿苯达唑对肠道寄生虫，如线虫类的蛔虫、蛲虫、钩虫、鞭虫和粪类圆线虫，绦虫类的猪肉绦虫、牛肉绦虫、短膜壳绦虫等的驱杀作用及其机制基本同甲苯达唑。但由于它口服后吸收迅速，血药浓度比口服甲苯达唑后高出 100 倍，肝、肺等组织中均能达到相当高的浓度，并能进入棘球蚴囊内。因此对肠道外寄生虫病，如棘球蚴病（包虫病）、囊虫症、旋毛虫病，以及华支睾吸虫病、肺吸虫病等也有较好疗效，为甲苯达唑所不及。对于脑囊虫症，也有较缓和的治疗作用，比吡喹酮较少引起颅内压升高和癫痫发作等强烈反应，但仍应住院治疗，随时警惕脑疝等反应的发生。对华支睾吸虫病的疗效则稍逊于吡喹酮，疗程也稍长。

【不良反应】 本品副作用轻，一般耐受良好。每日 400mg 时，20%～30%的病例可出现消化道反应和头晕、思睡、头痛等，多在数h内自行缓解；每日800mg时，初期有30%出现白细胞减少，5～6个月后可恢复。少数可见肝功能障碍，1～2周内恢复。

治疗囊虫症和包虫病时，所用剂量较大、疗程很长，但也多能耐受，主要反应系由猪囊尾蚴解体后释出异体蛋白所致，可见头痛、发热、皮疹、肌肉酸痛。治疗脑型囊虫症时，则可引起癫痫发作、视力障碍、颅内压升高，甚至脑水肿和脑疝。治疗旋毛虫病时，也可出现发热、肌肉痛和水肿加重等反应。

吡喹酮

吡喹酮为一广谱抗蠕虫药，并具有抗血吸虫作用，此处仅介绍其抗其他蠕虫的作用。对线虫和原虫感染无效。

吡喹酮对牛肉绦虫、猪肉绦虫、阔节裂头绦虫和短膜壳绦虫都有良好的疗效。顿服的治愈率高于氯硝柳胺。对于囊虫症、脑型囊虫症的疗效不低于阿苯达唑，杀虫作用迅速，但易引起的颅内压升高的反应较重。如囊泡在重要中枢附近，则更宜谨慎从事。对华支睾吸虫病、其他肝吸虫病、肺吸虫病也有效。姜片虫对吡喹酮甚为敏感。用本品治包虫病不能获得寄生虫学治愈，但可杀灭已生成的原头蚴或使其感染能力明显降低。用于术前准备，以防术中棘球蚴扩散。一般每日25～30mg/kg，给药6～10天。这点与阿苯达唑直接杀死棘球蚴不同。不宜手术者，应采用阿苯达唑。

哌嗪

哌嗪（piperazine）的枸橼酸盐称“驱蛔灵”，对蛔虫和蛲虫有较强的驱除作用。主要改变虫肌细胞膜对离子的通透性，使虫体肌肉超极化，抑制神经-肌肉传递，致虫体发生弛缓性麻痹而随肠蠕动排出。治蛔虫，1～2天的疗法治愈率可达70%～80%；对蛲虫，需用药7～10天，远不如使用阿苯达唑等方便。本品不易吸收，副作用少见。

噻嘧啶

噻嘧啶（pyrantel）的枸橼酸盐称“驱虫灵”，为一广谱驱线虫药。对蛔虫、钩虫、蛲虫和毛圆线虫感染均有较好疗效，但对鞭虫无效。它使虫体神经-肌肉去极化，引起痉挛和麻痹。口服不易吸收。不良反应轻而短暂，主要为胃肠不适，其次为头昏、发热。

氯硝柳胺

氯硝柳胺（niclosamide）原为杀钉螺药，对血吸虫尾蚴和毛蚴也有杀灭作用，用于血吸虫病的预防。后发现对牛肉绦虫、猪肉绦虫、阔节裂头绦虫和短膜壳绦虫感染都有良好疗效，尤以对牛肉绦虫的疗效为佳。本品口服不易吸收，也无直接刺激作用，仅偶见消化道反应。

其他驱肠蠕虫药

左旋咪唑和扑蛲灵等也有驱肠蠕虫作用。

抗肠蠕虫药的适应证和合理选用见表41-1。

表41-1 抗肠蠕虫药的适应证和合理选用

适应证	可选用药物
蛔虫感染	甲苯达唑①、阿苯达唑①、噻嘧啶、哌嗪、左旋咪唑
蛲虫	甲苯达唑①、阿苯达唑①、噻嘧啶、扑蛲灵、哌嗪
钩虫	甲苯达唑①、阿苯达唑①、噻嘧啶
鞭虫	甲苯达唑
绦虫	吡喹酮①、氯硝柳胺
姜片虫	吡喹酮
华支睾吸虫	吡喹酮①、阿苯达唑
囊虫	吡喹酮①、阿苯达唑①
包虫	阿苯达唑①、吡喹酮、甲苯达唑

① 表示首选。

第二节 抗肠蠕虫药的制剂和用法

(1) 甲苯达唑片 成人和2岁以上儿童服用同样剂量。对蛲虫，100mg，顿服，2周后再服一剂；对蛔虫、钩虫、鞭虫，100mg，早、晚各一剂，连服3天；对绦虫，300mg，每日3次，连用3天。

(2) 阿苯达唑片（肠虫清片）

① 蛔虫、钩虫、鞭虫感染。400mg，顿服。

② 牛肉绦虫感染，每日800mg，连用3天；猪肉绦虫或短膜壳绦虫感染，可参考上述疗法进行。

③ 囊虫症。按体重每日20～30mg/次，分三次口服，10天为一疗程，一般给予2～3个疗程，疗程间隔15～21天。脑型病例应住院治疗。如治疗过程中出现癫痫大发作，应停药2～3周；如有颅内压增高（常在给药后1～3周逐渐明显），应先行降低颅内压。尤须警惕发生脑疝。

④ 包虫病（棘球蚴病）。每次5～7mg/kg，每日2次，30日一疗程，重复数疗程，疗程间隔2周。

⑤ 华支睾吸虫病。每日8mg/kg，顿服，共7日。

⑥ 旋毛虫病。对肠内期和肠外期旋毛虫均有驱杀作用。每日24mg/kg或32mg/kg，5天一疗程，给予1～2个疗程。

⑦ 对肺吸虫病和梨形鞭毛虫病也有效。

(3) 枸橼酸哌嗪（piperazine citrate） 对蛔虫，每日75mg/kg，极量4g/日，顿服；儿童每日75～150mg/kg，极量3g/日，空腹顿服，连用2日。对蛲虫，成人1.0～1.2g/次，2

次/日；儿童每日 60mg/kg，分两次，连用 7 日。

（4）双羟萘酸噻嘧啶（pyrantel pamoate）　对钩虫，5～10mg/kg，顿服，连服 2～3 日；对蛔虫，剂量同上，用药一次；对蛲虫，剂量同上，连服一周。

（5）氯硝柳胺　猪肉、牛肉绦虫，晨空服 1g，顿服，1h 后再服一剂，再 1～2h 后服硫酸镁导泻；对短膜壳绦虫，清晨空腹嚼服 2g，1h 后再服一剂，连服 7～8 天。

（张　元）

第四十二章 影响免疫功能的药

第一节 概 述

1. 免疫性疾病分类

（1）超敏反应病 如荨麻疹、哮喘、过敏性休克和接触性皮炎等。

（2）免疫缺陷病 如先天性的重症联合免疫缺陷病（SCID），以及由营养不良、恶性肿瘤、药物和病毒感染等引起的继发性免疫缺陷病。

（3）自身免疫性疾病 如类风湿性关节炎、毒性弥漫性甲状腺肿、糖尿病、系统性红斑狼疮等。

2. 影响免疫功能的药物

（1）免疫抑制药（immunosuppressive drugs） 主要用于防止器官移植中的排斥反应和抑制某些自身免疫性疾病的进展等。

（2）免疫调节药（immunomodulaters） 主要用于治疗免疫缺陷病，可增强患者低下的免疫功能。

3. 免疫抑制药的分类及作用机制

免疫抑制药物可大致分为以下几种。

① 抑制白细胞介素-2（IL-2）生成及其活性的药物 如他克莫司、环孢素等。

② 抑制细胞因子基因表达的药物 如皮质激素。

③ 抑制嘌呤或嘧啶合成的药物 如硫唑嘌呤等。

④ 阻断 T 细胞表面信号分子的药物 如单克隆抗体等。

4. 免疫抑制药的作用特点

① 缺乏选择性。

② 对初次免疫应答反应的抑制作用较强，对再次免疫应答反应的抑制作用较弱。

③ 药物作用与给药时间和抗原刺激的时间间隔与先后顺序密切相关。

④ 多数药物尚有非特异性抗炎作用。

第二节 常用免疫抑制药

环孢素（cyclosporin）

【体内过程】 该药口服吸收很快，但因受首过消除影响而吸收不完全。0.5～3h 血药浓度达峰值，$t_{1/2}$为5～8h，有效浓度持续达12h。主要经肝代谢，代谢产物由粪便排泄。

【作用及特点】 选择性抑制T细胞，作用于T细胞活化的早期，对B细胞抑制作用较弱；抑制巨噬细胞产生白细胞介素-1（IL-1）；抑制抗原或致有丝分裂素激活的淋巴细胞表达IL-2受体；对NK细胞无明显抑制作用，但可间接通过干扰IFN-γ的产生而影响NK细胞的活力。

【临床应用】 其具有潜在的免疫抑制活性，但对急性炎症反应无作用。环孢素对多种细胞类型均具有作用。已广泛用于肾、肝、胰、心、肺、皮肤、角膜及骨髓移植，防止排异反应；自身免疫性疾病，可适用于治疗其他药物无效的难治性自身免疫性疾病如类风湿性关节炎、系统性红斑狼疮、银屑病、皮肌炎等。

【不良反应】 静脉注射常发生神经毒性，轻者可出现头痛、失眠、震颤、感觉迟钝等，重者可出现运动不能、缄默症、癫痫发作等，大多在减量或停药后消失；肾毒性，该药可直接或间接影响肾小球滤过和肾小球对电解质的转运；高血糖，他克莫司（FK506）对胰岛细胞具有毒性作用；大剂量使用时可致生殖系统毒性。

不良反应发生率较高，其严重程度、持续时间均与剂量、血药浓度相关，多为可逆性。最常见及严重的不良反应为肾毒性作用，其次为肝毒性，此外还有食欲减退、嗜睡、多毛症、震颤、感觉异常、牙龈增生、胃肠道反应、过敏反应等。

他克莫司

他克莫司的作用机制与环孢素相似。不良反应同环胞素大致相同，但更严重。肾毒性及神经毒性不良反应的发生率更高而多毛症的发生率较低。

硫唑嘌呤（azathioprine, Aza）

【作用及特点】 通过干扰嘌呤代谢的所有环节，抑制嘌呤核苷酸合成，进而抑制细胞DNA、RNA及蛋白质的合成，而发挥抑制T淋巴细胞、B淋巴细胞及NK细胞的效应。临床用于治疗肾移植的排斥反应，类风湿性关节炎，系统性红斑狼疮等。特点有：能同时抑制细胞免疫和体液免疫应答，但不抑制巨噬细胞的吞噬功能；T淋巴细胞较B淋巴细胞对该类药物更为敏感，但不同亚群的T淋巴细胞敏感性有差别。

【不良反应】 主要的不良反应有骨髓抑制、胃肠道反应、口腔食管溃疡、肝损害等。

抗代谢药类除硫唑嘌呤外，还有氨甲蝶呤（methotrexate，MTX）与6-巯基嘌呤（6-mercaptopurine）等是常用的抗代谢药。故能同时抑制细胞免疫和体液免疫反应，但不抑制巨噬细胞的吞噬功能。主要用于肾移植的排异反应和类风湿性关节炎、系统性红斑狼疮等多种自身免疫性疾病的治疗。最主要的不良反应为骨髓抑制，此外尚有其他一些毒性效应，包括胃肠道反应、恶心、呕吐等，以及口腔食道溃疡、皮疹及肝损害等。

肾上腺皮质激素类

生理情况下，机体所分泌的糖皮质激素主要影响物质代谢过程，超生理剂量则发挥抗炎、抗免疫等药理作用。作用于免疫反应的各期，对免疫反应多个环节都有抑制作用。用于器官移植的抗排斥反应和自身免疫疾病。本品较大剂量易引起糖尿病、消化道溃疡和类柯兴综合征症状，对下丘脑-垂体-肾上腺轴抑制作用较强。并发感染为主要的不良反应。

烷化剂

烷化剂临床常用于防止排斥反应、移植物抗宿主反应和糖皮质激素不能长期缓解的多种自身免疫性疾病。本品与其他抗肿瘤药物合用时，对一些恶性肿瘤有一定的疗效。此外，尚可用于流行性出血热的治疗，通过减少抗体产生，阻断免疫复合物引起的病理损伤，从而阻断病情的发展。不良反应有骨髓抑制、胃肠道反应、出血性膀胱炎及脱发等。偶见肝功能障碍。

霉酚酸酯

霉酚酸酯（mycophenolate mofetil）又名麦考酚酸莫酯，是一种真菌抗生素的半合成衍生物，在体内可转化成霉酚酸（mycophenolic acid，MPA）。免疫抑制作用的主要机制与MPA选择性、可逆性地抑制次黄嘌呤单核苷脱氢酶（inosine-5-monophosphate dehydrogen-ase，IMPDH），从而抑制经典途径中嘌呤的合成，导致鸟嘌呤减少有关。主要用于肾移植和其他器官的移植。其不良反应为腹泻，减量或对症治疗可消除，无明显的肝、肾毒性。

单克隆抗体

巴利昔单抗和达珠单抗是IL-2受体α单链的单克隆抗体，可以阻断Th细胞IL-2受体，从而发挥免疫抑制效应。单克隆抗体可通过静脉注射给药，偶可引起严重的超敏反应。

抗淋巴细胞球蛋白

防治器官移植的排斥反应，可与硫唑嘌呤或糖皮质激素等合用预防肾移植排斥反应，临床还试用于白血病、多发性硬化症、重症肌无力、溃疡性结肠炎、类风湿性关节炎和系统性红斑狼疮等疾病。常见不良反应有寒战、发热、血小板减少、关节疾病和血栓性静脉炎等。静脉注射可引起血清病及过敏性休克，还可引起血尿、蛋白尿，停药消失。

来氟米特

来氟米特（leflunomide）是一种具有抗增生活性的异噁唑类免疫抑制药。口服吸收后，在肠道和肝脏内迅速转化为活性代谢产物A771726，通过A771726抑制二氢乳清酸脱氢酶（DHODH）的活性，阻断嘧啶的从头合成途径，影响DNA和RNA的合成，使活化的淋巴细胞处于G1/S交界处或S期休眠。此外尚可阻断活化的B细胞增殖，减少抗体生成。不仅有免疫抑制作用，还有明显的抗炎作用，半衰期较长，约9天，血药浓度较稳定，生物利用度较高。不良反应少，主要有腹泻、可逆性转氨酶升高、皮疹。临床主要用于治疗类风湿性关节炎、抗移植排斥反应及其他自身免疫性疾病。

第三节　常用免疫调节药

免疫调节药种类繁多，包括提高巨噬细胞吞噬功能的药物（如卡介苗等）、提高细胞免疫功能的药物（如左旋咪唑、转移因子及其他免疫核糖核酸、胸腺素等）、提高体液免疫功能的药物（如丙种球蛋白等）。

免疫佐剂

免疫佐剂的作用，即增强与其合用的各种抗原的免疫原性，加速诱导免疫应答，提高细胞和体液免疫水平。除用于预防结核病外，主要用于肿瘤的辅助治疗，如白血病、黑色素瘤和肺癌。近年来，也用于膀胱癌术后灌洗，可预防肿瘤的复发。接种部位红肿、溃疡形成、过敏反应。瘤内注射偶见过敏性休克，甚至死亡。剂量过大可降低免疫功能，甚至可促进肿瘤生长。

干扰素

干扰素（interferon，IFN）具有抗病毒、抗肿瘤和免疫调节作用。IFN 对感冒、乙型肝炎、带状疱疹和腺病毒性角膜炎等感染有预防作用。主要有发热、流感样症状及神经系统症状（嗜睡、精神紊乱）、皮疹、肝功能损害。大剂量可致可逆性白细胞和血小板减少等。5％患者用后产生抗 IFN 抗体，原因不明。

以下介绍几种常用于临床治疗的干扰素。

α-2a 干扰素

α-2a 干扰素用于淋巴或造血系统肿瘤（如毛状细胞白血病）、低度恶性非霍奇金淋巴瘤、慢性髓性白血病、多发性骨髓瘤、实体肿瘤（如卡波济肉瘤）、复发性或转移性肾细胞癌、转移性恶性黑色素瘤、病毒性疾病。

基因工程干扰素 α-1b（recombinant interferon α-1b，赛诺金）

【作用及特点】 主要适用于慢性乙型肝炎、慢性丙型肝炎、慢性粒细胞白血病、尖锐湿疣、慢性宫颈炎、毛细胞白血病、疱疹病毒性脑膜炎等。在肿瘤方面，主要用于喉乳头状瘤、恶性黑色素瘤、卡波肉瘤、基底细胞癌、非霍奇金淋巴瘤、多发性骨髓瘤、肾细胞癌、卵巢癌、直肠癌、肺癌、膀胱癌等。

【用法】 视病种及病情而异，起始剂量，皮下或肌内注射 30μg（300 万 IU）每日或隔日注射，疗程视病情而定，如患者未出现病情迅速恶化或严重不良反应，应在适当剂量下继续用药。

【禁忌】 已知对本制品过敏者；有严重心脏病或其他严重疾病而不能耐受本药之不良反应者；癫痫和其他中枢神经功能紊乱者。

重组人干扰素 α-2b（recombinant human interferon α-2b，安达芬）

【作用及特点】 具有抗病毒、抑制肿瘤细胞增殖以及调节人体免疫功能等作用。适用于慢性乙型肝炎等病毒性疾病。

【用法】 用1～1.5ml注射用水溶解后，供皮下、肌内或病灶部位注射。成人常用量，100万～600万IU/次。慢性乙肝治疗方案，300万IU/次，肌内注射1次/日，2周后隔日一次，连续3个月为1个疗程或遵医嘱。

【禁忌】 对本品过敏者禁用。严重心脏病患者、肾功能障碍者、癫痫、中枢神经系统功能紊乱者或有其他严重疾病而不能耐受本品者，不宜使用。

干扰素 α-2b（interferon α-2b，干扰能）

干扰素 α-2b可用于治疗多发性骨髓瘤、卡波济肉瘤、恶性黑色素瘤、毛状细胞白血病、喉乳头状瘤、慢性骨髓细胞性白血病等。其他尚可用于尖锐湿疣、慢性乙型肝炎、慢性非甲非乙型肝炎和慢性丁型肝炎。

白细胞介素-2（recombinant human interleukin-2，又称白介素-2、德路生）

【作用及特点】 本品为抗肿瘤的生物治疗用药，适用于晚期肾癌、恶性黑色素瘤、癌性胸腹腔积液以及霍奇金淋巴瘤等的治疗，尚可与抗艾滋病药物合用治疗艾滋病，也可试用于其他恶性肿瘤的综合治疗。

【用法】 用于癌症治疗，一般可静脉输注或皮下注射，每日20万～40万IU/m^2体表面积（30万～60万IU），1次/日，每周连用4日，4周为一疗程；用于癌性胸、腹腔积液，腔内注射应尽量排出胸、腹腔积液后，每次注射60万～80万IU，每周1～2次，注射1～3周，或遵医嘱。

【不良反应】 不良反应较为常见。严重低血压者、严重心肾功能不全者、高热者、孕妇慎用。

左旋咪唑

对正常人和动物左旋咪唑几乎不影响抗体的产生，但对免疫功能低下者，可促进抗体生成。主要用于免疫功能低下者恢复免疫功能，可增强机体抗病能力。可与抗癌药合用治疗肿瘤，可改善多种自身免疫性疾病（如类风湿性关节炎、系统性红斑狼疮等）的免疫功能异常症状。

依他西脱

依他西脱可抑制由肿瘤坏死因子（TNF）受体介导的异常免疫反应及炎症过程。主要用于治疗类风湿性关节炎。不良反应主要是局部注射的刺激反应。

P-转移因子（P-transfer factor，TF，正常人白细胞转移因子）

【作用及特点】 转移因子是从健康人白细胞中提取的一种多核苷酸和低分子量多肽，无抗原性。可以将供体的细胞免疫信息转移给未致敏受体，使之获得供体样的特异性和非特异的细胞免疫功能，但不转移体液免疫、不起抗体作用。临床用于先天性和获得性免疫缺陷病的治疗，也试用于难以控制的病毒性和霉菌感染及肿瘤辅助治疗。特异或非特异地调节机体免疫状态，增强其细胞免疫和骨髓造血功能。用于治疗重症带状疱疹、腮腺炎、病毒性心肌炎、各型病毒性肝炎等病毒感染性疾病；扁桃体炎、肺内感染等细菌性疾病；治疗支气管哮喘、牛皮癣、荨麻疹等变态反应性疾病，以及系统性红斑狼疮、类风湿性关节炎等自身免疫性疾病，可减轻患者化疗、放疗的副作用。体弱者服用可增强抵抗力、防止感冒。

胸　腺　肽

胸腺肽用于治疗各种原发性或继发性 T 细胞缺陷病也用于治疗某些自身免疫性疾病、各种细胞免疫功能低下的疾病及肿瘤的辅助治疗。

【禁忌】 对本品有过敏反应者或器官移植者禁用。

第四节　影响免疫功能的药物的临床应用

一、免疫抑制药的临床应用（表 42-1）

表 42-1　免疫抑制药的临床应用

药名	剂型、规格	用途、用法、用量
泼尼松（prednisone，强的松）	片剂，5mg/片	见第二十七章　肾上腺皮质激素类药物
甲泼尼龙（methylprednis olone）	片剂，4mg/片；针剂，40mg/支	见第二十七章　肾上腺皮质激素类药物
硫唑嘌呤（azathioprine）	片剂，5mg/片、10mg/片	主要用于异体移植时抑制免疫排斥，多与皮质激素并用，或加用抗淋巴细胞球蛋白（ALG）。口服，每日 1～5mg/kg，一般 100mg/日，可连服数月。用于器官移植，每日 2～5mg/kg，维持每日 0.5～3mg/kg
甲氨蝶呤（methotrexate，氨甲蝶呤）	片剂，2.5mg/片；注射剂，5mg/支	作为免疫抑制剂，主要用于多肌炎、皮肌炎、多发性肉芽肿等自身免疫性疾病。口服，10～15mg/周，于 3 日内分次连续服，或 2～5mg/日，分 2～3 次服，7～14 日为一疗程。静脉注射，25～50mg/次，1 次/周，显效后减量为每月一次。
羟基脲（hydroxycarbamide，HU）	片剂，0.5g/片	用于顽固性银屑病和脓疱性银屑病。口服，0.5～1.5g/日

二、免疫调节药的临床应用（表 42-2）

表 42-2　免疫调节药的临床应用

药名	剂型、规格	用途、用法、用量
丙种球蛋白（γ-globulin）	注射剂，5% 2.5g/瓶	原发性免疫缺陷综合征，首剂 400mg/kg 体重，维持剂量为 200～400mg/kg 体重。还用于获得性免疫缺陷综合征（AIDS）、原发性血小板减少性紫癜、严重感染、骨髓移植、慢性淋巴细胞性白血病、川崎病。有 IgA 抗体的选择性 IgA 缺乏患者及对人血丙种球蛋白过敏的患者禁用；过敏体质患者慎用

续表

药名	剂型、规格	用途、用法、用量
左旋咪唑(levomisole,左咪唑)	片剂,25mg/片	用于恶性肿瘤的辅助治疗。口服,用量150～250mg,连服3天,停药11天,再重复使用
α-甘露聚糖肽(mannatide)	口服液,10ml:10mg;冻干粉针剂,10mg/支;注射液,2ml:5mg	适用于治疗免疫机能低下、反复呼吸道感染、白细胞减少症、再生障碍性贫血、抗肿瘤的辅助治疗。可减轻放疗、化疗对造血系统的副作用和胃肠道反应。少数患者用药后有一过性发热,偶见皮疹;过敏体质者慎用;风湿性心脏病患者禁用
重组人干扰素-γ(recombinant human interferon-γ,克隆伽玛)	冻干粉针剂,100万IU/瓶	具有较强的免疫调节功能,适用于治疗类风湿性关节炎。用注射用水1ml溶解后作肌内或皮下注射,开始剂量,肌内注射50万IU/日,连续3～4天,若无明显不良反应,加至100万IU/日,第2个月开始改为150万～200万IU/隔日,总疗程3个月。已知对干扰素制品过敏者、有心绞痛和心肌梗死史、其他心血管病史者,以及癫痫和其他中枢神经系统功能紊乱者慎用
乌苯美司(ubenimex,抑氨肽酶素、抑氨肽酶B)	胶囊剂,10mg/粒	适用于各种癌症,如肺癌、鼻咽癌、肝癌、胃肠癌、食管癌、白血病、乳腺癌、膀胱癌、头颈部癌、宫颈癌等,及乙型肝炎。成人,30mg/日,晨空腹口服;儿童用量酌减或遵医嘱
A群链球菌(streptococcus A group,沙培林)	粉针剂,1KE/支	本品为生物反应调节剂,配合手术放化疗,用于恶性肿瘤的辅助治疗。可用于癌性胸腔积液;与化疗合用,治疗肺癌、头颈部癌、乳腺癌等实体瘤。经青霉素皮试阴性者方可使用。肌内或皮下注射、胸腔内注射
草分枝杆菌	注射液,1.72μg/ml	主治肺和肺外结核及其他免疫功能低下等疾病。供深部肌内注射。高烧患者禁用

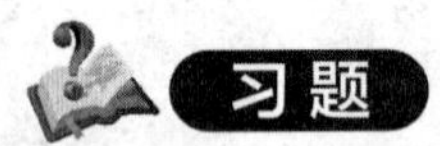

习题

思考题

1. 试述常用的免疫抑制药及其作用特点。
2. 临床常用的免疫抑制剂有哪些?
3. 试述免疫增强药的常见药物及其作用和应用。
4. 试述环孢素的药理作用。

（霍　清）

第四十三章 抗恶性肿瘤药

第一节 概 述

恶性肿瘤是严重威胁人类健康的一类疾病。近几十年来，治疗恶性肿瘤的三大主要手段包括外科手术、放射治疗和化学治疗（简称“化疗”）。化疗是用化学药物治疗肿瘤的一种方法，它强调全身性治疗而有别于适合局部性肿瘤治疗的外科手术和放射治疗。1943 年 Gilman 等首先将氮芥（HN_2）应用于淋巴瘤的治疗，从而揭开了现代肿瘤化疗学的序幕。

抗肿瘤药物主要通过影响肿瘤细胞的核酸、蛋白质的结构和功能发挥作用。但由于许多药物在杀死肿瘤细胞的同时，对机体正常迅速增殖的细胞也具有较强的毒、副作用，因此它的应用受到限制。随着抗恶性肿瘤药物的基础和临床研究取得长足进步，抗恶性肿瘤药物正从传统的细胞毒类药物向针对机制的多环节作用的新型抗肿瘤药物发展，并从姑息性治疗目的逐渐向根治性目标迈进。

小资料

氮芥（HN_2）

第二次世界大战期间，氮芥作为一种毒气用于战争。由于装有氮芥的船只被击中，使接触氮芥的人员出现了所有增殖组织严重的毒副作用。在这个灾难的启示下，Gilman 发现了其抗肿瘤作用，从而开创了恶性肿瘤的化学药物治疗时代。所以氮芥是最早用于临床并取得突出疗效的抗肿瘤药物，为双氯乙胺类烷化剂的代表，是一种高度活泼的化合物。它在中性和弱碱性条件下，迅速与细胞多种重要生物学成分（如蛋白质的羧基、氨基、巯基，核酸的氨基、羟基、磷酸基等）结合，发生烷化作用，使这些细胞成分不能在细胞代谢中发挥作用，影响细胞的分裂。HN_2 所含烷基可命名 DNA、RNA 和蛋白质的亲核基团烷化，故其细胞毒作用是多种生物效应的结果，但主要作用是抑制 DNA 的合成。

一、抗恶性肿瘤药物的分类

（一）细胞毒类抗肿瘤药

1. 根据药物的化学结构和来源

（1）烷化剂　分为氮芥类、乙烯亚氨类、亚硝脲类、甲烷磺酸酯类等。

（2）抗代谢药　分为叶酸、嘧啶、嘌呤类似物等。

（3）抗肿瘤抗生素　分为蒽环类、丝裂霉素、博来霉素类、放线菌素类等。

（4）抗肿瘤植物药　分为长春碱类、喜树碱类、紫杉醇类、三尖杉生物碱类、鬼臼毒素衍生物等。

（5）激素　分为肾上腺皮质激素、雌激素、雄激素等激素及其拮抗药。

（6）其他　分为铂类配合物和酶等。

2. 根据抗肿瘤作用的生化机制

（1）干扰核酸生物合成的药物。

（2）直接影响 DNA 结构和功能的药物。

（3）干扰转录过程和阻止 RNA 合成的药物。

（4）干扰蛋白合成与功能的药物。

（5）影响激素平衡的药物。

（6）其他。

3. 根据药物作用的周期或相对特异性

（1）细胞周期非特异性药物　如烷化剂、抗肿瘤抗生素、铂类配合物等。

（2）细胞周期（时相）特异性药物　如抗代谢药、长春碱类药物等。

（二）非细胞毒类抗肿瘤药

非细胞毒类抗肿瘤药可分为以下几类。

（1）调节体内激素平衡药物　如他莫昔芬、氨鲁米特、来曲唑和甲羟孕酮醋酸酯等。

（2）单克隆抗体　如贝伐、曲妥珠和利妥昔等。

（3）信号转导抑制剂　如伊马替尼、吉非替尼及 OSI-774 等。

（4）细胞分化诱导剂　如全反式维甲酸等。

（5）细胞凋亡诱导剂　如榄香烯等。

（6）新生血管生成抑制剂　如贝伐珠单抗、索拉非尼等。

二、抗肿瘤药物的作用机制

1. 干扰核酸生物合成

此类药物分别在不同环节阻止 DNA 的生物合成，属于抗代谢药。根据药物主要干扰的生化步骤或所抑制的靶酶的不同，可进一步分为：①二氢叶酸还原酶抑制剂，如甲氨蝶呤；②胸苷酸合成酶抑制剂，如氟尿嘧啶；③嘌呤核苷酸互变抑制剂，如巯嘌呤；④核苷酸还原酶抑制剂，如羟基脲；⑤DNA 多聚酶抑制剂，如阿糖胞苷。

2. 直接影响 DNA 结构与功能

药物可分别破坏 DNA 结构或抑制拓扑异构酶活性，影响 DNA 和修复功能。这类药物包括：①DNA 交联剂，如氮芥、环磷酰胺和噻替派等烷化剂；②破坏 DNA 的铂类配合物，如顺铂；③破坏 DNA 的抗生素，如丝裂霉素和博来霉素；④拓扑异构酶抑制剂，如喜树碱类和鬼臼霉素衍生物。

3. 干扰转录过程和阻止 RNA 合成

药物可嵌入 DNA 碱基对之间，干扰转录过程，抑制 mRNA 合成，如多柔比星等蒽环类抗生素和放线菌素 D 等。

4. 干扰蛋白质合成与功能

这类药物包括：①微管蛋白活性抑制剂，如长春碱类和紫杉醇类等；②干扰核蛋白体功能的药物，如三尖杉酯碱；③影响氨基酸供应的药物，如 L-门冬酰胺酶。

5. 影响激素平衡

药物可通过影响体内激素平衡从而抑制某些激素依赖性肿瘤，如肾上腺皮质激素、雄激素、雌激素等。

三、耐药性的类型及机制

化疗过程中，肿瘤细胞对抗恶性肿瘤药物产生不敏感现象，即耐药性。根据耐药性的产生时间可分为天然耐药性和获得耐药性。有的肿瘤细胞对药物一开始就不敏感的现象，称为天然耐药性，如处非增殖的 G_0 期肿瘤细胞一般对多数抗恶性肿瘤药不敏感；有的肿瘤细胞对原来敏感的药物，治疗一段时间后才产生不敏感现象，称为获得性耐药性。根据耐药谱可分为原药耐药性和多向耐药性。只对原抗肿瘤药物产生耐药，而对其他抗肿瘤药物不产生交叉耐药的耐药性称为原药耐药性；而最突出、最常见的耐药性是多药耐药性（multidrug resistance，MDR）或称多向耐药性（pleiotropic drug resistance）。多向耐药性是指肿瘤细胞在接触一种抗恶性肿瘤药后，产生了对多种结构不同、作用机制各异的其他抗恶性肿瘤药的耐药性。

抗肿瘤药物产生耐药性的原因十分复杂，主要包括靶基因突变、靶基因扩增、DNA 损伤修复能力差异、能量依赖的药物外排机制增加所致的胞内药物浓度降低、药物在细胞内灭活增加、细胞动力学耐药、药物活化不足、受体或靶酶改变以及利用更多的交替代谢途径等。

第二节 常用的抗肿瘤药物

一、干扰核酸生物合成的药物

本类药物又称抗代谢药，是模拟正常代谢物质（如叶酸、嘌呤、嘧啶等）的化学结构所合成的类似物，可以特异性干扰核酸代谢，阻止细胞的分裂和繁殖。此类药物主要作用于 S 期，是细胞周期特异性药物。

1. 二氢叶酸还原酶抑制药

甲氨蝶呤（methotrexate，MTX）

【体内过程】 MTX 口服吸收较好，30～60min 血药浓度达高峰，肌内注射后血中浓度维持较久，脑脊液中浓度可维持 6 天左右。吸收后 60%～85%与血浆蛋白结合，能少量通过血脑屏障，主要以原型从尿中排出。肾功能不全患者可增加本品毒性。

【作用及特点】 本品主要抑制二氢叶酸还原酶，而使二氢叶酸不能还原成有生理活性的四氢叶酸，从而使嘌呤核苷酸和嘧啶核苷酸的生物合成过程中一碳基团的转移作用受阻，导致 DNA 的生物合成受到抑制。

【临床应用】 用于儿童急性白血病，并对绒毛膜上皮癌、成骨肉瘤等有良效。鞘内注射可用于中枢神经系统白血病的预防和缓解症状。

【不良反应】 不良反应主要有胃肠道反应，包括口腔炎、口唇溃疡、咽喉炎、恶心、呕吐、腹痛、腹泻、消化道出血，食欲减退常见，偶见伪膜性或出血性肠炎等；肝功能损害，包括黄疸、丙氨酸氨基转移酶、碱性磷酸酶，γ-谷氨酰转肽酶等增高，长期口服可导致肝细胞坏死、脂肪肝、纤维化甚至肝硬变；大剂量应用时，由于本品和其代谢产物沉积在肾小管而致高尿酸血症肾病，此时可出现血尿、蛋白尿、尿少、氮质血症甚或尿毒症；长期用药可引起咳嗽、气短、肺炎或肺纤维化；骨髓抑制，主要为白细胞和血小板减少，长期口服小剂量可导致明显骨髓抑制，贫血和血小板下降而伴皮肤或内脏出血；脱发、皮肤发红、瘙痒或皮疹；白细胞低下时可并发感染。

【制剂及用法】 主要剂型为注射剂和片剂。对本品高度过敏的患者禁用。

2. 胸苷酸合成酶抑制药

5-氟尿嘧啶（5-fluorouracil，5-FU）

【体内过程】 口服吸收不规则，常静脉给药。分布于全身体液，肿瘤组织中的浓度较高，易进入脑脊液内。由肝代谢灭活，变为 CO_2 和尿素，分别由肺和尿排出。

【作用及特点】 本品在细胞内转变为5-氟尿嘧啶脱氧核苷酸（5F-dUMP）而抑制脱氧胸苷酸合成酶，阻止脱氧尿苷酸（dUMP）甲基化为脱氧胸苷酸（dTMP），从而影响DNA的合成；5-氟尿嘧啶在体内可转化为5-氟尿嘧啶核苷，以伪代谢产物掺入RNA中，干扰蛋白合成。

【临床应用】 对多种肿瘤有效，特别是对消化道癌症和乳腺癌疗效较好；对卵巢癌、宫颈癌、绒毛膜上皮癌、膀胱癌、头颈部肿瘤等也有效。

6-巯基嘌呤（6-mercaptopurine,6-MP）

【体内过程】 口服吸收良好。分布到各组织，部分在肝内经黄嘌呤氧化酶催化为无效的硫尿酸（6-thiouricacid）与原形物一起由尿排泄。静脉注射的 $t_{1/2}$ 约为90min。抗痛风药别嘌醇可干扰6-MP变为硫尿酸，故能增强6-MP的抗肿瘤作用及毒性，合用时应注意减量。

【作用及特点】 在体内酶催化变成硫代肌苷酸后阻止肌苷酸转变为腺核苷酸和鸟核苷酸，干扰嘌呤代谢、阻碍核酸合成，对S期细胞最为显著，对 G_1 期细胞有延缓作用。

【临床应用】 急性淋巴性白血病的维持治疗，大剂量对绒毛膜上皮癌有一定疗效。

【不良反应】 多见骨髓抑制和消化道黏膜损害，少数患者可出现黄疸和肝功能障碍。

3. 核苷酸还原酶抑制药

羟基脲（hydroxycarbamide，HU）

【体内过程】 本品口服吸收良好且导速。给药2h血中浓度达到高峰；静脉注射后1h达高峰，然后迅速下降，半衰期为1.5～5h，本品进入体内后易透过细胞膜，能快速透过血脑屏障。HU在肝、肾中代谢为尿素后排出，一次给药24h经尿中排出50%～80%，24h后已不能测出。

【作用及特点】 本品可抑制核苷酸还原酶，阻止胞苷酸转变为脱氧胞苷酸，从而抑制DNA的合成。它能选择性地作用于S期细胞。与烷化剂、抗代谢药物等无交叉耐药性。

【临床应用】 对慢性粒细胞白血病有效，对黑色素瘤有暂时缓解作用。

【不良反应】 主要为抑制骨髓，也可有胃肠道反应。可致畸胎。

4. DNA 多聚酶抑制药

阿糖胞苷（cytarabine，AraC）

【体内过程】 阿糖胞苷因不稳定，口服易破坏。静脉注射（5～10mg/kg）20min 后，多数患者血中已测不到。主要在肝中被胞苷酸脱氨酶催化为无活性的阿糖尿苷，迅速由尿排出。

【作用及特点】 阿糖胞苷能够干扰 DNA 的合成，同时也是一种抗代谢物。它在体内经脱氧胞苷激酶催化成二磷酸胞苷或三磷酸胞苷，进而抑制 DNA 多聚酶的活性而影响 DNA 合成；也可掺入 DNA 中干扰其复制，使细胞死亡。S 期细胞对之最敏感，属周期特异性药物。

【临床应用】 阿糖胞苷主要用于急性骨髓性白血病、急性淋巴性白血病和淋巴瘤的治疗。

【不良反应】 不良反应有贫血、血小板减少症、白细胞减少症、胃炎、结膜炎、皮肤炎、发热和痛风。阿糖胞苷的其中一种特殊副作用是大剂量时其对于小脑具有毒性。

二、直接影响 DNA 结构与功能的药物

1. 烷化剂

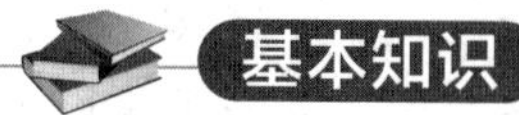

基本知识

烷化剂是一类化学性质很活泼的化合物。它们具有活泼的烷化基团，能与细胞中 DNA 或蛋白质中的氨基、巯基、羟基和磷酸基等起作用，常可形成交叉联结或引起脱嘌呤作用，使 DNA 链断裂，重者可致细胞死亡。属于细胞周期非特异性药物。

盐酸氮芥（chlormethine hydrochloride）

【体内过程】 该药水溶液极不稳定，进入体内作用迅速，在血中停留的时间只有0.5～1min，90%在 1min 内由血中消失。24h 内 50%以代谢物形式排出。

【作用及特点】 本品进入体内后，通过分子内成环作用，形成高度活泼的乙烯亚胺离子，在中性或弱碱条件下迅速与多种有机物质的亲核基团（如蛋白质的羧基、氨基、巯基，核酸的氨基羟基、磷酸根）结合，进行烷基化作用。大剂量时对各周期的细胞和非增殖细胞均有杀伤作用。

【临床应用】 本品与丙卡巴肼或泼尼松合用于霍奇金病和非霍奇金淋巴瘤，尤其是纵隔压迫症状明显的恶性淋巴瘤患者。

【不良反应】 不良反应有胃肠道反应、骨髓抑制、脱发、黄疸、月经失调、耳鸣、听力丧失、男性不育及药疹等。

环磷酰胺（cyclophosphamide，CTX）

【体内过程】 该药口服吸收良好，1h 血药浓度达到峰值。肝和肿瘤组织内分布浓度较

高，可通过血脑屏障。环磷酰胺在肝脏代谢，经肾排泄，其中约30%排出物为原型或活性代谢物，对肾脏和膀胱有刺激性。

【作用及特点】 本品体外无活性，在体内经肝细胞色素P450氧化、裂环生成中间产物醛磷酰胺。它在肿瘤细胞内，分解出有强效的磷酰胺氮芥，与DNA发生烷化，形成交叉联结，抑制肿瘤细胞的生长繁殖。

【临床应用】 环磷酰胺抗瘤谱较广，对恶性淋巴瘤疗效显著。对多发性骨髓瘤、急性淋巴细胞白血病、卵巢癌、乳腺癌、肺癌、神经母细胞瘤、睾丸肿瘤等也有效。

【不良反应】 不良反应主要有：①骨髓抑制，造成白细胞显著下降；②胃肠道反应，如恶心呕吐、胃肠道黏膜溃疡等，但比氮芥轻；③出血性膀胱炎，是本品较特殊的不良反应，与其代谢物丙烯醛自尿中排出有关，较为严重且有血尿，大量补充液体和使用巯乙磺酸钠可降低发生率，减轻症状；④患者还可出现脱发、肝功能损害、皮肤色素沉着、心肌损害等；⑤环磷酰胺有致癌、致畸和致突变作用，长时间应用可产生继发性肿瘤。

【制剂及用法】 本品主要为片剂和注射剂。

噻替派（thiotepa，TEPA）

【体内过程】 噻替派经胃肠道吸收不全，故通常采用静脉注射。静脉注射后广泛分布于各组织，血浆半衰期为2～3h，24h内85%从尿中排出。

【作用及特点】 结构中含三个乙撑亚胺基，能形成有活性的碳三离子，与细胞内DNA的碱基结合，影响瘤细胞的分裂。

【临床应用】 本品抗瘤谱较广，主要用于乳腺癌、卵巢癌、肝癌和恶性黑色素瘤及膀胱癌等。

【不良反应】 主要不良反应为骨髓抑制，胃肠道反应也常有发生。

白消安（busulfan，BUS）

小常识

白消安（商品名马利兰，myleran）是一种从1959年开始使用的抗癌药。它是一种细胞周期非特异性烷化剂，属于烷基磺酸酯类型，化学结构全称是1,4-丁二醇二甲烷磺酸酯。白消安曾经是化学疗法治疗慢性粒细胞白血病（CML）的首选药物，直至其被特效药伊马替尼取代。不过由于白消安的廉价，该药物仍被一定程度地使用。目前，白消安主要用于骨髓移植，尤其是在慢性粒细胞白血病情况下被用作一种备用药物。它能够控制肿瘤负荷，但是不能够防止癌细胞变形或纠正细胞异常。白消安最近在一项研究中被用来探究血小板运送的血清素在肝脏的自动修复中的角色。

【体内过程】 本品口服吸收良好。静脉注射后2～3min内90%药物自血中消失。绝大部分代谢成甲烷磺酸由尿排出。

【临床应用】 作为慢性粒细胞性白血病首选，一个疗程缓解率可达85%～90%。也可用于增生性疾病，如真性红细胞增多症。对慢性粒细胞白血病急性病变及急性白血病无效。

【不良反应】 本药的胃肠道反应少，对骨髓有抑制作用。久用可致闭经或睾丸萎缩，偶见出血、再生障碍性贫血及肺纤维化等严重反应。

【制剂及用法】 制剂主要为片剂和注射液，有口服和静脉注射两种用法。

2. 破坏 DNA 的铂类配合物

顺铂（cisplatin，CDDP）

【体内过程】 顺铂静脉注射后开始时在肝、肾、膀胱中分布最多，18～24h 后在肾内积蓄最多，而脑组织最少。静脉注射后 1h 血浆含量为约 10%。90%与血浆蛋白结合，排泄较慢，1 天内尿中排出 19%～34%，四天内尿中仅排出 25%～44%。

【作用及特点】 顺铂进入人体后，先将所含氯解离，然后与 DNA 链上的碱基形成交叉联结，从而破坏 DNA 的结构和功能。对 RNA 和蛋白质合成的抑制作用较弱。属周期非特异性药物。

【临床应用】 顺铂抗瘤谱广。对睾丸肿瘤与 BLM 及 VLB 联合化疗，可以根治；对卵巢癌、肺癌、鼻咽癌、淋巴瘤、膀胱癌等也有效。

【不良反应】 主要的不良反应为消化道反应，有厌食、恶心、呕吐、腹泻等。停药 2～3 日后消失。另可有骨髓抑制及肾和听神经毒性反应，以及心电图改变等，少数有肝功能损伤。

【制剂及用法】 本品剂型主要为注射剂。对顺铂或其他铂制剂过敏者、肾损伤及严重骨髓抑制者、听力受损者和孕妇禁用。

卡铂（carboplatin，CBP）

卡铂为第二代铂类配合物，作用机制与顺铂相似，但抗恶性肿瘤作用较强，毒性较低。主要用于小细胞肺癌、头颈部磷癌、卵巢癌和睾丸肿瘤等。主要不良反应是骨髓抑制。

3. 破坏 DNA 的抗生素

丝裂霉素（mitomycin，MMC）

【体内过程】 本品多用静脉给药，静脉注射后迅速进入细胞内，肌肉、心、肺、肾的浓度较高，很少进入中枢神经系统，不能透过血脑屏障，主要在肝中代谢，由尿排出，24h 内排出约 35%。

【作用及特点】 本品能与 DNA 的双链交叉联结，可抑制 DNA 复制，也能使部分 DNA 断裂。属周期非特异性药物，对 G_2 期细胞作用较强。

【临床应用】 抗瘤谱广，可用于胃、肺、乳癌、慢性粒细胞白血病、恶性淋巴瘤等。

【不良反应】 骨髓抑制，为剂量限制性毒性，表现为白细胞和血小板下降，最低值在用药后 3～4 周，恢复也慢；胃肠反应，轻度食欲减退、恶心、呕吐或有腹泻及口腔炎；肝肾功能损害，较轻。

本药还可引起静脉炎，溢出血管外可发生组织坏死、溃疡，可有脱发、乏力，动物实验有致畸作用。

【制剂及用法】 本品主要剂型为注射剂。可动脉注射、静脉注射、腔内注射，也可膀胱内灌注。

博来霉素（bleomycin，BLM）

【体内过程】 口服无效，需经肌内或静脉注射。注射给药后，在血中消失较快，广泛分布到肝、脾、肾等各组织中，尤以皮肤和肺较多，因该处细胞中酰胺酶活性低，博来霉素水解失活少。在其他正常组织则迅速失活。部分药物可透过血脑屏障。

【作用及特点】 使 DNA 单链断裂，阻止 DNA 复制，干扰细胞分裂繁殖。属周期非特异性药物。

【临床应用】 博来霉素主要用于鳞状上皮癌（头、颈、口腔、食管、阴茎、外阴、宫颈等），也可用于淋巴瘤的联合治疗。

【不良反应】 不良反应可见过敏性休克样反应、发热、厌食、手掌起泡、角质化、脱发、色素沉着、指甲变色、手足指趾红斑、硬结、肿胀及脱皮等。少见的严重毒性是间质性肺炎、肺纤维化。少数患者可有皮肤色素沉着。

【制剂及用法】 本品为注射剂。

4. 拓扑异构酶抑制剂

10-羟基喜树碱（10-hydroxy camptothecin，HCPT）

10-羟基喜树碱是喜树类的代表药。

【体内过程】 羟基喜树碱在体内代谢后由尿排出较少，主要从胆汁排泄，由大便排出体外。

【药理作用】 能明显抑制 DNA 合成，系作用于 S 期的细胞周期特异性药物。

【临床应用】 对胃癌、绒毛膜上皮癌、恶性葡萄胎、急性及慢性粒细胞性白血病等有一定疗效，对大肠癌、膀胱癌、肝癌亦有一定疗效。用于胃癌、肝癌、头颈部癌及白血病治疗。

【不良反应】

（1）胃肠道反应　有恶心、呕吐。

（2）骨髓抑制　主要使白细胞下降。

（3）少数患者有脱发、心电图改变及泌尿道刺激症状，但远较喜树碱为轻。

【制剂及用法】 本品为注射剂。

三、干扰转录过程阻止 RNA 合成的药物

放线菌素 D（dactinomycin D，DACT）

【体内过程】 一次静脉注射给药后，很快从血浆消除，多数药物以原型经胆汁和尿液排出。

【作用及特点】 本品为细胞周期非特异性药物，但对 G_1 期前半段最敏感。其可嵌入到 DNA 双螺旋链中相邻的鸟嘌呤和胞嘧啶（G-C）碱基对之间，与 DNA 结合成复合体，阻碍

RNA 多聚酶的功能，阻止 RNA 特别是 mRNA 的合成，从而妨碍蛋白质合成而抑制肿瘤细胞生长。

【临床应用】 本品抗瘤谱较窄。对恶性葡萄胎、绒毛膜上皮癌、淋巴瘤、肾母细胞瘤、骨骼肌肉瘤疗效较好。

【不良反应】 主要有消化道反应、骨髓抑制、脱发、皮炎、畸胎等不良反应。

多柔比星（doxorubicin，DOX）

多柔比星又称阿霉素（Adriamycin，ADM）。

【体内过程】 本品口服无效，静脉注射后很快为组织所摄取，以肝、肾、心、脾、肺等组织中浓度较高，瘤组织亦有较高浓度，脑组织则较少。其主要从胆汁排泄，肝功能受损时，半衰期延长，必须慎用。

【作用特点】 能嵌入 DNA 碱基对之间，阻止转录过程，抑制 RNA 合成，也阻止 DNA 复制。属周期非特异性药物。

【临床应用】 本品主要用于对常用抗恶性肿瘤药耐药的急性淋巴细胞白血病或粒细胞白血病、恶性淋巴瘤、乳腺癌、卵巢癌、小细胞肺癌、胃癌、肝癌及膀胱癌等。

【不良反应】 最严重的不良反应为心脏毒性，严重时可演变为充血性心力衰竭。此外还有骨髓抑制、消化道反应和皮肤色素沉着、脱发等不良反应。

四、抑制蛋白质合成与功能的药物

（一）微管蛋白抑制药

1. 长春碱类

长春碱类主要有长春碱（vinblastin，VLB）及长春新碱（vincristin，VCR），它们为夹竹桃科植物长春花（*Vinca rosea* L.）所含的生物碱。

长春新碱

【体内过程】 本品口服吸收差，静脉注射后迅速分布各组织，进入肝脏较多，可选择性地进入肿瘤，脾、脑及脂肪中最少，很少透过血脑屏障。因本品浓集于神经细胞较血细胞为多，故神经毒性较重。VCR 在亚细胞的分布，微管蛋白与其结合最多，高尔基体及细胞膜次之，敏感瘤细胞与 VCR 之结合量较耐药性细胞高出 3 倍。一次静脉注射后血中浓度很快下降，其后下降缓慢，快相半衰期为 6～10min，慢相为 190min，消除相为 85h，血浆消除率为 0.11L/kg。VCR 部分在肝内代谢，通过胆汁排泄，可进入肝肠循环，粪排泄 70%，尿排泄 5%～16%。

【作用及特点】 其作用机制是与细胞管蛋白二聚体结合，抑制微管聚合，使分裂的细胞不能形成纺锤体，核分裂停止于中期而阻碍正常分裂。本品还可抑制细胞膜类脂质合成，抑制氨基酸在细胞膜上的转运。VCR 还干扰蛋白质代谢及抑 RNA 多聚酶的活力，对嘌呤、RNA 或 DNA 的合成亦有抑制作用。VCR 对移植性肿瘤的抑制作用强于 VLB，且抗瘤谱广，对小鼠 Ridgeway 成骨肉瘤、Mecca 淋巴瘤、骨肉瘤等有抑制作用。VCR 亦为细胞周期特异性药物，主要作用于 M 期，但对 G_1 期亦有作用。

【临床应用】 主要用于急性白血病、霍奇金病及绒毛膜上皮癌。对小儿急性淋巴细胞白血病疗效较好，起效较快，常与强的松合用作诱导缓解药。

【不良反应】 可引起骨髓抑制、神经毒性、消化道反应、脱发。静脉注射因刺激，导致血栓性静脉炎。

2. 紫杉醇类

紫杉醇（paclitaxel）

紫杉醇是紫杉醇类的代表药。

【作用及特点】 本品可促进微管聚合、抑制微管解聚，使纺锤体失去正常功能、细胞有丝分裂停止。

【临床应用】 对卵巢癌、乳腺癌有独特的疗效，对肺癌、食管癌、大肠癌、黑色素瘤、头颈部癌、淋巴瘤、脑瘤也有一定疗效。

【不良反应】 不良反应主要有骨髓抑制、神经毒性、心脏毒性和过敏反应等。

（二）干扰核蛋白体功能的药物

三尖杉生物碱类

三尖杉生物碱类主要是三尖杉酯碱和高三尖杉酯碱。它们是从三尖杉属植物的枝、叶和树皮中提取的生物碱。

【作用及特点】 其作用机制是抑制蛋白质合成的起始阶段，并使核蛋白体分解，释出新生肽链，但对 mRNA 或 tRNA 与核蛋白体的结合并无抑制作用。

【临床应用】 对急性粒细胞白血病疗效较好，对急性单核细胞白血病及慢性粒细胞性白血病、恶性淋巴瘤也有效。

【不良反应】 不良反应有骨髓抑制、消化道反应、脱发。偶有心毒性。

（三）影响氨基酸转运的药物

L-门冬酰胺酶（L-asparaginase）

L-门冬酰胺酶是重要的氨基酸，某些肿瘤细胞不能自己合成，需从细胞外摄取。

【作用及特点】 L-门冬酰胺酶可将血清门冬酰胺水解，而使细胞内缺乏门冬酰胺供应，生长受到抑制。而正常细胞能合成门冬酰胺，受影响较小。

【临床应用】 主要用于急性淋巴细胞白血病。

【不良反应】 常见的不良反应有消化道反应，偶见过敏反应，应作皮试。

五、调节体内激素平衡的药物

某些肿瘤如乳腺癌、前列腺癌、甲状腺癌、宫颈癌、卵巢癌和睾丸肿瘤与相应的激素失调有关。因此，应用某些激素或其拮抗药来改变激素平衡失调状态，以抑制这些激素依赖肿瘤的生长。严格来讲，这些药物不属于化疗药物，虽然没有细胞毒类抗肿瘤药物的骨髓抑制等毒性反应，但因激素作用广泛，使用不当也会造成其他不良反应。

己烯雌酚（diethylstilbestrol）

【作用及特点】 己烯雌酚对垂体促性腺激素的分泌有抑制作用，从而改变体内激素平衡，破坏肿瘤组织赖以生长发育的条件。

【临床应用】 临床应用于乳腺癌、绝经后及男性晚期乳腺癌不能进行手术治疗者；前列腺癌不能行手术治疗的晚期患者。

他莫昔酚（tamoxifen，TAM）

【体内过程】 本药口服 20mg 后，4～7h 达血药峰浓度，为 0.14μg/ml。给药 4 天或更长时间后可由于肠肝循环出现第二次高峰。半衰期 β 相大于 7 天，α 相为 7～14h。本药在肝内代谢，部分以结合物形式由粪便排出，少量从尿中排出。母体化合物清除半衰期为 5～7 天。

【作用及特点】 本品为雌激素受体的部分激动剂，具有雌激素样作用，也有抗雌激素的作用，从而抑制雌激素依赖性肿瘤细胞的生长。

【临床应用】

（1）乳腺癌术后辅助治疗　主要用于雌激素受体阳性者，特别是绝经后年龄在 60 岁以上的患者疗效较好。

（2）晚期乳腺癌或治疗后复发者　对皮肤、淋巴结及软组织转移疗效较好。

第三节　抗肿瘤药物的联合应用和毒性反应

一、抗肿瘤药物的联合应用原则

常用的细胞毒类抗肿瘤药物在临床上存在毒性反应较大、易产生耐药性并且疗效难以令人满意等缺点。为了提高疗效、降低毒副反应和耐药性，目前临床化疗时一般主张 2～3 种药物联合应用以增加疗效，减少毒性反应和耐药性产生，主要原则如下。

1. 从细胞增殖动力学考虑

（1）招募作用　即设计细胞周期非特异性药物和细胞周期特异性药物的序贯应用方法，招募更多 G_0 期细胞进入增殖周期，以增加肿瘤细胞杀灭数量。其策略是：①对增长缓慢（GF 不高）的实体瘤，可先用细胞周期非特异性药物杀灭增殖期及部分 G_0 期细胞，使瘤体缩小而招募 G_0 期细胞进入增殖周期，继而用细胞周期特异性的药物杀灭之；②对增长快（GF 较高）的肿瘤（如急性白血病），宜先用细胞周期特异性药物（作用于 S 期或 M 期药物），使大量处于增殖周期的肿瘤细胞被杀灭，以后再用细胞周期非特异性药物杀伤其他各时相的细胞，待 G_0 期细胞进入细胞周期时，再重复上述疗法。

（2）同步化作用　即先用细胞周期特异性药物将肿瘤细胞阻滞于某时相（如 G_1 期），待药物作用消失后，肿瘤细胞即同步进入下一时相，再用作用于后一时相的药物。

2. 从药物作用机制考虑

该原则是将不同作用机制的抗肿瘤药合用以增强疗效，如将甲氨蝶呤和巯嘌呤合用。

3. 从药物毒性考虑

（1）减少毒性的重叠　如大多数抗肿瘤药物有抑制骨髓作用，而泼尼松和博来霉素等无明显抑制骨髓作用，将它们与其他药物合用，以提高疗效并减少骨髓毒性的发生。

（2）降低药物的毒性　如用美司钠可预防环磷酰胺引起的出血性膀胱炎、用甲酰四氢叶酸钙减轻氨蝶呤的骨髓毒性。

4. 从药物的抗癌谱考虑

胃肠道癌选用氟尿嘧啶，环磷酰胺，丝裂霉素，羟基脲等；鳞状上皮癌宜用博来霉素、甲氨蝶呤等；肉瘤选用环磷酰胺、顺铂、多柔比星等；骨肉瘤以多柔比星及大剂量甲氨蝶呤加救援剂亚叶酸钙为好；脑的原发或转移瘤首选亚硝脲类，亦可用羟基脲等。

5. 给药方法

一般均采用机体能耐受的最大剂量，特别是对病期较早、健康状况较好的肿瘤患者应用环磷酰胺、阿霉素、卡莫司汀（卡氮芥）、甲氨蝶呤等时，大剂量间歇用药法往往较小剂量连续法的效果好。因为前者杀灭瘤细胞数更多，而且间歇用药也有利于造血系统等正常组织的修复与补充，有利于提高机体的抗瘤能力及减少耐药性。

二、毒性反应

目前临床使用的细胞毒抗肿瘤药物对肿瘤细胞和正常细胞尚缺乏理想的选择作用，即药物在杀伤恶性肿瘤细胞的同时，对某些正常的组织也有一定程度的损坏。毒性反应成为化疗时使用剂量受到限制的关键因素，同时亦影响了患者的生命质量。

抗肿瘤药物的毒性反应可分为近期毒性和远期毒性两种。近期毒性又可分为共有的毒性反应和特有的毒性反应。前者出现较早，大多发生于增殖迅速的组织，如骨髓、消化道和毛囊等；后者发生较晚，常常发生于长期大量用药后，可累及心、肾、肝等重要器官。远期毒性主要见于长期生存的患者，包括第二原发恶性肿瘤、不育和致畸。

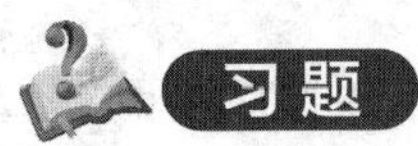

习题

一、思考题

1. 抗肿瘤药物的分类及各类的代表药物是什么？简述它们的作用特点、临床应用及不良反应。

2. 抗肿瘤药物的作用机制是什么？简述抗肿瘤药物产生耐药性的原因。

3. 抗肿瘤药物联合用药的原则是什么？

4. 抗肿瘤药物的毒性反应有哪些？

二、是非题

1. 激素类药物通过调控细胞生理功能调动机体免疫机制，从而抑制肿瘤生长。

2. 烷化剂可制剂破坏 DNA 结构，杀灭属于增殖周期各时相的细胞，是细胞周期非特异性药物。

3. 抗代谢药物分别在不同环节阻止 DNA 的生物合成、抑制肿瘤生长，是细胞周期特异性药物。

4. 恶性肿瘤的化学治疗药物也会对人体正常的 DNA 合成与细胞分裂并不比癌细胞慢多少的

一些细胞产生影响。

5. 烷化剂药物对 G_1、S、G_2、M 期细胞以及 G_3 细胞均有杀伤作用，属于细胞周期特异性药物。

6. 植物来源抗肿瘤药物的作用机制与烷化剂及抗代谢药物完全不同，其主要作用于 S 期或 M 期，属于细胞周期特异性药物。

7. 抗肿瘤抗生素化学结构多种多样，其作用机制主要通过 DNA 的直接作用，大部分属细胞周期特异性药物。

8. 抗肿瘤药物阿糖胞苷的抗肿瘤机制为抑制肿瘤蛋白质的合成与功能。

9. 长春新碱是肿瘤细胞有丝分裂期的抑制药，对骨髓抑制作用较轻。

10. 白消安由于其疗效好，已取代伊马替尼。

题号	1	2	3	4	5	6	7	8	9	10
答案	×	√	√	√	×	√	×	×	√	×

（李可意）

第四十四章 中药药理

中药药理学（Pharmacology of Traditional Chinese Medicine，PTCM）是以中医药基本理论为指导，运用现代科学方法，研究中药与机体相互作用及作用规律的一门科学。我国生药品种繁多，总数约有7000余种，其中常用生药约500余种。按药理作用或中医功效分类法主要有：解表药、清热药、活血化淤药、止血药、补益药、泻下药、芳香化湿药、利水渗湿药、温里药、消食药、化痰止咳平喘药、安神药、平肝息风药、开窍药、收涩药、涌吐药、外用药。

第一节 解 表 药

解表药是以发散表邪、解除表证为主要作用的药，又叫发表药或发汗药。主要功效为解表，部分药还具有利水消肿、止咳平喘、透疹、消疮、除痹止痛、止痒、通鼻窍、利咽等功效。适用于外感表证，症见恶寒发热、无汗或汗出不畅、头身痛、脉浮等，部分尚可用于水肿、咳嗽气喘、麻疹、风湿痹证、疮疡初起等兼有表证者。

解表药根据性味和临床功效不同又分为发散风寒药和发散风热药两类。现代研究认为本类药主要具有以下药理作用。

（1）发汗作用　发汗法即解表法，是中医常用治法之一，运用方药使机体适当出汗，以达到疏散外邪、解除表证的功效。现代药理虽未研究证明解表药直接发汗的机制，但证明如麻黄在温热环境下可协助和增强发汗；桂枝能扩张末梢血管、增强皮肤血液循环；生姜服后有助于解除寒证。

（2）抗炎作用　麻黄、桂枝、生姜、菊花等解表药皆有抗炎作用。解表药的抗感染作用主要是通过抑制多种病原微生物或抗病毒而发挥作用。研究认为解表药几乎都有此作用，如麻黄、桂枝、羌活、香薷所含的挥发油对不同细菌或病毒或有不同程度的抑制作用。

（3）平喘作用　解表药对呼吸道症状（如咳嗽、气喘等）有显著的抑制和治疗作用，挥发油成分作用更突出，如辛夷挥发油对实验性过敏性鼻炎有确切的治疗作用及抗过敏性哮喘气道炎症的作用。麻黄碱、伪麻黄碱、麻黄挥发油为麻黄平喘的有效成分，麻黄碱可直接兴奋支气管平滑肌的β受体、激活腺苷酸环化酶、升高细胞内cAMP，使平滑肌松弛；尚可直接兴奋支气管黏膜血管平滑肌的α肾上腺素受体，使血管收缩、降低血管壁通透性、减轻支气管黏膜水肿。促进肾上腺素能神经末梢和肾上腺髓质嗜铬细胞释放递质而间接发挥拟肾上腺素作用。阻止过敏介质释放。

（4）利尿作用　通过扩张肾血管，阻碍肾小管对Na^+的重吸收而发挥作用。

（5）止痛作用　许多解表药具有止痛作用，如细辛挥发油、柴胡提取液表现明显的镇痛作用。

麻 黄

麻黄为麻黄科（Ephedraceae）植物草麻黄 *Ephedra sinica* Stapf、中麻黄 *Ephedra intermedia* Schrenk et C. A. Mey. 或木贼麻黄 *Ephedra equisetina* Bge. 的干燥草质茎。味辛、微苦，温，归肺、膀胱经。具有发汗解表、宣肺平喘、利水消肿的功效。

本品味辛、发散，性温散寒，善于宣肺气、开腠理、透毛窍而发汗解表，发汗力强，为发汗解表之要药。

麻黄主要成分为生物碱（1%～2%）。总生物碱的80%～85%为麻黄碱，其次为伪麻黄碱以及微量的L-N-甲基麻黄碱、D-N-甲基伪麻黄碱、去甲基麻黄碱、去甲基伪麻黄碱和麻黄次碱等；麻黄含有少量挥发油，油中含I-α-松油醇、2,3,5,6-四甲基吡嗪，尚含鞣质等。

【药理作用】

（1）发汗解热作用　有效成分挥发油、麻黄碱能阻碍汗腺导管对钠离子的重吸收，使汗腺分泌增加，麻黄碱能使处于高温环境中的人汗腺分泌增多、增快。

（2）平喘作用　有效成分麻黄碱、伪麻黄碱、挥发油、2,3,5,6-四甲基吡嗪、L-α-萜品烯醇能促进去甲肾上腺素的释放；激动肾上腺β受体，促进cAMP产生；阻止过敏介质的释放；直接兴奋α肾上腺素受体，使血管收缩 、黏膜肿胀减轻；麻黄碱和伪麻黄碱均有缓解支气管平滑肌痉挛的作用。

（3）对中枢神经系统的作用　麻黄碱的中枢神经兴奋作用远较肾上腺素为强。能兴奋大脑皮质及皮质下中枢，使精神振奋；可缩短巴比妥类催眠时间，亦能兴奋中脑、延脑呼吸中枢和血管运动中枢。

（4）对心血管系统的作用　麻黄碱对心脏有兴奋作用。麻黄碱使心肌收缩力增强，心输出量增加。麻黄碱使冠脉、脑、肌肉血管扩张，流量增加；使肾、脾等内脏和皮肤、黏膜血管收缩，血流量降低。麻黄碱常引起收缩压和舒张压上升，脉压增大。

（5）利尿作用　有效成分为d-伪麻黄碱，可以扩张肾血管使肾血流量增加；阻碍肾小管对钠离子的重吸收，尿量增加。

（6）抗炎、抗过敏作用　有效成分伪麻黄碱、甲基麻黄碱、麻黄碱，能抑制过敏递质释放；溶血素减少。

（7）抗菌、抗病毒　煎剂对金黄色葡萄球菌、甲乙型溶血链球菌、流感嗜血杆菌、肺炎球菌、炭疽杆菌、白喉杆菌、大肠埃希菌、奈瑟双球菌均有抑制作用。挥发油对流感病毒有抑制作用。

（8）镇咳、祛痰作用　有效成分萜品烯醇、麻黄挥发油的镇咳、祛痰作用强度为可待因的1/20。

附注：麻黄碱

麻黄碱是从中药麻黄中提取的一种生物碱，具有镇咳平喘、扩张气管和缓和鼻黏膜充血等作用，用于治疗感冒、咳嗽、哮喘等常见疾病，疗效较好。药理作用主要为：

（1）兴奋心脏，使心收缩加强、心输出量增加　在整体情况下由于血压升高，反射性减慢心率这一作用抵消了它直接加速心率的作用，故心率变化不大。麻黄碱的升高血压作用出现缓慢，但维持时间较长（3～6h）。一般内脏血流量减少，但冠脉、脑血管和骨骼肌血流量增加。

（2）舒张支气管平滑肌　松弛作用较肾上腺素弱，起效慢但持久。

（3）中枢兴奋作用　对中枢神经系统具有较肾上腺素更显著的兴奋作用，较大剂量可兴奋大脑和皮质下中枢，引起精神兴奋、不安和失眠等。

柴　胡

柴胡为伞形科植物柴胡 *Bupleurum chinense* DC. 或狭叶柴胡 *Bupleurum scorzonerifolium* Willd. 的干燥根。味苦，微寒，归肝、胆经。具有疏散退热、舒肝、升阳的功效。柴胡辛散苦泄、芳香升散，善散半表半里之邪，又具疏肝、升阳之功。凡邪犯少阳，肝郁不舒及中气下陷之证，均为要药。主要化学成分为 α-菠菜甾醇、春福寿草醇及柴胡皂苷 a、柴胡皂苷 c、柴胡皂苷 d，另含挥发油等。狭叶柴胡根含柴胡皂苷 a、柴胡皂苷 c、柴胡皂苷 d、挥发油、柴胡醇、春福寿草醇、α-菠菜甾醇等。

【药理作用】

（1）解热作用　柴胡皂苷对大肠埃希菌、伤寒杆菌、副伤寒疫苗或酵母液等所引起的动物实验发热均有明显解热作用，而且还能使正常动物的体温降低。解热有效成分为柴胡挥发油。柴胡对外感内伤所致高热均可奏效，且退热平稳，无反跳现象。

（2）抗炎作用　具有抗渗出、抑制肉芽肿生长、预防消化道溃疡的作用，对许多炎症过程（如渗出、毛细血管通透性、炎症介质释放白细胞游走及结缔组织增生）有抑制作用，抗炎作用的机制是直接刺激肾上腺皮质，使糖皮质激素分泌增加。

（3）保肝利胆作用　保护肝细胞溶酶体膜和线粒体的作用，促进毛细管内胆汁的排除，对肝损伤有显著的抗损伤作用，使肝内蓄积的肝糖原及核酸大部分恢复正常或接近正常，使血清转氨酶活力下降，抑制纤维增生。

（4）抗病毒作用　柴胡对鸡胚内流感病毒有显著抑制作用，能显著降低鼠肺炎病毒所致的小鼠肺指数增高，阻止肺组织渗出性变性，降低肺炎病毒所致小鼠的死亡率。柴胡皂苷和挥发油对结核杆菌、流感病毒有抑制作用，主要是通过抑制细菌、病毒所引起的身体免疫系统过敏反应，从而降低炎症对组织细胞的损害。

（5）免疫增强作用　柴胡提高机体免疫力的有效成分为柴胡多糖。柴胡多糖对辐射损伤的小鼠具有非常显著的保护作用和增强免疫的效果，可以增加实验用小鼠的胸腺和脾脏重量、T 细胞和 B 细胞的活性以及白细胞介素-2 的分泌水平。可促进造血干细胞向淋巴细胞分化，增强巨噬细胞吞噬能力，诱生干扰素，激活免疫功能。

（6）降血脂作用　柴胡皂苷具有降血脂作用，可以显著降低小鼠血清总胆固醇、甘油三酯，使低密度脂蛋白胆固醇升高。

附注：柴胡注射剂

柴胡注射剂为柴胡挥发油（蒸馏提出）的灭菌过饱和溶液，有解热作用，主要用以治疗上呼吸道感染、流行性感冒及疟疾等的发热，临床用于退热。临床观察表明，流行性感冒于 24h 退热者达 98.1%，普通感冒于 24h 退热者达 87.9%。

葛　根

葛根为豆科植物野葛 *Pueraria lobata*（Willd.）Ohwi 的干燥根。味甘、辛，凉，归脾、胃经。功效为发表解肌、升阳透疹、解热生津。用于麻疹初起、发热恶寒、疹出不畅、湿热泻痢、脾虚腹泻及热病烦渴及口渴多饮之症。野葛根含黄酮类物质，总量可达 12%。其中主要为黄豆苷、黄豆苷元及葛根素，其次为黄豆苷元 4′,6″-二乙酰基葛根素等。粉葛根的总黄酮含量较野葛根为低，淀粉含量高（新鲜葛根中含量为 19%～20%）。

【药理作用】

（1）对平滑肌的作用 葛根中的大豆苷元具有抗乙酰胆碱作用，能够明显收缩平滑肌，被认为是葛根解痉作用的主要成分。

（2）对冠状循环的作用 葛根水煎剂、醇浸膏、总黄酮和葛根素均有明显的扩张冠状血管的作用，能使冠血流量增加、血管阻力降低。

（3）对心肌梗死作用 葛根醇浸膏、大豆苷元和葛根素均有明显的对抗乌头碱和氯化钡、诱发心律失常的作用。葛根素还能明显缩短肾上腺素，诱发家兔心律失常，被认为是一种 β 肾上腺素受体阻滞剂。

（4）对心脏功能和心肌代谢的影响 葛根总黄酮和葛根素能减慢心率，降低心脏总外周阻力，减少心肌耗氧量。葛根素还能明显减少缺血引起的心肌乳酸的产生，改善梗死心肌代谢。

（5）对血压作用 葛根总葛酮和葛根素能使血浆肾素活性和血管紧张素显著降低，血压下降。葛根素对微循环障碍有明显的改善作用，主要表现为增加微血管运动的振幅和提高局部微血流量；葛根总黄酮具有明显扩张脑血管的作用，改善脑微循环和外周循环。葛根素还能改善视网膜血管末梢单位的阻滞状态，从而提高视功能。

（6）抑制血小板聚集作用 葛根素能抑制二磷酸腺苷（ADP）诱导和 5-羟色胺（5-HT）与 ADP 联合诱导的人和动物的血小板聚集；能明显抑制由凝血酶诱导的血小板中 5-HT 的释放，具有抗血栓形成作用。

（7）降血糖作用 葛根素能对抗肾上腺素的升血糖作用。

（8）解热作用 葛根总黄酮对内毒素致体温升高具有较持久而明显的降温作用。

（9）对记忆的影响 葛根总黄酮和醇提物能提高大鼠大脑皮质和海马乙酰胆碱含量，并降低海马乙酰胆碱转移酶活性，对抗东莨菪碱所致的大鼠记忆获得性障碍。

菊　花

菊花为菊科植物菊 *Chrysanthemum morifolium* Ramat. 的干燥头状花序。味甘、苦，微寒，归肺、肝经。疏散风热、清肝明目、清热解毒、平肝阳。本品辛寒疏散，善除风热；甘凉清润，平肝明目；苦寒清解，消肿疗痈。凡外感风热、肝阳亢盛、疮痈肿毒之证，均为常用之品。

菊花含挥发油，油中含菊醇、菊酮、α-蒎烯、樟脑、龙脑、樟烯等，尚含野菊花内酯、野菊花素 A、刺槐苷、蒙花苷、菊苷、木犀草素。

【药理作用】

（1）抗炎和免疫调节作用 菊花提取物能影响毛细血管的通透性，增加毛细血管抵抗力，从而具有抗炎作用。菊花中的三萜烯二醇、三醇及其相应的棕榈酸酯和肉豆蔻酸酯对小鼠耳水肿具有明显的抑制作用。菊花提取物在增强抗炎作用的同时，能显著增加小鼠脾细胞抗体的产生。

（2）抗病毒作用 菊花对单纯疱疹病毒（HSV-1）、骨髓灰质炎和麻疹病毒具有不同程度的抑制作用，菊花中的金合欢素-7-O-β-D-吡喃半乳糖苷具有抗艾滋病作用，能抑制逆转录酶和 HLV 复制的活性。

(3) 抗菌作用　菊花中的挥发油对金黄色葡萄球菌、白色葡萄球菌、变形杆菌、乙型溶血性链球菌、肺炎球菌均有一定的抑制作用，尤其对金黄色葡萄球菌的抑制效果最明显。

(4) 抗氧化作用　菊花黄酮类化合物有清除自由基、超氧阴离子的能力。

(5) 抗肿瘤作用和诱变作用　菊花中的蒲公英赛烷型三萜烯醇类对小鼠皮肤肿瘤有较显著的抑制作用，对环磷酰胺诱变的小鼠骨髓 PCE 微核率有明显的抑制作用。

(6) 对心血管系统的作用　菊花的酚性部位可以增加豚鼠离体心脏冠脉流量，提高小鼠对减压缺氧的耐受能力，对实验动物心、肝、肾功能无明显毒性作用。

(7) 降血脂作用　菊花提取物对大鼠血清胆固醇的升高有明显改善作用，提高高密度脂蛋白（HDL）水平，降低低密度脂蛋白（LDL）水平。

升　麻

升麻为毛茛科多年生草本植物升麻 *Cimicifuga foetida* L.、兴安升麻 *Cimicifuga dahurica*（Turcz.）Maxim. 和大三叶升麻 *Cimicifuga hercleifolia* Kom. 的干燥根茎。味甘、辛、微苦，性凉。入肺、脾、胃经。能升阳、发表透疹、清热解毒、升阳举陷。

升麻根茎含升麻碱、水杨酸、鞣质、树脂、咖啡酸、阿魏酸、异阿魏酸、升麻苷、升麻醇木糖苷等；兴安升麻根茎含升麻素、生物碱、糖类、树脂、苷、异阿魏酸、阿魏酸和咖啡酸，尚离析得 β-谷甾醇、升麻醇、升麻醇木糖苷、兴安醇；大三叶升麻含生物碱、升麻素、升麻苷、升麻醇木糖苷、异阿魏酸等。

【药理作用】

(1) 对心血管系统的作用　升麻水提取物有降压、抑制心肌、减慢心率的作用。

(2) 抗菌作用　升麻对金黄色葡萄球菌、炭疽杆菌、结核杆菌有较强的抑制作用；对乙型链球菌、白喉杆菌、伤寒杆菌、铜绿假单胞菌、大肠埃希菌、痢疾杆菌亦有不同程度的抑制作用。

(3) 镇静、抗惊厥作用　升麻水提取物有镇静作用，所含异阿魏酸可使动物运动迟缓、镇静。

(4) 解热作用　升麻提取物、升麻苷、异阿魏酸可使动物正常体温下降，且对伤寒、副伤寒混合疫苗所致大鼠发热有显著解热作用。

(5) 对平滑肌的作用　升麻水提取物能抑制离体肠管与妊娠子宫，对膀胱和未孕子宫呈兴奋作用；能增强支气管及消化道的腺体分泌；呋喃色酮类对平滑肌（膀胱、子宫等）具有明显的解痉作用。

(6) 野升麻有性激素样作用　能使少年期发育不全和更年期的雌性大鼠建立性周期，也能使少年期雌性大鼠的卵巢重量增加和黄体数目增多。雌性动物长期注射野升麻提取物，可使子宫重量增加。

薄　荷

薄荷为唇形科植物薄荷 *Mentha haplocalyx* Briq. 的干燥地上部分。味辛，凉，归肺、肝经。本品辛凉疏散、质轻上浮，善散上焦风热之邪而清利头目、利咽透疹，兼有疏泄肝郁之功。含挥发油，油中主要成分为薄荷醇、薄荷酮、异薄荷酮、薄荷脑、薄荷酯类等多种成分；另含异端叶灵、薄荷糖苷及多种游离氨基酸等。

【药理作用】

（1）对中枢神经系统的作用　内服少量薄荷有兴奋中枢神经的作用，通过末梢神经使皮肤毛细血管扩张，促进汗腺分泌，增加散热，有发汗解热作用。

（2）局部作用　薄荷制剂局部应用可使皮肤黏膜的冷觉感受器产生冷觉反射，引起皮肤黏膜血管收缩；薄荷油对皮肤有刺激作用，并可慢慢渗透入皮肤内，引起长时间的充血。薄荷油外用能麻醉神经末梢，具有清凉、消炎、止痛和止痒作用。

（3）解痉作用　薄荷的乙醇提取物对乙酰胆碱或组胺所致的豚鼠离体回肠收缩有显著抑制作用。另外，薄荷还有保肝、利胆、抗炎、抗菌、抗病毒等作用。

荆　芥

荆芥为唇形科植物荆芥 *Schizonepeta tenuifolia* Briq. 的干燥地上部分。味辛，微温，归肺、肝经。可祛风解表、透疹消疮、止血。含挥发油 1.8%，油中主成分为右旋薄荷酮、消旋薄荷酮及少量右旋柠檬烯。

【药理作用】

（1）解热镇痛抗炎作用　荆芥挥发油对大鼠有降温作用，对乙酸致小鼠扭体反应有明显抑制作用；对二甲苯致小鼠耳肿胀、角叉菜胶致小鼠足肿胀、乙酸致小鼠腹腔毛细血管通透性增加及二甲苯致小鼠皮肤毛细血管通透性的增加，均显示出良好的对抗作用。

（2）发汗作用　荆芥内脂类提取物可以明显提高汗腺腺泡上皮细胞的空泡发生率、数密度和面密度。

（3）对血液系统的作用　荆芥及其提取物有明显的止血作用，可能是通过体内促凝血和抑制纤溶活性的双重途径来实现的；能明显增加大鼠的全血比黏度（高切、低切）。

（4）抗病原微生物作用　荆芥醇提物对甲型流感病毒 A/PR/8/34（H1N1）感染小鼠死亡率具有显著的保护作用，具有较好的抗 H1N1 病毒作用。

（5）对平滑肌作用　小剂量提取物对家兔离体肠管平滑肌呈兴奋作用，可对大鼠离体子宫产生一定的兴奋作用，能直接松弛豚鼠气管平滑肌。

防　风

本品为伞形科植物防风 *Saposhnikovia divaricata*（Turcz.）Schischk. 的干燥根。味辛、甘，微温，归膀胱、肝、脾经。能祛风解表、胜湿止痛、止痉，是治疗感冒、头痛、风湿关节痛和破伤风最常用的传统中药之一。本品含挥发油、甘露醇、β-谷甾醇、苦味苷、酚类、多糖类及有机酸等。色原酮类成分是其发挥药效作用的主要物质基础。

【药理作用】

（1）解热作用　能显著降低伤寒、副伤寒甲乙三联菌苗致热的大鼠体温，对酵母及伤寒、副伤寒甲菌苗精制破伤风类毒素混合制剂致热大鼠有解热作用。

（2）镇痛、镇静作用　提取物对热刺激、化学刺激引起疼痛的小鼠均有镇痛作用，其镇痛部位在中枢。水煎液具有协同戊巴比妥钠的催眠作用，同时可以减少小鼠自主活动次数。

（3）抗菌、抗病毒作用　对金黄色葡萄球菌、乙型溶血性链球菌、肺炎球菌及两种酶菌（产黄青酶、杂色曲酶）等均有抑制作用。

第二节　清　热　药

凡以清解里热为主要作用的药物，称为清热药。清热药药性寒凉，主要用于热病高热、痢疾、痈肿疮毒以及目赤肿痛、咽喉肿痛等，呈现各种里热证候。分为六类：①清热泻火药，能清气分热，对气分实热证有泻火泄热的作用；②清肝明目药，能清肝火而明目，常用于肝火亢盛、目赤肿痛等症；③清热凉血药，专入血分，能清血分热，对血分实热有凉血清热作用；④清热解毒药，有清热解毒作用，常用于治疗各种热毒的病证；⑤清热燥湿药，药性寒凉，偏于苦燥，有清热化湿的作用，可用于湿热病证；⑥清虚热药，能清虚热、退骨蒸，常用于午后潮热，低热不退等症。

清热药的药理作用主要集中在抗菌、抗病毒作用。清热药不仅对细菌、真菌、螺旋体、病毒、原虫等各种病原体有不同程度的抑制作用，而且具有抗毒素、解热、抗炎、调节免疫等作用。故此，清热方药的药效学研究和新药研发的实验设计多以抗病原微生物、抗病原微生物毒素、解热、抗炎、对免疫功能的影响等为主要研究内容，已从清热药中分离、确定了多个具有较强的抗菌活性的成分，如小檗碱、黄芩素、绿原酸、靛玉红等。一般而言，清热药在体外的抗菌作用并不强，在常用剂量下很难于体内达到抗菌最低浓度。分析各种药物的活性成分、作用强度、作用机制，会发现它们的活性成分不甚明确、作用机制不确切。推测清热药的主要作用不完全是针对病原体或增强机体的抗病能力，详尽机制有待于进一步阐述。另外，清热药还具有促进抗感染免疫、兴奋神经体液调节、保肝、提高机体免疫力等药理作用。

板　蓝　根

本品为十字花科植物菘蓝 *Isatis indigotica* Fort. 的干燥根。味苦，寒，归心、胃经。具有清热解毒、凉血、利咽的功效，而以解毒、利咽、散结见长。菘蓝的根部含靛苷、β-谷甾醇、靛红、板蓝根结晶乙、板蓝根结晶丙、板蓝根结晶丁，又含植物性蛋白、树脂状物、糖类等。根中氨基酸有精氨酸、脯氨酸、谷氨酸、酪氨酸、γ-氨基丁酸、缬氨酸和亮氨酸，又含芥子苷，还含有抗革兰阳性和阴性细菌的抑菌物质及动力精。

【药理作用】

（1）抗炎、抗病毒作用　本品对多种革兰阳性菌、革兰阴性菌有抑制作用。板蓝根70%乙醇提取液对二甲苯致小鼠耳肿胀、角叉菜胶致大鼠足跖肿和大鼠棉球肉芽组织增生及乙酸致小鼠毛细血管通透性增加具有抑制作用。板蓝根对多种病毒尤其是流感病毒具有较好抗性，对 H1N1 病毒感染所导致的症状有明显缓解作用。

（2）提高免疫力　板蓝根凝集素可与细胞表面糖蛋白结合，促进小鼠胸腺发育和胸腺细胞增殖，间接地维持胸腺微环境，促进 T 淋巴细胞、胸腺上皮细胞分泌胸腺毒和细胞因子，提高机体的免疫力。

（3）本品所含靛玉红有显著的抗白血病作用　陈竺等科学工作者在美国科学院院刊发表

了《中药复方黄黛片对急性早幼粒细胞性白血病的分子机制》的文章，从分子生物学和生物化学的角度解析和阐明一个完全依据中医理论研发出来的中药复方，在细胞和分子水平明确的作用靶点和分子机制，特别是每种药物在分子水平作用与中医对每味药物在复方中的地位和作用的认识的一致性，这一研究受到了国际主流科学界的积极评价。

附注：板蓝根颗粒

板蓝根颗粒在临床上是治疗急性喉炎、上呼吸道感染以及急性肝炎的常用药物，对柯萨奇 B_3 病毒、乙型脑炎病毒、腮腺炎病毒、单纯疱疹病毒以及乙型肝炎均有抑制作用，是一种较为理想的抗病毒中药。

黄　连

黄连为毛茛科植物黄连 *Coptis chinensis* Franch.、三角叶黄连 *C. deltoidea* C. Y. Cheng et Hsiao 或云连 *C. teeta* Wall. 的干燥根茎。以上三种分别可称为“味连”“雅连”“云连”。黄连为我国常用中药之一，味苦，寒，归心、脾、胃、胆、大肠经。能泻火、解毒、清热、燥湿。根茎含多种异喹啉类生物碱，以小檗碱（黄连素）含量最高，为5%～8%，须根含小檗碱5%；另含黄连碱、甲基黄连碱、掌叶防己碱、非洲防己碱、吐根碱等多种生物碱，并含黄柏酮，黄柏内酯等。

【药理作用】

（1）抗微生物、抗原虫作用　黄连及小檗碱对金黄色葡萄球菌、溶血链球菌、肺炎球菌、霍乱弧菌、炭疽杆菌、痢疾杆菌等均有较强抗菌作用，对白喉、枯草、百日咳、布氏、结核等杆菌也有抑制作用，金黄色葡萄球菌、溶血链球菌和福氏痢疾杆菌对小檗碱易产生抗药性，但与青霉素、链霉素与金霉素之间无交叉抗药性。黄连煎剂及水浸液对堇色毛癣菌、絮状表皮癣菌、白念珠菌、星形奴卡菌等14种皮肤真菌有抑制作用。对体外及鼠体内阿米巴原虫、沙眼衣原体、滴虫均有抑制作用。

（2）降血糖作用　黄连煎剂和小檗碱灌服可降低正常小鼠血糖，可能是通过抑制糖原异生或促进糖原酵解所致。

（3）抗血小板聚集及溶栓作用　小檗碱对富含血小板凝块的收缩有非常显著的抑制作用。小檗碱抑制凝块收缩后，对尿激酶和链激酶引发的凝块溶解有明显的促进作用，有助于抢救心、脑动脉血栓患者。

（4）对心血管系统的作用　小檗碱静脉注射对犬心有较强的正性肌力作用，使心律减慢、舒张压下降、脉压增加、总外阻力下降、每搏输出量增加。小檗碱可提高小鼠耐缺氧的能力，使兔实验性心肌梗死范围和程度减少。

（5）对脑损伤的保护作用　小檗碱可明显抑制细胞内钙离子升高，可能是其治疗脑缺血性疾病的机制之一。

（6）抗肿瘤作用　小檗碱对小鼠肉瘤S180都有明显抑制作用，对鼻咽癌和宫颈癌、裸鼠移植瘤也有抑制作用。

附注：盐酸小檗碱

小檗碱存在于小檗科等4科、10属的许多植物中。工业生产主要用黄柏皮、小檗科植物三颗针、黄连，芸香科植物黄皮树或黄檗的干燥树皮提取。药理作用主要有以下几点。

（1）抗菌及抗微生物作用　盐酸小檗碱具有清热解毒抗感染的功效，属于广谱抗菌药，体外对多种革兰阳性及阴性菌均具有抑菌作用。其中对溶血性链球菌、脑膜炎球菌、霍乱弧菌、炭疽杆菌、枯草杆菌及金黄色葡萄球菌皆有较强的抑菌作用；对痢疾杆菌、白喉杆菌、绿色链球菌均有抑制作用；对肺炎杆菌等多种杆菌亦有效；对变形杆菌、大肠埃希菌、伤寒杆菌作用较弱；对宋氏痢疾杆菌、副伤寒杆菌、铜绿假单胞菌则几乎无作用。低浓度时抑菌，高浓度时杀菌。对流感病毒、阿米巴原虫、钩端螺旋体及某些皮肤真菌也有一定的抑制作用。痢疾杆菌、溶血性链球菌、金黄色葡萄球菌等极易对本品产生耐药性。盐酸小檗碱能使菌体表面的菌毛数量减少，使细菌不能附着在人体细胞上，而起治疗作用。主要用于胃肠炎症的防治，使胃炎、胃十二指肠溃疡减轻。

（2）对心血管系统的作用

① 对心脏。心肌缺血有保护作用和抗心律失常作用。

② 治疗心力衰竭和抗血栓形成。黄连素对心肌有正性肌力作用，使心排出量增加、左室舒张末压降低、心率减慢，对心率产生有益的影响。

③ 降血压。黄连素在体内能竞争性地阻滞血管平滑肌上的 α 受体，使外周血管舒张、阻力降低。它能对抗胆碱酯酶活性，使乙酰胆碱堆积，兴奋突触前膜 M 受体，抑制去甲肾上腺释放，扩张血管，从而使血压降低。

（3）降低血糖的作用　小檗碱为主要成分的中药制剂治疗 2 型糖尿病，可能与它能提高胰岛素敏感性有关。小檗碱不影响胰岛素的分泌与释放，也不影响肝细胞膜胰岛素受体的数目与亲和力。

（4）对消化系统的作用　利胆作用，能增加胆汁形成，使胆汁变稀，对慢性胆囊炎患者，口服有良好效果；抗溃疡作用；抗腹泻作用；对胃肠运动的影响，与肠内的产生吲哚、甲基吲哚等有害氨基物的酶相拮抗，抑制肠内的腐败发酵及离体肠道的蠕动作用。

（5）抗癌作用　盐酸小檗碱能使红细胞缩小成颗粒状，并抑制白细胞变形运动，减少中性及嗜酸性粒细胞，而增加淋巴细胞及单核细胞。

黄　芩

黄芩为唇形科植物黄芩 *Scutellaria baicalensis* Georgi 的干燥根。性寒、味苦，具有清热燥湿、泻火解毒、止血、安胎等功效，在临床上属常用中药。其有效成分是黄酮类化合物，主要有黄芩苷、黄芩素、汉黄芩素、汉黄芩苷、黄芩新素Ⅰ和黄芩新素Ⅱ等。近年大量研究表明，黄芩黄酮具有广泛的生物学效应。

【药理作用】

（1）抗炎、抗病毒作用　黄芩黄酮具有广泛的抗炎、抗病毒作用。口服或静脉注射黄芩苷、黄芩素、汉黄芩素后，对细菌脂多糖（LPS）等诱导的葡萄膜炎有抑制效果。对百日咳杆菌引起的神经细胞损害，可能是通过降低谷氨酸及过氧化氢而起到保护效果。

（2）抗氧化作用　黄芩素可预防氢过氧化物酶、超氧化物阴离子等氧自由基引起的成纤维细胞损伤；通过形成铁螯合物抑制大鼠脑皮层线粒体脂质过氧化。黄芩苷、黄芩素、汉黄芩素、汉黄芩苷 4 种黄酮成分，都能抑制不同体系诱导的线粒体氧化损伤，其中黄芩素效果最好。另外黄芩苷可拮抗儿茶酚胺类化合物，对心肌供氧不足及因心肌耗氧增加引起的心肌缺氧均有非常显著的改善作用。黄芩苷、黄芩素、汉黄芩素对黄嘌呤氧化酶具有很强的抑制效果，其中以黄芩素最强，汉黄芩素次之，黄芩苷最弱。

(3) 抗癌作用 黄芩苷、黄芩素和汉黄芩素对癌细胞增殖都有一定的抑制作用。黄芩苷和黄芩素有明显的抗血管生成的作用。汉黄芩素具有抗氧化活性和抑制肿瘤细胞生长的功效。

金 银 花

金银花为忍冬科多年生半常绿缠绕性木质藤本植物忍冬 *Lonicera japonica* Thund. 的花蕾。味甘，寒，归肺、胃、大肠经。本品甘寒清热解毒，芳香疏散风热，长于内清外散，最适于热毒疮痈及外感温热，且不论邪在卫分、气分、营分、血分均可应用。中成药银翘片即以金银花为主要药物。金银花的化学成分为有机酸类、黄酮类、三萜皂苷类和挥发油等。有机酸类绿原酸类化合物，包括绿原酸和异绿原酸、挥发油等。

【药理作用】

(1) 抗炎、抗病原微生物作用 本品具有广谱抗菌作用，对金黄色葡萄球菌、痢疾杆菌等致病菌有较强的抑制作用；对钩端螺旋体、流感病毒及致病霉菌等多种病原微生物亦有抑制作用。过去认为绿原酸和异绿原酸是金银花的主要抗菌成分，但另有报道，金银花经加热炮制后，其绿原酸含量有所下降，相反对痢疾杆菌、变形杆菌的抑制作用还有所加强，说明绿原酸并非金银花唯一抗菌成分。

(2) 保肝利胆作用 金银花的水溶性部分三萜皂苷、忍冬总皂苷对小鼠肝损伤有明显的保护作用。

(3) 抗氧化作用 金银花水提取物体外对 H_2O_2 有直接的消除作用，绿原酸粗提物和粗黄酮对油脂的过氧化反应均有一定的抑制作用。

(4) 抗肿瘤作用 金银花有提高免疫功能的作用，煎剂能增加白细胞、炎性细胞的吞噬能力。

附注：维 C 银翘片

金银花药用历史悠久，为常用的清热解毒药。临床报道多用于内外科炎症，如治疗肺结核并发道感染、肺炎、急性细菌性痢疾、婴幼儿腹泻、子宫颈糜烂、眼科急性炎症、外科化脓性疾患以及荨麻疹等。银花具有祛暑、清热、解毒、消肿、杀菌、消炎、收敛等多种功能。目前在制剂方面的开发，有复方银菊感冒片、银柴合剂、金银花冲剂、金银花注射剂等，广泛用于治疗流行性感冒、上呼吸道感染或急性咽炎、急性扁桃体炎等。

维 C 银翘片由金银花、连翘、荆芥、淡豆豉、牛蒡子、桔梗、薄荷油、芦根、淡竹叶、维生素 C、马来酸氯苯那敏、对乙酰氨基酚、甘草组成。辛凉解表，用于流行性感冒引起的发热、头痛、咳嗽、口干、咽喉痛等。药理实验证实本品具有抗病毒、抗菌、解热、镇静、镇痛、祛痰、止咳、解毒、利尿等作用，是居家必备的感冒良药。

第三节 活血化瘀药

凡以通畅血行、消除瘀血为主要作用的药物，称活血化瘀药或活血祛瘀药。活血化瘀药味多辛，温，主归肝、心经，入血分。善于走散通行，通过活血化瘀作用产生止痛、调经、破血消癥、疗伤消肿、活血消痈等作用。按药物作用特点不同，可分为养血活血药（如丹参、当归、赤芍等)、活血祛瘀药（如川芎、红花、蒲黄等)、祛瘀止痛药（如乳香、没药、延胡索等)、破血散结药（如三棱、莪术、桃仁等)。活血化瘀药的药理可归纳如下。

(1) 改善血流动力学　活血化瘀药一般都有扩张外周血管、增加器官血流量的作用。多数活血化瘀药能不同程度地增加股动脉血流量和降低血管阻力。活血化瘀药治疗冠心病具有良好疗效，许多活血化瘀药有增加冠脉血流量、改善心肌供血供氧作用，如川芎、丹参、红花、益母草、当归、赤芍、延胡索等；由活血化瘀药为主组成的复方丹参具有类似作用。

(2) 改善血液流变学、抗血栓形成　活血化瘀药及其复方一般均能改善血瘀患者血液的浓、黏、凝、聚状态，其中以养血活血和活血祛瘀类作用更为明显。益母草、赤芍、当归、三棱、莪术等具有明显的抗血栓形成作用，可通过降低血小板的表面活性，抑制血小板聚集发挥作用。改善微循环主要表现在改善微血流，使流动缓慢的血流加速；微改善血管形态，解除微血管痉挛，使循环内红细胞淤滞和汇集减轻、微血管瘀血减少或消失，微血管轮廓清晰，形态趋向正常；毛细血管通透性降低，微血管周围渗血减少或消失。

(3) 止痛　乳香、没药、延胡索等有较强的镇痛作用。其缓解疼痛不一定都通过镇痛，而是通过改善器官供血消除缺血器官的疼痛。

(4) 抗炎　活血化瘀是中西医结合治疗急腹症的常用治法之一，对各种炎症的早期及不同类型的炎症浸润均有明显疗效。根据活血化瘀药治疗实验性炎症的结果推测，其抗炎作用的原理可能是由于它降低了炎症区毛细血管的通透性，减少了炎性渗出；同时由于局部组织的血液循环改善，促进了炎性渗出物的吸收所致。

(5) 其他　具有活血调经功能的活血化瘀药，具有加强子宫收缩的作用，如益母草、红花、蒲黄等。

丹　参

丹参为唇形科植物丹参 *Salvia miltiorrhiza* Bge. 的干燥根及根茎。味苦，性微寒，归心、肝经。具有祛瘀止痛、活血通经、清心除烦的功效。主要化学成分为脂溶性成分和水溶性成分。脂溶性成分包括丹参酮Ⅰ、丹参酮$Ⅱ_A$、丹参酮$Ⅱ_B$、丹参酮Ⅲ、隐丹参酮、羟基丹参酮、丹参酸甲酯、紫丹参甲素、紫丹参乙素、丹参新酮、丹参醇Ⅰ、丹参醇Ⅱ、丹参醇Ⅲ、丹参酚、丹参醛等；水溶性成分主要含有丹参素、丹参酸甲、丹参酸乙、丹参酸丙、原儿茶酸、原儿茶醛等。

【药理作用】

(1) 对心脏的保护作用　减轻急性心肌梗死造成的心脏循环障碍，促使冠状动脉间桥式或侧枝血管开放，使梗死区内毛细血管损伤减轻。

(2) 保肝作用　丹参的主要水溶性成分丹参酸乙对原代培养大鼠肝细胞采用体外四氯化碳熏蒸直接造成的肝细胞损伤，具有明显的保护作用。这可能与该成分直接保护细胞膜，影响花生四烯酸级联过程及抗氧化作用有关。

(3) 对脑组织的保护作用　丹参可改善重型颅脑损伤患者的血液流变学指标、减轻脑水肿。其机制可能与其促进纤维蛋白原溶解，使聚集的红细胞解聚、降低红细胞比容水平等药理作用有关。同时，丹参通过拮抗 Ca^{2+}、Na^{+} 聚集而发挥其对脑水肿和继发性脑损害的治疗作用。

(4) 对骨和脊髓的作用　丹参对骨折的愈合有一定的促进作用。能改善脊髓微循环，提高脊髓组织耐缺氧能力，抑制胶原细胞浸润。

（5）对血液黏度的改善作用　丹参具有缓解心绞痛及临床症状，改善血黏度的作用。

（6）抗肿瘤作用　丹参酮色素类对肿瘤细胞系的增殖有抑制作用。丹参酮A对早幼粒细胞白血病细胞的诱导分化作用，可能是通过其对细胞增殖、分化相关基因表达的调控而实现的。

（7）对皮肤的保护作用　丹参乙醇提取物均对蘑菇酪氨酸酶活性和黑色素生成量呈激活和上调作用，表明丹参可提高白癜风疗效。丹参酮对痤疮丙酸杆菌高度敏感，且是一种缓和的雌激素样物质，起着抗雄激素的作用，还具有类似氢化可的松的抗炎作用。

附注：复方丹参滴丸

复方丹参滴丸是在现代高科技条件下提取丹参、三七的有效成分，再加入适量冰片而制成的新型纯中药滴丸剂，是中医的传统理论与现代药学新技术相结合的结晶，具有剂量小、服用方便、溶出速度快、起效迅速、可直接经黏膜吸收入血、生物利用度高、疗效高及无胃肠刺激、作用靶点多等优点。长期以来用于冠心病、心绞痛等心血管疾病的治疗。以丹参为主药的复方丹参滴丸，对心脑血管疾病的起效速度与硝酸甘油相当，具有扩张周围血管及冠状动脉、缓解心绞痛的作用。主要药理作用表现为：增加冠脉血流量、增加心肌耐缺氧、保护缺血心肌、抗血小板聚集、防止血栓形成、抑制动脉粥样斑块形成及内膜增生、改善微循环、降低全血黏度及血栓指数等。

川　芎

川芎为伞形科植物川芎 *Ligusticum chuanxiong* Hort. 的干燥根茎。味辛，温，入肝、胆、心包经。具有行气开郁、祛风燥湿的功效。本品辛散温通，既能活血又能行气，为血中之气药，凡气滞血瘀诸痛，本品均为常用。此外，本品兼有祛风止痛之功，为治头痛之要药。主要化学成分有川芎嗪、阿魏酸、川芎酚、川芎内酯、藁本内酯、维生素A、维生素E、甾醇等。

【药理作用】

（1）对心肌细胞的作用　川芎嗪、香兰素、大黄酚均可作用于心肌细胞膜受体，其中川芎嗪有可能作用于α受体，香兰素有可能作用于β_1受体。

（2）对心肌缺血的改善作用　川芎嗪能明显改善心肌缺血，可提高缺血心肌线粒体Ca^{2+}-ATP酶、Ca^{2+}，Mg^{2+}-ATP酶的活力，稳定线粒体Ca^{2+}含量，还可促进缺血心肌组织中抗凋亡基因表达BCL-2蛋白，而保护线粒体的结构和功能，并进而保护细胞的作用。

（3）对血管的作用　川芎嗪有明显抑制血管收缩作用，有类似“Ca^{2+}通道阻断剂”的作用；对大鼠胸主动脉平滑肌电压依赖性Cl^-通道也有明显的抑制作用。其抑制Cl^-通道，阻止Cl^-外流，使细胞内电位变负，降低细胞的兴奋性，参与舒张血管平滑肌。

（4）改善脑缺血　川芎嗪能改善微循环、增加脑皮质血流量、促进神经功能恢复，还可以通过调节凋亡基因和促凋亡基因的表达，发挥对缺血、缺氧性脑损伤的保护作用。川芎苯酞及川芎素也能改善局部缺血性脑损伤。

（5）对血液流变状态的影响　川芎嗪对血小板体内外聚集均有明显的抑制作用，使全血高切比黏度下降，低切比黏度、血浆比黏度、红细胞聚集指数、红细胞比容明显下降，增加红细胞变形指数，对血液流变性具有良好的改善作用。

(6) 对哮喘的作用　川芎嗪能抑制哮喘介质诱导的蛋白激酶活化及淋巴细胞的活化，还可以明显抑制哮喘大鼠气道壁Ⅲ型胶原的合成，使网状基底膜层增厚、减轻，气道壁内外径比值较哮喘组增大，抑制气道重建初期纤维化。

(7) 对缺氧性呼吸抑制的改善　川芎嗪可以使缺氧后脑干多处的一氧化氮合酶(NOS)表达显著增加，明显抑制缺氧后脑干神经核团表达Fos蛋白，并可能通过这两个途径对抗缺氧引起的呼吸抑制作用，保护脑干神经元，使缺氧后出现呼吸抑制的时间明显推迟。

(8) 对中枢神经系统的作用　川芎有明显的镇静作用。川芎挥发油少量时，对动物大脑的活动具有抑制作用，而对延脑呼吸中枢、血管运动中枢及脊髓反射中枢具有兴奋作用。

附注：盐酸川芎嗪注射液

盐酸川芎嗪注射液主要成分为盐酸川芎嗪，其化学名称为2,3,5,6-四甲基吡嗪盐酸盐。有抗血小板聚集、扩张小动脉、改善微循环活血化瘀的作用，并对已聚集的血小板有解聚作用。用于闭塞性脑血管疾病（如脑供血不全、脑血栓形成、脑栓塞等）及其他缺血性血管疾病（如冠心病、脉管炎等）。

桃　仁

桃仁为蔷薇科植物桃 *Prunus persica*（L.）Batsch 或山桃 *Prunus davidiana*（Carr.）Franch. 的干燥成熟种子。味苦、甘，平，归心、肝、大肠经。能活血行瘀、润燥滑肠。主要成分有：苦杏仁苷、苦杏仁酶、尿囊素酶、乳糖酶、维生素 B_1、挥发油、脂肪油。油中主要含油酸甘油酯和少量亚油酸甘油酯。苦杏仁酶包括苦杏仁苷酶及樱叶酶。桃仁中的苦杏仁苷和杏仁中的苦杏仁苷一样，经酶或酸水解后产生氢氰酸、苯甲醛和葡萄糖。

【药理作用】

(1) 对循环系统的作用　桃仁提取液能增加兔脑血流量、降低脑血管阻力，使小鼠耳血管扩张发红，此作用可能与其活血作用有关。桃仁有一定的抗凝作用，能提高血小板中cAMP的水平，抑制血液凝固。

(2) 抗炎作用　对炎症初期有较强的抗渗出作用。实验证明，苦杏仁苷口服效果最强，腹腔注射次之，静脉注射几乎无活性。

(3) 抗过敏作用　桃仁乙醇提取物口服能抑制小鼠含有过敏性抗体的抗血清所引起的被动皮肤过敏反应的色素渗出量。

(4) 抗肿瘤作用　苦杏仁苷的水解产物氢氰酸和苯甲醛对癌细胞有协同破坏作用。苦杏仁苷能帮助体内胰蛋白酶消化癌细胞的透明样黏蛋白被膜，使白细胞能够接近癌细胞，以致吞噬癌细胞。其水解产物氢氰酸及苯甲醛的进一步代谢产物，分别对改善患者的贫血及缓和肿瘤患者的疼痛亦有一定的作用。

(5) 镇咳作用　苦杏仁苷水解后生成的氢氰酸和苯甲醛对呼吸中枢有镇静作用。氢氰酸经吸收后，能抑制细胞色素氧化酶，低浓度时能减少组织耗氧量。由于抑制颈动脉体和主动脉体的氧化代谢而反射性地使呼吸加深，使痰易于咳出。

(6) 改善便秘　桃仁含45%的脂肪油，能提高肠道的润滑性而使大便易于排出。

水　蛭

水蛭为环节动物门水蛭科动物蚂蟥 *Whitmania pigra* Whitman、水蛭 *Hirudo nipponica* Whitman 或柳叶蚂蟥 *Whitmania acranulata* Whitman 等的干燥全体。味咸苦，平、微寒，有毒。能破血、逐瘀、通经。新鲜水蛭唾液中含有一种抗凝血物质名“水蛭素”，还含有肝素、抗血栓素及组胺样物质。

水蛭素不仅能阻止纤维蛋白原凝固，也能阻止凝血酶催化的进一步血瘀反应。如凝血因子Ⅴ、Ⅶ、Ⅷ的活化及凝血酶诱导的血小板反应等，均能被水蛭素抑制，且随着水蛭浓度的增加，血凝过程会被推迟或完全阻止。水蛭素对由凝血酶诱导的其他细胞的非凝血现象也有作用。重组水蛭素针剂可用于弥散性血管内凝血、手术后血栓形成、体外循环、血管成形术、深静脉血栓形成等的抗血栓治疗。

第四节　补　虚　药

凡能补益气、血、阴、阳，以治疗虚证为主的药物，称为补虚药，亦称补养药或补益药。补虚药分为补气药、养血药、滋阴药、补阳药等，即补气、补阳、补血、补阴药四类。此类药物主要是补益正气、增强体质、提高机体抗病能力。补气药（益气药）主要是补益脾气、肺气和心气，用于气虚证；补血药（养血药）能补心肝血虚、用于血虚证；补阴药（滋阴药）能养阴、滋液、润燥，用于肺、肝、肾、脾、胃阴虚证；补阳药（助阳药）能补助肾阳，用于肾阳虚证。补虚药的药理作用可归纳如下。

（1）对免疫功能的影响　补虚药对非特异性免疫功能及特异性免疫功能或体液免疫功能均有增强作用，这是补虚药扶正培本药理作用的基础之一。

① 影响非特异性免疫功能。主要表现在：升高外周白细胞；改善环磷酰胺所致白细胞减少，增加网状内皮系统的吞噬功能，可增加病毒性诱生干扰素的能力，促进白细胞的干扰素诱生能力，抑制细胞 RNA 代谢。

② 影响特异性免疫功能、促进细胞免疫功能。中药补气方四君子汤、补血方四物汤、补阳方参附汤和补阴方六味地黄丸对细胞免疫和抗体形成功能均有促进作用。参附汤的醇提物对淋巴细胞转化有促进作用；参麦液对细胞免疫有调整作用。

③ 增强体液免疫的功能。人参能改善机体免疫状况，提高 γ-球蛋白、IgM 含量。黄芪多糖对体液免疫功能有促进作用；党参、白术、茯苓（即“四君子汤”减去甘草）能使血清 IgG 含量显著上升；枸杞子、女贞子等亦有增强体液免疫作用。

（2）对机体适应性的影响　补虚药能提高机体的适应性，增强机体对各种有害刺激的非特异性抵抗能力，使紊乱的功能恢复正常。

（3）对内分泌系统的影响　人参可通过下丘脑和（或）垂体分泌促肾上腺皮质激素（ACTH），从而增加肾上腺皮质的环腺苷酸（cAMP），通过 cAMP 刺激皮质类固醇激素在肾上腺内的合成与分泌；刺五加对大鼠肾上腺皮质系统也有兴奋作用，对性腺功能有促进作用；党参能明显升高小鼠血浆皮质酮水平；人参还能兴奋垂体分泌促性腺激素，加速大鼠的性成熟过程，或使成熟雌性大鼠的动情期延长；淫羊藿、冬虫夏草等有雄性激素样作用；补骨脂干粉有极弱的雌激素样作用。

（4）对代谢的影响　人参对糖代谢和脂质代谢均有调节作用，其蛋白合成促进因子能促进蛋白质、DNA、RNA 的生物合成，增加白蛋白及 γ-球蛋白含量；刺五加能调节血糖、促进核酸及蛋白质合成和胆固醇在肝脏中的生物合成；黄芪能增强细胞的生理代谢作用，促进血清和肝脏蛋白质的更新。对蛋白质代谢的促进作用可能是“扶正”药物药理作用的另一个重要部分。

（5）对心血管系统的作用　主要是增强心肌收缩力、扩张血管和降压作用；亦有抗心肌缺血及抗心律失常作用。人参、生脉散、参附汤、黄芪、灵芝、芍药、鹿茸、补骨脂等均有强心作用；人参、党参、黄芪、当归、芍药、鹿茸、淫羊藿、补骨脂、麦冬等能扩张冠状血管或外周血管，使血流量增加；人参制剂对刺激兔下丘脑合并心肌缺血引起的以频发性室性期前收缩为主的室性心律失常有明显抑制作用，并能改善心肌缺血性心电变化及减轻心肌缺血的损伤；黄芪对各种麻醉动物均能使血压下降，同时后肢血管阻力亦下降，并能显著降低冠状血管、脑血管、肠血管阻力。

（6）强壮作用　人参能提高机体的脑力和体力劳动能力，有减轻疲劳的作用，提高思维活动和体力劳动效率；鹿茸能提高机体的工作能力，改善睡眠和食欲，降低肌肉疲劳。

（7）对造血系统的影响　骨髓造血功能减退，表现为红细胞及（或）白细胞减少、贫血，如白细胞减少症等疾病。

总之，补虚药中各类药物作用的共同之处是通过提高机体免疫能力，提高机体抵抗和祛除病邪的能力，并能调节和促进核酸、糖类、蛋白质、脂质等物质代谢和能量代谢；对内分泌系统的影响及改善机体对内外环境的适应能力；增强机体解毒功能和改善造血系统功能，提高机体工作能力。

人　参

人参为五加科植物人参 *Panax ginseng* C. A. Mey. 的干燥根和根茎。味甘、微苦，平，归肺、脾、心经。能大补元气、补脾益肺、生津、安神益智。化学成分：根含总皂苷约 4%～5%，是 14 种皂苷的混合物，挥发油约含 0.12%。油中成分有 β-榄香烯、人参炔醇及多炔环氧物人参醇等。此外尚含多种低分子肽氨基酸、单糖、双糖、三聚糖、有机酸、B 族维生素、维生素 C、β-谷甾醇及其葡萄糖苷等。

【药理作用】

（1）对中枢神经系统的作用　人参对神经系统有兴奋作用也有抑制作用，尤以兴奋作用更为明显。人参皂苷 Rg 类有兴奋作用，Rb 类有抑制作用。人参有益智作用，Rg_1 与学习过程有关，而 Rb_1 与记忆和安定作用有关。人参皂苷能明显降低小鼠由戊四氮引起的惊厥率及士的宁引起的死亡率。

（2）对心血管系统的作用

① 强心作用。人参治疗剂量可加强多种动物心脏的收缩力，减慢心率。在心功能不全时，强心作用更明显。

② 抗心肌缺血。口服人参总皂苷对异丙肾上腺素造成的大鼠心肌缺血的心电图及血清酶学均有明显的改善作用，其作用与心得安相类似。

③ 对血管、血压的影响。人参对整体动物的冠状动脉、脑血管、椎动脉、肺动脉均有

扩张作用，可改善这些器官的血循环。

（3）对血液和造血系统的影响　人参皂苷能防止血液凝固、促进纤维蛋白溶解、降低红细胞的聚集性、增加血液的流动性、改善组织灌注。人参提取物能促进骨髓的造血功能。

（4）对内分泌系统的作用

① 对下丘脑-垂体-肾上腺皮质轴的作用。适量人参对下丘脑-垂体-肾上腺皮质轴表现兴奋。

② 对下丘脑-垂体-性腺轴的作用。人参皂苷 Rg_1 与 Rb_1 可使垂体前叶的促性腺激素释放增加，增加家兔的甲状腺功能。

（5）对代谢的作用

① 对糖代谢的影响。人参对注射肾上腺素和高渗葡萄糖引起的高血糖有降糖作用，也可升高注射胰岛素而降低的血糖，表明其对糖代谢有双向调节作用。

② 对蛋白质及核酸代谢的作用。人参中的蛋白质合成促进因子及总皂苷均能促进蛋白质、DNA、RNA 的生物合成，RNA 集合酶活性及白蛋白、γ-球蛋白含量。

③ 对脂质代谢的作用。人参对高脂血症患者血清低密度脂蛋白和脂肪肝有改善作用，并能促进胆固醇的排泄，防止高胆固醇血症和动脉粥样硬化的形成。

（6）对免疫系统的作用　皂苷和多糖可全面增强机体的免疫功能。

（7）增强机体的抗应激能力　人参能加强机体适应性，增强机体对物理、化学和生物学等各种有害刺激与损伤的非特异性抵抗力，使紊乱的功能恢复正常，即具有“适应原样作用”。

（8）抗休克作用　人参皂苷可明显延长过敏性休克和烫伤性休克动物的生存时间，使失血性急性循环衰竭动物心脏收缩力频率明显增加。

（9）延缓衰老作用　人参皂苷可明显延长动物寿命和细胞寿命，抑制老年动物脑干中单胺氧化酶 B（MAO-B）的活性，清除体内致衰老的自由基，保护生物膜。

（10）抗肿瘤作用　人参提取物、人参皂苷和人参多糖均有抗实验性肿瘤的作用。

甘　草

本品为豆科植物甘草 *Glycyrrhiza uralensis* Fisch.、胀果甘草 *Glycyrrhiza inflata* Bat. 或光果甘草 *Glycyrrhiza glabra* L. 干燥根及根茎。味甘，平，归心、肺、脾、胃经。甘草以甘为用，能入十二经，具有补中益气、泻火解毒、润肺祛痰、缓和药性、缓急定痛等多种功能，炙补生泻、应用颇广，故有“国老”之称。主要成分甘草甜素为甘草酸的钾、钙盐。甘草酸（Glycyrrhizic Acid，GA）是最重要的甘草甜素类化合物，含甘草苷、甘草苷元、异甘草苷、异甘草元、新甘草苷、新异甘草苷等。

【药理作用】

（1）肾上腺皮质激素样作用　甘草酸可用于人体抗衰老、抗炎、降压、增强肌体免疫力、提高生理功能、抑制癌细胞生长等。

（2）抗肿瘤作用　在甘草酸体内、外抗肿瘤药理模型的研究中，甘草酸对不同肿瘤细胞株均显示了较强的细胞毒作用，通过致细胞变异及诱导细胞凋亡、提高机体免疫力等机制，抑制肿瘤细胞增殖，发挥细胞毒性作用。

（3）抗病毒作用　甘草酸为甘草中抗病毒的主要有效成分，抗病毒作用显著，可明显减轻肝细胞脂肪变及坏死，减轻肝细胞间质炎性反应，抑制肝细胞纤维增生以及促进肝细胞再生等，且副作用少。酚性成分（包括黄酮类成分）能加强人体免疫缺陷病毒（HIV）对ATL-IK（来源于成人T细胞性白血病患者的细胞株）的拮抗作用。其中两种新甘草查尔酮低浓度时显示出对HIV增殖的抑制作用。

（4）免疫调节作用　甘草酸具有非特异性免疫调节作用，主要是增强细胞免疫作用，可增强Mψ吞噬功能，消除抑制性Mψ的抑制活性，还可选择性地增强辅助性T淋巴细胞的增殖能力和活性。

（5）抗氧化作用　甘草总黄酮抗氧化作用良好，维生素C、柠檬酸、酒石酸对甘草总黄酮的抗氧化作用均有协同增效作用。

黄　芪

黄芪为豆科植物蒙古黄芪 *Astragalus membranaceus*（Fisch.）Bge. var. *mongholicus*（Bge.）Hsiao或膜荚黄芪 *Astragalus membranaceus*（Fisch.）Bge. 的干燥根。味甘，性微温，归脾、肺经。能补气升阳、固表止汗、托疮生肌、利水退肿。主要化学成分有苷类、多糖、葡萄糖醛酸、黏液质、氨基酸、苦味素、胆碱、甜菜碱、叶酸，又分出2’,4’-二羟基-5,6-二甲氧基异黄烷和熊竹素。内蒙古产黄芪脂质的皂化产物中分出亚油酸、亚麻酸；非皂化部分中有β-谷甾醇。此外，朝鲜产黄芪曾分离出似皂苷的结晶。

【药理作用】

（1）增强肌体免疫功能的作用　黄芪水煎剂有增强网状内皮系统吞噬功能的作用。黄芪对病毒无明显的灭活作用，但对病毒引起的细胞病变有一定的抑制作用，且能增加病毒诱生干扰素的能力。黄芪及黄芪多糖能使动物脾内浆细胞增生，促进抗体合成，对体液免疫功能有促进作用。黄芪皂苷甲能显著促进β细胞增殖分化和浆细胞抗体合成，但对T细胞未见明显影响，用药后巨噬细胞超微结构和吞噬功能有不同程度地改变和增强。黄芪的“补气”、“扶正”作用与增强和调节机体免疫功能、提高机体抗病能力、维持机体内环境平衡密切相关。

（2）利尿作用　黄芪的利尿作用持续时间较长，给大鼠皮下注射黄芪水煎液，利尿作用可持续7天。

（3）抗炎作用　黄芪皂苷甲给大鼠灌胃或静脉注射，均能对抗组胺和5-HT引起的大鼠毛细血管通透性增加；灌胃能显著对抗角叉菜胶引起的大鼠后趾肿胀。

（4）调节细胞凋亡　黄芪不但具有减缓氢化可的松致小鼠胸腺细胞增殖的作用，而且还有部分抑制细胞凋亡的作用。

（5）增强机体代谢　黄芪水煎液可促进血清和肝脏蛋白质的更新，有保护小鼠肝脏防止肝糖原减少的作用，使兔血清总蛋白和蛋白含量增加。

（6）抗菌及抑制病毒作用　黄芪对痢疾杆菌、肺炎球菌、溶血性链球菌A、溶血性链球菌B、溶血性链球菌c，及金黄色、柠檬色、白色葡萄球菌等均有抑制作用。

（7）激素样作用　黄芪有类似激素样作用，可延长小鼠的动情期，对小鼠发育有良好的影响。

（8）保肝作用　黄芪能防止肝糖原减少，对小白鼠四氯化碳性肝炎有保护作用。

附注：黄芪注射液

黄芪注射液是从黄芪中提取的有效成分精制而成。有效成分主要为：①皂苷类，约有

50种，其中含量较多的是黄芪皂苷Ⅳ；②多糖类，黄芪多糖经水解有5种多糖，这些多糖成为黄芪的重要免疫活性物质；③微量元素，黄芪中含有大量微量元素，如Fe、Mn、Zn、Se等，据报道这几种微量元素的失调可能引起心肌梗死、动脉硬化、类风湿关节炎、癌症和贫血等疾病；④黄酮类、氨基酸类及其他类成分。黄芪注射液具有广泛的药理作用，能清除氧自由基、扩张冠状动脉、改善心功能、降低蛋白尿、减轻肾损害、保护肾功能、降低血液黏度、改善血流变学等。

白　术

本品为菊科植物白术 *Atractylodes macrocephala* Koidz. 的干燥根茎。味苦、甘，温，归脾、胃经。能健脾益气、燥湿利水、止汗安胎。本品含薯蓣皂苷元、黏液质、胆碱、淀粉、糖蛋白、游离氨基酸、维生素C、淀粉酶等。

【药理作用】

（1）对消化系统的作用　调整胃肠运动功能，促进肠胃运动。大剂量白术水煎能促进小鼠的胃肠运动，通过胆碱能受体介导，有明显促进胃排空及小肠推进的功能。

（2）抑制子宫平滑肌　白术醇提取物与石油醚提取物对未孕小鼠离体子宫的自发性收缩及对催产素、益母草引起的子宫兴奋性收缩均呈显著抑制作用，推测白术安胎成分可能为脂溶性的，提示白术对子宫平滑肌有直接作用。

（3）免疫调节作用　白术能提高免疫抑制动物脾细胞体外培育存活率，能延长淋巴细胞寿命。

（4）延缓衰老作用　白术煎剂可提高小鼠全血谷胱甘肽过氧化物酶（GSH-Px）活力，降低红细胞中丙二醛含量，并有一定的延缓衰老作用。

（5）保肝作用　小鼠灌胃白术水煎液可防治四氯化碳所致的肝损伤、减轻肝糖原减少以及肝细胞变性坏死，促进肝细胞增长，使升高的谷丙转氨酶（GPT）下降。

（6）增强造血功能　白术有促进小鼠红细胞造血的作用。

党　参

党参为桔梗科植物党参 *Codonopsis pilosula*（Franch.）Nannf.、素花党参 *Codonopsis pilosula* Nannf. var. *modesta*（Nannf.）L. T. Shen 或川党参 *Codonopsis tangshen* Oliv. 的干燥根。味甘，平，归脾、肺经。能补中益气、健脾益肺。党参根含皂苷、微量生物碱、蔗糖、葡萄糖、菊糖、淀粉、黏液及树脂等；川党参根含挥发油、黄芩素葡萄糖苷、微量生物碱、多糖、菊糖、皂苷。

【药理作用】

（1）对消化系统的影响　调整胃肠运动功能，能纠正病理状态的胃肠运动功能紊乱。抗溃疡作用，党参水煎醇沉液对应激型、幽门结扎型、消炎痛或阿司匹林所致的实验性胃溃疡均有预防和治疗作用。党参抗溃疡的机制可能有：①抑制胃酸分泌，降低胃液酸度；②促进胃黏液的分泌，增强胃黏液-碳酸氢盐屏障；③增加对胃黏膜有保护作用的内源性前列腺素含量。

（2）增强机体免疫作用　党参多糖可增强小鼠腹腔巨噬细胞吞噬鸡红细胞的能力。

（3）增强造血功能　党参有影响脾脏促进红细胞生成的作用，可使红细胞数和血红蛋白含量明显上升，对网织红细胞数和淋巴细胞数无明显影响。

（4）抗应激作用　党参可提高机体对有害刺激的抵抗能力。党参多糖可延长小鼠游泳时间、增强耐高温能力、增强去肾上腺小鼠耐缺氧能力。党参水煎液有抗低温作用。党参灌胃给药对 γ 射线照射小鼠有保护作用，能提高其存活率。党参的抗应激作用机制主要与兴奋垂体-肾上腺皮质轴的功能有关。

（5）对心血管系统的影响　强心、抗休克。党参有增强心肌收缩力、增加心输出量、抗休克的作用。

（6）改善血液流变学　党参液可明显降低全血比黏度和血浆比动度、抑制体内外血栓形成，并降低高脂血症家兔血清的低密度脂蛋白、甘油三酯和胆固醇的含量。党参水提醇沉液可降低大鼠全血黏度；醚提液能提高大鼠纤维蛋白溶解酶活性，显著降低血小板聚集率和血浆血栓素 TXB_2 水平；总皂苷可显著降低 TXB_2 含量而不影响前列环素 PGI_2 的合成；而生物碱作用与其总皂苷作用相反，不利于党参益气活血作用的发挥。

熟　地　黄

本品为玄参科植物地黄 *Rehmannia glutinosa* Libosch. 的新鲜或干燥块根。秋季采挖，除去芦头、须根及泥沙，鲜用；或将地黄缓缓烘焙至约八成干。前者习称“鲜地黄”，后者习称“生地黄”，加黄酒拌蒸至内外色黑、油润，或直接蒸至黑润而成“熟地黄”。

熟地黄味甘，微温，归心、肝、肾经。熟地黄具有补血滋阴的功效。本品含梓醇、二氢梓醇、单密力特苷、乙酰梓醇、桃叶珊瑚苷、密力特苷、地黄苷、去羟栀子苷、筋骨草苷、辛酸、苯甲酸、苯乙酸、葡萄糖、蔗糖、果糖及铁、锌、锰、铬等20多种微量元素和 β-谷甾醇等。鲜地黄含20多种氨基酸，其中精氨酸含量最高；干地黄中含有15种氨基酸，其中丙氨酸含量最高。

【药理作用】

（1）抗衰老的作用　熟地黄可增强 GSH-Px 的活性和降低血清中过氧化脂质（LPO）的含量。

（2）补血作用　熟地黄对失血性小鼠有明显的作用，对造血干细胞亦有一定的增殖、分化作用，其补血作用与骨髓造血系统亦有密切相关的作用。

何　首　乌

本品为蓼科植物何首乌 *Polygonum multiflorum* Thunb. 的干燥块根。味苦、甘、涩，温，归肝、心、肾经。何首乌具有补肝肾、益精血、乌须发、生发、强筋骨之功效。含蒽醌衍生物约1.1%，主要为大黄酚、大黄素，其次为大黄酸、大黄素甲醚、大黄酚蒽酮等。尚含有卵磷脂及2,3,5,4'-四羟基芪-2-O-β-D-葡萄糖苷，铁及锌含量较高。

【药理作用】

（1）促进造血功能　小鼠皮下注射首乌液可使粒系祖细胞产率明显升高，骨髓造血干细胞明显增加，还可显著提高小鼠粒细胞-单核细胞集落生成单位（CFU-GM）产生率，并使骨髓红系祖细胞值明显升高。

（2）增强免疫作用　何首乌对强的松龙和环磷酰胺引起的老年小鼠脾、胸腺抑制性改变有明显对抗作用，使脾巨噬细胞的吞噬率和吞噬指数明显提高。

（3）降血脂与抗动脉粥样硬化 蒽醌类、二苯烯化合物以及卵磷脂有延缓动脉粥样硬化作用。

（4）保肝作用 何首乌所含的二苯烯化合物对过氧化玉米油所致大鼠脂肪肝和肝功能损害、肝脏过氧化脂质升高、血清谷丙转氨酶及谷草转氨酶升高等均有明显抑制作用。

（5）对内分泌的影响 何首乌水煎浓缩液长期给小鼠灌胃，可使小鼠肾上腺重量明显增加。何首乌还有类似肾上腺皮质功能的作用，可增强其应激能力。

（6）润肠通便 生何首乌润肠通便作用强，其有效成分大黄酚可促进动物肠管运动。

当 归

本品为伞形科植物当归 *Angelica sinensis*（Oliv.）Diels 的干燥根。味甘、辛，温，归肝、心、脾经。能补血活血、调经止痛、润肠通便。当归含有挥发油，油中主要成分为藁本内酯、正丁烯酞内酯、当归酮、香荆芥酚等。

【药理作用】

（1）对心血管系统的作用 增加心脏血液供应，降低心肌耗氧量，保护心肌细胞；扩张血管，降低血管阻力，改善器官血流量。

（2）对血液系统的影响 当归有效成分阿魏酸可抗血小板聚集、抑制血小板 5-HT 释放、对抗 TXA_2 样物质的生物活性，阻抑动静脉旁路形成时间长，血栓重量及长度减少，凝血酶原时间延长。当归多糖是当归中促进造血的有效成分之一，能刺激造血多能干细胞（CFU-S）、造血祖细胞增殖分化。当归多糖可能通过诱导造血微环境的成纤维细胞分泌某些造血生长因子，从而促进造血细胞增殖分化，这或许是当归补血的生物学机制之一。当归多糖及其硫酸酯抗凝血作用的同时，发现其具有双向性调节作用，能升高低切全血黏度，增强红细胞的聚集性，促进血小板的聚集。

（3）对免疫功能的影响 当归注射液能明显提高小鼠巨噬细胞吞噬功能，激活淋巴产生抗体和促进溶菌酶的产生。

（4）对子宫平滑肌的作用 当归挥发油对多种动物未孕、早孕、晚孕及产后离体子宫均有直接抑制作用，使节律性收缩逐渐变小。

白 芍

本品为毛茛科植物芍药 *Paeonia lactiflora* Pall. 的干燥根。味苦、酸，微寒，归肝、脾经。能平肝止痛、养血调经、敛阴止汗。白芍根含量较多的是芍药苷，它是松油二环烷的仿生物，其酯键水解后产生苯甲酸。白芍含有大量苯甲酸（1.1%），即因生芍药加工而得。其根还含有牡丹酚，另外根中含有挥发油、脂肪油、树脂、鞣质、糖类、淀粉黏液质、蛋白质、β-谷甾醇和三萜类。芍药花中含黄芪苷、山柰酚-3,7-二葡萄糖苷、多量没食子鞣质、除虫菊素、13-甲基十四烷酸、β-谷甾醇、二十五烷烃等。

【药理作用】

（1）镇痛、镇静、抗惊厥作用 白芍总苷（TGP）能抑制小鼠扭体反应，延长大、小鼠舔爪及小鼠嘶叫潜伏期，对吗啡、可乐定抑制小鼠扭体反应有协同作用。TGP 可延长大鼠正常慢波睡眠持续时间，纠正咖啡因诱导的大鼠睡眠障碍，抑制小鼠活动和激怒反应。对小鼠最大电休克发作有明显的对抗作用，并可明显拮抗士的宁引起的大、小鼠惊厥。

（2）对免疫系统的作用　白芍可拮抗环磷酰胺对小鼠外周血管醋酸酯酶阳性淋巴细胞的抑制作用，能明显增强小鼠网状内皮系统及腹腔 M_{φ} 吞噬功能。

（3）对平滑肌的作用　芍药苷对豚鼠、兔、大鼠胃、肠管及大鼠子宫平滑肌均表现抑制，并能拮抗催产素引起的子宫收缩。

（4）抗菌、抗炎作用　对常见致病菌均有不同程度的抑制作用，酊剂能抑制铜绿假单胞菌；能明显降低小鼠毛细血管通透性，减少炎性渗出。

（5）保肝作用　白芍提取物对 D-半乳糖胺、CCl_4 所致大鼠肝损伤有明显的保护作用；对血清 GPT 升高有明显的对抗作用；对黄曲霉素 B_1 所致的大鼠急性肝损伤、血清乳酸脱氢酶及其同工酶活性升高有预防或逆转作用。

鹿　茸

本品为脊索动物门哺乳纲鹿科动物马鹿 *Cervus elaphus* Linnaeus 或梅花鹿 *Cervus nippon* Temminck 的雄鹿未骨化密生茸毛的幼角。味咸，温，归肝、肾经。能温肾阳、强筋骨、行血消肿。从鹿茸的脂溶性成分中可分离出雌二醇、胆固醇等，其中雌二醇及其在体内的代谢产物雌酮为鹿茸雌激素样作用的主要成分。鹿茸中的氨基酸，以甘氨酸含量最丰富，还含有中性糖、葡萄糖胺；鹿茸灰分中含有钙、磷、镁等；水浸出物中含多量胶质。

【药理作用】

（1）性激素样作用　鹿茸的浸液具有明显的雌激素样作用，能增加血浆睾酮浓度，又能使促黄体生成素浓度增加。鹿茸还能使阳虚和脊髓损伤小鼠的睾丸、包皮腺、前列腺及精囊的重量增加，而且对脊髓损伤小鼠的睾丸、包皮腺、前列腺、精囊、肝脏 DNA 合成低下有纠正作用。

（2）对心血管系统的作用　不同剂量的鹿茸精对心血管系统显示出不同的作用。大剂量使用导致血压降低、心振幅变小、心率减慢，并使外周血管扩张；中等剂量会引起离体心肌活动显著增强、心收缩幅度变大，并使一心率加快、心输出量增加。鹿茸特别对已衰弱、疲劳的心脏强心作用显著；对节律不齐的离体心脏可使其恢复，并使心脏收缩加强、加速。

（3）对创伤的修复作用　鹿茸对长期不易愈合和一时新生不良的溃疡和创口，能增强再生过程并促进骨折愈合，影响氮素和糖类代谢。

（4）对神经系统的影响　鹿茸有镇静、镇痛的作用；能增强副交感神经末梢的紧张性，促进恢复神经系统和改善神经、肌肉系统之功能，同时对交感神经亦有兴奋作用；对精神紧张症、神经衰弱或感受性强的人，有镇静和强壮神经系统的作用。

（5）强壮作用　鹿茸精具有较强的抗疲劳作用，能增强耐寒能力、加速创伤愈合和刺激肾上腺皮质功能。

（6）对血液的影响　可使血液中血红蛋白增加，对于大量出血者和感染症末期的患者，特别是对于老龄患者的治疗有效。

冬虫夏草

冬虫夏草为麦角菌科真菌冬虫夏草 *Cordyceps sinensis*（BerK.）Sacc. 寄生在鳞翅目、

蝙蝠娥科昆虫蝙蝠蛾 *Hepialus armoricanus* Oberthür. 幼虫上的子座（子实体）及幼虫尸体的干燥复合体。味甘，平，归肺、肾经。能补肺益肾、止血化痰，用于久咳虚喘、劳嗽咯血、阳痿遗精、腰膝酸痛。研究表明，冬虫夏草含有核苷类、甾醇类、氨基酸、肽类、甘露醇、糖类、有机酸、无机元素、维生素类、蛋白质及多胺类等化学成分。

【药理作用】

（1）性激素样作用　冬虫夏草可使大鼠血浆睾酮含量增加，体重、包皮腺、精囊、前列腺的重量增加，有促进精子生成作用。雌性大鼠灌服冬虫夏草可增加受孕率，表明冬虫夏草能调节母体内雌激素水平，改善子宫内膜的功能。

（2）调节机体免疫功能　冬虫夏草、虫草菌浸液可明显增加小鼠脾脏重量，并拮抗强的松龙或环磷酰胺引起的小鼠脾脏重量减轻。冬虫夏草对体液免疫和细胞免疫有增强和抑制的双向作用。

（3）平喘作用　冬虫夏草和虫草菌丝的水提液可明显扩张支气管，并增强肾上腺素的扩张支气管作用。较大剂量腹腔注射时，能增加小鼠气管酚红分泌量；较小剂量对酰胆碱引起的豚鼠哮喘有保护作用，并与氨茶碱有协同作用。

（4）肝脏和肾脏保护作用　冬虫夏草可抑制肝内储脂细胞的增殖和转化，减轻狄氏间隙胶原纤维沉积，有效防止四氯化碳诱导的大鼠肝纤维化，减少肝内胶原总量及Ⅰ型、Ⅲ型胶原在肝内沉积；可延迟尿蛋白的出现，降低血清尿素氮和肌酐含量，增加肌酐清除率。冬虫夏草保护肾功能的作用主要是通过下列环节实现：稳定肾小管上皮细胞溶酶体膜，防止溶酶体的破裂；促进肾小管内皮细胞生长因子的合成释放，使肾小管组织破坏减少而恢复加快；降低乳酸脱氢酶活性，保护细胞膜 Na^{+}，K^{+}-ATP 酶功能，维持正常肾功能。

（5）增强造血功能　冬虫夏草水煮醇提液能提高造血功能，使其外周血及脾脏淋巴细胞增殖，促进造血细胞增殖。

（6）延缓衰老　冬虫夏草具有抗氧自由基的作用，可抑制邻苯三酚自氧化产生超氧化阴离子体系，显著降低心肌及肝脏匀浆脂质过氧化物的含量。

（7）降糖作用　提取物对正常小鼠、由四氧嘧啶或链脲菌素诱发的糖尿病小鼠，均有显著的降血糖作用。

（8）抗肿瘤作用　冬虫夏草对小鼠淋巴瘤有显著抑制作用，对小鼠 Lewis 肺癌的原发灶和自发性肺转移均有显著的抑制作用。虫草多糖能抑制小鼠肉瘤 S180 的生长，增加外周血淋巴细胞酸性非特异酯酶阳性细胞百分率，增强迟发性变态反应及巨噬细胞吞噬活性。

淫　羊　藿

淫羊藿为小檗碱科植物箭叶淫羊藿 *Epimedium sagittatum*（Sied. et Zucc.）Maxim.、淫羊藿 *Epimedium brevicornum* Maxim.、柔毛淫羊藿 *Epimedium pubescens* Maxim. 或朝鲜淫羊藿 *Epimedium koreanum* Nakai 的干燥叶。味辛、甘，性温，归肝、肾经。能补肾阳、强筋骨、祛风湿。

本品含淫羊藿苷、金丝桃苷、木脂素、木兰碱、小檗碱、皂苷、苦味质、鞣质。根及根茎含去甲基淫羊藿苷及木兰碱。

【药理作用】

（1）对心脑血管系统的作用　淫羊藿总黄酮（TFE）可选择性阻断离体及整体动物心肌

β_1 受体，对气管 β_2 受体和血管平滑肌 α 受体无阻断作用，临床上可用来治疗冠心病、心绞痛等疾病。

(2) 对血液系统的作用　淫羊藿总黄酮全身给药后，可明显抑制家兔体外血栓形成，降低红细胞聚集性及血液黏度；对血小板凝聚作用、血小板黏附性、出血和凝血时间等均无影响。淫羊藿总黄酮苷能促进小鼠巨噬细胞的纤溶作用，提高纤溶酶原激活剂活性。

(3) 对免疫系统的作用　淫羊藿总黄酮对人体 T 细胞免疫和 B 细胞免疫均有明显的增强作用，显著增强正常单核巨噬细胞吞噬功能，提高血清溶血素的抗体生成水平，对迟发型超敏反应无明显影响。淫羊藿多糖可促进胸腺成熟细胞向外周释放，对小鼠淋巴细胞具有丝裂原样作用，可促进 T 细胞、B 细胞增殖。

(4) 抗肿瘤作用　提取物能诱导人急性早幼粒白血病细胞沿粒系方向分化，具有典型的细胞凋亡形态学和生化特征，且具有时间和剂量依赖性；抑制肿瘤细胞端粒酶活性；能逆转转化生长因子 β_2（TGF-β_2）的免疫抑制作用；抑制肿瘤细胞的转移；增加肿瘤细胞的抗原性。

(5) 对骨骼系统的作用　淫羊藿对成骨细胞有增殖作用。

(6) 对生殖和内分泌系统的作用　能使小鼠附睾及精囊腺增重，小鼠血浆睾酮含量增加。

(7) 抗炎作用　淫羊藿对巴豆油所致小鼠耳肿胀、乙酸所致小鼠腹腔毛细血管通透性增加、角叉菜胶所致小鼠足肿胀及巴豆油所致肉芽组织增生有显著的抑制作用。

(8) 对内分泌系统的影响　淫羊藿多糖可增加老年大鼠的体质，明显提高老年大鼠下丘脑和皮质 β-脑啡肽含量和 IL-2、NK 细胞的活性。

杜　仲

杜仲为杜仲科植物杜仲 Eucommia ulmoides Oliv. 的干燥树皮。味甘，温，归肝、肾经。可补肝肾、强筋骨、安胎。树皮含杜仲胶 6%～10%，根皮含 10%～12%，此外还含糖苷、生物碱、果胶、脂肪、树脂、有机酸、酮糖、维生素 C、醛糖、绿原酸。

【药理作用】

(1) 对心血管系统的作用　杜仲煎剂对家兔离体心脏有明显加强作用，对血管有扩张作用，且浓度越高作用越明显；杜仲水溶液、醇溶液、醚溶液及其糖类、生物碱、桃叶珊瑚苷、绿原酸给家兔静脉注射，均有不同程度的降压作用。杜仲降压的强度与动物原血压高度有密切关系，原血压较高时，给药后降压程度亦较大。

(2) 抗炎作用　杜仲煎剂对蛋清性脚肿有抑制作用；能减少外周血液中嗜酸性粒细胞，但对肾上腺摘除大鼠效果不明显，提示杜仲的作用有赖于肾上腺的存在。

(3) 对免疫功能的作用　杜仲煎剂对氢化可的松所致小鼠巨噬细胞吞噬红细胞功能明显增加；皮下注射从杜仲环烯醚萜苷类和木脂素类的水溶性提取物，能提高小鼠血中碳粒廓清率、增强网状内皮系统的吞噬功能。

(4) 对子宫的作用　杜仲水煎剂对肾上腺素引起的家兔子宫兴奋收缩、杜仲皮的醇提液对脑垂体后叶素引起的家兔子宫兴奋收缩均有明显的拮抗作用。

(5) 利尿作用　杜仲制剂对麻醉犬有利尿作用，可能与其含钾量较多有关。

(6) 抗病原微生物作用　杜仲煎剂对金黄色葡萄球菌、福氏痢疾杆菌、大肠埃希菌、铜绿假单胞菌、炭疽杆菌、肺炎杆菌、白喉杆菌、肺炎球菌、乙型溶血性链球菌等均有不同程度的抑制作用。

第五节　止　血　药

凡能促进血液凝固而使出血停止的药物，称为止血药。常用的中药止血药有白及、血余炭、仙鹤草、三七、侧柏叶、艾叶、地榆、槐花、大蓟、小蓟、白茅根、紫珠草、茜草等；复方有胶艾汤、十灰散、四生丸、止血生肌散、云南白药、三七伤药片等。具有收敛、凝固、清营、凉血等作用，用以治疗咯血、衄血、便血、尿血及崩漏等出血症，并用于创伤性出血。止血受许多因素的影响，如血管的粗细、血压的高低、血液黏稠度及血液凝固的各种因素等，但最重要的是血液凝固过程的各种因素。引起出血的原因很多，如血热妄行，应与清热凉血药同用；阳虚不能温经，应与温阳益气药合用；阴虚阳亢，宜与养阴潜阳药合用；气虚不能摄血，当与补气药合用；瘀滞出血，宜祛瘀止血，以祛瘀止血药配伍活血药与行气药。它主要通过增强体内凝血因素或抑制抗凝血因素促使凝血，以达到止血目的。其止血的药理作用如下。

（1）使局部血管收缩而止血　如三七、紫珠草、小蓟。

（2）作用于凝血过程，缩短凝血时间　可增加血小板数及促凝，如仙鹤草、紫珠草；可增强血小板第Ⅲ因子活性，缩短凝血活酶生成时间，如白芨；可增加血液中凝血酶，如三七、蒲黄；可纠正肝素引起的凝血障碍，如茜草；可抗肝素的效能。

（3）改善血管壁功能，增强毛细血管对损伤的抵抗力，降低血管通透性　如槐花、白茅花。

（4）抑制纤维蛋白溶酶（纤溶酶）的活性　如白及、大蓟、小蓟、地榆、艾叶、仙鹤草。

止血药中的三七、茜草、蒲黄等既有促进血凝的一面，也有促使血块溶解作用，这说明其功能兼具止血与活血祛瘀功能，有利于止血而不留瘀。

三　七

本品为五加科植物三七 *Panax notoginseng*（Burk.）F. H. Chen 的干燥根和根茎。味甘、微苦，温，归肝、胃经。三七有“止血神药”之称，散瘀血，止血而不留瘀，对出血兼有瘀滞者更为适宜，可消肿定痛。含多种皂苷，总量 9.75％～14.90％，且与人参所含皂苷相似，主要为达玛脂烷系皂苷。含人参皂苷 Rb_1、人参皂苷 Rd、人参皂苷 Re、人参皂苷 Rg_1、人参皂苷 Rg_2、人参皂苷 Rh_1、20-O-葡萄糖人参皂苷 Rf、三七皂苷 R_1、三七皂苷 R_2、三七皂苷 R_3、三七皂苷 R_4。水提取液尚含一种具止血活性的三七素。绒根中含人参皂苷 Rg_1、人参皂苷 Rb_1、人参皂苷 Rh_1、三七皂苷 B_1、槲皮素、三七黄酮 B、β-谷甾醇、β-谷甾醇-D-葡萄糖苷、蔗糖。

【药理作用】

（1）止血作用　三七具有较强的止血作用，不同动物、不同给药途径、不同制剂均显示明显的止血作用。三七注射液静脉注射家兔，可缩短凝血时间、凝血酶原时间和凝血酶时间，同时增加血小板数，提高血小板的黏附性。

(2) 抗血栓作用　有效成分三七皂苷。人参三醇苷 Rg_1、三七总皂苷（PNS）具有活血散瘀作用，能抗血小板聚集、抗血栓形成。体内、外实验均能显著抑制胶原诱导的血小板聚集。大鼠静脉给药能抑制实验性血栓的形成。在凝血酶诱发的大鼠弥散性血管内凝血（DIC）模型，静脉注射 Rg_1 能显著抑制血小板的减少和纤维蛋白降解产物（FDP）的增加，表明具有抗 DIC、减少凝血因子消耗的作用。高黏血症和（或）高脂血症的患者服用生三七粉可显著降低血浆纤维蛋白原的含量。三七抑制凝血酶可诱导纤维蛋白原至纤维蛋白的转化，并能激活尿激酶，促进纤维蛋白的溶解。

(3) 促造血作用　经 60Co-γ 射线照射小鼠，三七总皂苷腹腔注射对造血干细胞的增殖具有明显的促进作用，使脾结节中，粒、红二系细胞有丝分裂活跃，脾脏重量增加。对环磷酰胺引起的小鼠白细胞减少有促进恢复作用。在大鼠急性失血性贫血中，三七注射液可显著促进红细胞、网织红细胞、血红蛋白的恢复。三七具有补血作用。

(4) 对心血管系统的作用　三七对犬、猫、家兔、自发性高血压大鼠等多种动物具有降血压作用，尤以降低舒张压作用明显。三七总皂苷具有抗心肌缺血作用，机制为扩张冠脉、促进实验性心肌梗死区侧支循环的形成、增加冠脉血流量、改善心肌血氧供应；抑制心肌收缩力，减慢心率，降低外周血管阻力，降低心肌耗氧量；抗脂质过氧化，提高超氧化物歧化酶（SOD）活力，减少丙二醛（MDA）的生成；提高耐缺氧能力，明显延长小鼠在常压缺氧条件下的存活时间。三七总皂苷静脉注射有抗脑缺血作用，可明显扩张麻醉小鼠软脑膜微血管，加快血流速度，增加局部血流量；具有抗心律失常作用，三七总皂苷对哇巴因、毒毛花苷 K 所致的犬心律失常，可显著提高窦性心律恢复率、缩短恢复窦性心律所需的时间、延长窦性心律持续的时间；对乌头碱诱发的大鼠心律失常，能显著延长出现心律失常的潜伏期，缩短心律失常持续的时间。

(5) 抗炎　抗炎的主要有效成分为皂苷，以人参二醇皂苷为主。三七总皂苷对组胺、乙酸、二甲苯、5-羟色胺、缓激肽等引起的毛细血管通透性升高具有明显的抑制作用。对蛋清、甲醛、右旋糖酐、5-羟色胺、角叉莱胶引起的大鼠足跖肿胀，巴豆油和二甲苯所致的小鼠耳肿胀均有显著的抑制作用。对大鼠棉球肉芽肿的形成也有明显的抑制作用。

(6) 抗肿瘤　人参皂苷 Rh_1 对离体肝癌细胞有抑制作用；人参皂苷 Rh 可抑制小鼠黑色素瘤 B16 的生长。

(7) 镇痛作用　三七为治疗跌打损伤的常用药，镇痛有效成分为人参二醇皂苷，对小鼠扭体法、热板法等多种疼痛模型有镇痛作用。

(8) 抗衰老作用　三七总皂苷可延长果蝇平均寿命、提高飞翔能力、降低头部脂褐素含量，可显著提高血清、脑组织 SOD 活性，减少心、肝、脑组织中 MDA 的生成。

(9) 对代谢的影响　三七对糖代谢有双向调节作用。三七皂苷能降低四氧嘧啶糖尿病小鼠血糖，作用呈量效关系，并能拮抗胰高血糖素的升血糖作用，而三七总皂苷则有协同胰高血糖素的升血糖作用。

附注：云南白药

云南白药是我国传统的治疗出血及瘀血肿痛性疾病的良药，由三七、重楼、冰片、麝香、白及等中药组成。三七和白及具有很好的止血凉血、化瘀止痛等功能，冰片和麝香可活血通络、开窍清热止痛，由以上药味组成的云南白药具有缩短凝血时间、凉血止血、止痛等功效。

药理作用主要表现在：①止血作用，能明显促进大鼠和家兔的血小板聚集，增强血小板的活化百分率及血小板表面糖蛋白的表达，缩短大鼠和家兔的血凝时间，对家兔动脉血管条有明显的收缩作用；②活血化瘀作用，能抑制大鼠静脉血栓形成，缓解高分子右旋糖酐造成大鼠微循环障碍，降低大鼠全血黏度，改善血液的血流状态，加快小鼠耳郭微循环血流速度；③抗炎作用，对佐剂、角叉莱胶、异性蛋白、化学致炎剂及棉球肉芽肿等致炎因子造成的动物炎症模型均有明显的对抗作用；④促进愈创，可显著促进机体碱性成纤维细胞生长因子和血管内皮生长因子的表达，从而使血管生长加快，有利于伤口的愈合。

云南白药主要用于跌打损伤、瘀血肿痛、吐血、咯血、便血、痔血、崩漏下血、溃疡病出血、疮疡肿毒及软组织挫伤、闭合性骨折以及皮肤感染性疾病等。

第六节　利水渗湿药

凡能通利水道、渗泄水湿，以治疗水湿内停病证为主要作用的药物，称利水渗湿药。本类药物味多甘淡，主归膀胱、小肠经，作用趋向偏于下行，具有利水消肿、利尿通淋、利湿退黄等功效。利水渗湿药主要用于小便不利、水肿、泄泻、痰饮、淋证、黄疸、湿疮、带下、湿温等水湿所致的各种病症。根据药物作用特点及临床应用不同，利水渗湿药分为利水消肿药、利尿通淋药和利湿退黄药三类。药理研究证明，利水渗湿药大多具有不同程度的利尿、抗病原体、利胆、保肝、降压、抗肿瘤等作用，部分药物还有降血糖、降血脂及调节免疫功能的作用。

茯　苓

茯苓为多孔菌科真菌茯苓 *Poria cocos*（Schw.）Wolf 的干燥菌核。味甘、淡，平，归心、脾、肾经。能利水消肿、渗湿、健脾、宁心。本品含 β-茯苓聚糖，占干重约 93%，另含茯苓酸、蛋白质、脂肪、卵磷脂、胆碱、组氨酸、麦角甾醇等。

【药理作用】

（1）利尿作用　茯苓具明显的利尿作用。用茯苓灰分与醇浸液对照，结果后者显示利尿效果，而前者则无作用，说明其利尿不是由于钾盐，而是钾盐以外的其他成分的作用。用切除肾上腺的大白鼠实验，注射去氧皮质酮合并应用 30%茯苓煎剂比单用去氧皮质酮者尿量增多，尿钠、尿钾排除量亦增加，从而认为茯苓不具有抗去氧皮质酮作用，而与影响肾小管对钠离子的重吸收有关。

（2）镇静作用　茯苓煎剂小鼠腹腔注射，能明显降低其自发活动，并能对抗咖啡因所致小鼠的过度兴奋；对戊巴比妥钠的麻醉作用有明显的协同作用。茯苓可增强硫喷妥钠对小鼠中枢抑制作用，麻醉时间显著延长.

（3）对心血管系统的作用　在土拨鼠、蟾蜍和食用蛙离体心脏的灌流实验中，茯苓的水提取物、乙醇提取物、乙醚提取物均能使心肌收缩力加强、心率增快。

第七节　理　气　药

凡以疏理气机为主要作用，治疗气滞或气逆证的药物，称为理气药，又名行气药。理气药性味多辛苦、温而芳香。其味辛能行，味苦能泄，芳香能走窜，性温能通行，故有疏理气机即行气、降气、解郁、散结的作用。并可通过畅达气机、消除气滞而达到止痛之效。因本类药物主归脾、胃、肝、肺经，以其性能不同而分别具有理气健脾、疏肝解郁、理气宽胸、行气止痛、破气散结等功效。

理气药主要用于：脾胃气滞所致脘腹胀痛、嗳气吞酸、恶心呕吐、腹泻或便秘等；肝气郁滞所致胁肋胀痛、抑郁不乐、疝气疼痛、乳房胀痛、月经不调等；肺气壅滞所致胸闷胸痛、咳嗽气喘等。药理学研究证明，多数理气药具有抑制或兴奋胃肠平滑肌作用，或促进消化液的分泌，或利胆等作用；部分理气药具有舒张支气管平滑肌、中枢抑制、调节子宫平滑肌、兴奋心肌、增加冠状动脉血流量、升压或降压、抗菌等作用。本类药物现代多用于治疗胃炎、肠炎、消化道溃疡、多种肝病、胆结石、胆囊炎以及慢性支气管炎等。

枳　　壳

枳壳为芸香科植物酸橙 *Citrus aurantium* L. 及其栽培变种的干燥未成熟果实。味苦、辛、酸、微寒，归脾、胃经。能理气宽中、行滞消胀。枳壳含挥发油及黄酮类成分。油中主要为右旋柠檬烯（约90%）、柠檬醛、右旋芳樟醇和邻氨基苯甲酸酯等。黄酮类成分主要包括橙皮苷、新橙皮苷、川陈皮素、喹诺啉、那可汀，去甲肾上腺素、5-羟色胺、辛弗林等。

【药理作用】

（1）对气管平滑肌的作用　辛弗林有较强的扩张气管和支气管的作用。麻醉猫静脉注射可完全对抗组胺所引起的支气管收缩，对豚鼠离体气管亦有同样的作用。

（2）抗血球凝集作用　大鼠服用枳壳中成分川陈皮素，有抑制血小板的凝集作用，对大鼠有明显的抗血栓形成作用。

（3）对子宫的作用　枳壳煎剂对未孕及已孕的兔离体子宫、在位子宫和未孕兔的子宫瘘均有明显的兴奋作用，能使子宫收缩节律增加，但对小鼠离体子宫不论已孕或未孕部分均起抑制作用。

陈　　皮

陈皮为芸香科植物橘 *Citrus reticulata* Blanco 及其栽培变种成熟果实的干燥成熟果皮。味苦、辛，温，归肺、脾经。能理气健脾、燥湿化痰。含挥发油2%～4%，油中主要成分为右旋柠檬烯（占80%以上）及柠檬醛等。黄酮类化合物有橙皮苷、橘皮素、新橙皮苷、川陈皮素、二氢川陈皮素等。

【药理作用】

（1）对消化系统的作用　陈皮所含挥发油对胃肠道有温和的刺激作用，可促进消化液的分泌、排除肠管内积气，显示了芳香健胃和祛风下气的效果。

（2）对心血管系统的作用　陈皮煎剂、醇提物等能兴奋心肌，但剂量过大时反而出现抑制。另外，它还可使血管产生轻度的收缩，迅速升高血压。陈皮中的果胶对高脂血症引起的动脉硬化也有一定的预防作用。

（3）对呼吸系统的作用　陈皮所含的挥发油有刺激性被动祛痰的作用，使痰液易咯出。陈皮煎剂对支气管有微弱的扩张作用，其醇提物平喘效果较好。

(4) 对泌尿系统的作用 陈皮煎剂可使肾血管收缩，尿量减少。

(5) 抗炎作用 陈皮煎剂与维生素 C、维生素 K 并用，能增强抗炎作用。

第八节 温 里 药

凡以温里祛寒、治疗里寒证为主的药物，称温里药，又名祛寒药。本类药物均味辛而性温热。辛能散、行，温能通，善走脏腑而能温里祛寒、温经止痛，故可用治里寒证，尤以里寒实证为主。个别药物尚能助阳、回阳，用以治疗虚寒证、亡阳证。

本类药物因其主要归经的不同而有多种效用。主入脾胃经者，能温中散寒止痛，可用治外寒入侵、直中脾胃或脾胃虚寒证，症见脘腹冷痛、呕吐泄泻、舌淡苔白等；主入肺经者，能温肺化饮，用治肺寒痰饮证，症见痰鸣咳喘、痰白清稀、舌淡苔白滑等；主入肝经者，能暖肝散寒止痛，用治寒侵肝经的少腹痛、寒疝腹痛或厥阴头痛等；主入肾经者，能温肾助阳，用治肾阳不足证，症见阳痿宫冷、腰膝冷痛、夜尿频多、滑精遗尿等；主入心肾两经者，能温阳通脉，用治心肾阳虚证，症见心悸怔忡、畏寒肢冷、小便不利、肢体浮肿等；或回阳救逆，用治亡阳厥逆证，症见畏寒倦卧、汗出神疲、四肢厥逆、脉微欲绝等。

【药理作用】

(1) 对心血管系统的作用 温里药具有“回阳救逆”和“温心阳”的功效，用于心阳衰微及亡阳证。实验证明，附子、乌头、干姜、肉桂、细辛等对心血管系统均有明显作用。

① 强心反抗心律失常。附子及乌头煎剂对各种动物的离体心脏和在位心脏均有强心作用。可使收缩力加强、心率加速、冠脉血流量和心肌耗氧量增加，亦能增加培养的心肌细胞搏动频率及振幅，提高家兔实验性窦房结病的心率，恢复窦性心律，使大部分动物的 ST-T 波的改变恢复正常，并能对抗小鼠实验性缓慢型心律失常。姜的乙醇提取液对心脏有直接兴奋作用。

② 抗休克。熟附片可引起麻醉猫下肢血管扩张，冠脉流量增加。附子及芪附、参附注射液能显著提高小鼠对缺氧的耐受力，对抗垂体后叶素所致的大鼠急性心肌缺血和心律失常，并能缩小和减轻麻醉犬急性心肌缺血性损伤的范围和程度。

(2) 健胃作用 姜的芳香和辛辣成分能直接刺激胃黏膜，引起局部血液循环改善、胃液分泌增加、胃蠕动增加，有助于提高食欲和促进消化吸收作用，增强人体唾液淀粉酶的作用；姜煎剂灌注分离小胃的犬，使小胃胃液分泌增加，并刺激游离盐酸分泌，增强脂肪酶的作用。丁香、高良姜、草豆蔻对胃液分泌亦有影响，当犬主胃灌注丁香浸出液后，小胃的胃酸排出量和胃蛋白酶活力均显著提高。高良姜浸出液能提高胃酸排出量；草豆蔻能明显提高胃蛋白酶的活力。家兔经消化道给予姜油酮可使肠道松弛、蠕动减弱。姜、肉桂、吴茱萸、丁香、胡椒等对胃肠道有缓和刺激作用，能增强胃肠张力和蠕动，有利于胃肠积气的排出。

(3) 镇吐作用 姜有止吐降逆作用，其浸膏能抑制犬由于硫酸铜引起的呕吐；丁香亦有镇吐作用。

(4) 镇痛作用 附子、姜、肉桂、吴茱萸、细辛等均有不同程度的镇痛作用。乌头碱类生物碱及乌头煎剂均具有镇痛作用，能提高小鼠热板法及电刺激法的痛阈；肉桂中的桂皮醛对小鼠的压尾刺激或乙酸扭体法试验，表现有明显镇痛作用，还有镇静、解热作用；吴茱萸碱、异吴茱萸碱及细辛挥发油经兔齿髓电刺激法证明有镇痛作用。

附　子

本品为毛茛科植物乌头 *Aconitum carmichaelii* Debx. 的子根的加工品。味辛、甘，大热，有毒，归心、肾、脾经。能回阳救逆、补火助阳、逐风寒湿邪。本品含乌头碱，主要包括中乌头碱、次乌头碱、新乌头碱、异飞燕草碱、乌胺及尿嘧啶等。

【药理作用】

(1) 强心作用　附子能增强心肌收缩力、加快心率、增加心输出量、增加心肌耗氧量。附子提取的去甲乌药碱（DMC）是附子强心的主要成分；氯化甲基多巴胺、去甲猪毛菜碱也有强心作用。去甲乌药碱对离体和在体心脏、正常和衰竭心脏，均具有明显的强心作用。

(2) 对血管和血压的影响　附子注射液或去甲乌药碱静脉注射有明显的扩张血管作用，均可使冠状动脉血流量、脑血流量及股动脉血流量明显增加，血管阻力降低，此作用可被心得安所阻滞。附子对血压的影响既有升压又有降压作用，与其所含成分有关。

(3) 抗休克　心肾阳衰证所见的四肢厥冷、脉微欲绝，与现代医学的休克相似。附子回阳救逆之功效主要是以强心抗休克作用为基础。附子及其复方制剂（如参附汤、四逆汤）对失血性休克、内毒素性体克、心源性休克及肠系膜上动脉夹闭性休克等，均能提高平均动脉压、延长其存活时间及存活百分率；对内毒素休克能明显改善每搏输出量、心输出量和心脏指数；对缺氧性、血栓闭塞性休克等，亦有明显保护作用。抗休克的有效成分除与其强心的有效成分去甲乌药碱相关外，去甲猪毛菜碱对β受体和α受体均有兴奋作用，能兴奋心脏、加快心率、收缩血管、升高血压；氯化甲基多巴胺为α受体激动剂，亦有强心升压作用。

(4) 抗心律失常　附子有显著的抗缓慢型心律失常作用。去甲乌药碱对异搏定所致的小鼠缓慢型心律失常有明显防治作用，能改善房室传导、加快心率、恢复窦性心律。

(5) 抗寒冷、提高耐缺氧能力　附子冷浸液和水煎液均能抑制寒冷引起的鸡和大鼠的体温下降，延长生存时间，减少死亡数。此作用与附子强心、扩张血管、增加血流量等作用有关。50％附子注射液腹腔注射，能显著提高小鼠对常压缺氧的耐受能力，延长小鼠在缺氧条件下的存活时间。提示其对心、脑有保护作用。

(6) 抗炎、镇痛　附子煎剂对急性炎症模型有明显抑制作用；对巴豆油所致小鼠耳部炎症、对甲醛、蛋清、组胺、角叉菜等所致大鼠足跖肿胀均有显著抑制作用。乌头碱类生物碱也有抗炎作用。附子的抗炎作用可能是通过多途径实现的。附子可使动物肾上腺中的维生素C和胆固醇含量减少、尿中17-羟类固醇增加、血中嗜酸性粒细胞降低、碱性磷酸酶和肝糖原增加。

第九节　平肝息风药

凡以平肝潜阳或息风止痉为主，治疗肝阳上亢或肝风内动病证的药物，称平肝息风药。本类药物皆入肝经，多为介类、昆虫等动物药物及矿石类药物，具有平肝潜阳、息风止痉之主要功效。部分平肝息风药物以其质重、性寒沉降之性，兼有镇惊安神、清肝明目、降逆、凉血等作用。某些息风止痉药物兼有祛风通络之功。平肝息风药主要用治肝阳上亢、肝风内动的病证。部分药物又可用治心神不宁、目赤肿痛、呕吐、呃逆、喘息、血热出血以及风中经络之口眼歪斜、痹痛等证。平肝息风药可分为以平肝阳为主要作用的平抑肝阳药和以息肝风、止痉抽为主要作用的息风止痉药两类。药理证明，平肝息风药多具有降压、镇静、抗惊厥作用，能抑制实验性癫痫的发生，可使实验动物自主活动减少；部分药物还有解热、镇痛作用。

天　麻

本品为兰科植物天麻 *Gastrodia elata* Bl. 的干燥块茎。天麻含有天麻素（天麻苷）、天麻苷元（对羟基苯甲醇）、香草醇（香荚兰醇）、香草醛、琥珀酸、天麻多糖以及 Fe、Cu、Zn 等多种微量元素。其中天麻素含量较高，是天麻所含主要成分。现已人工合成了天麻素、乙酰天麻素、香草醛。天麻味甘，性平，归肝经。

【药理作用】

（1）镇静作用　天麻水煎剂、天麻素及其苷元、香草醇等能减少小鼠自发活动，显著延长巴比妥钠或环己巴比妥钠引起的小鼠睡眠时间，能对抗咖啡因引起的中枢兴奋作用。天麻多糖可增强氯丙嗪的作用，并可对抗苯丙胺所致的小鼠活动亢进。天麻苷元与脑内抑制性递质 γ-氨基丁酸有相似的结构，推测天麻素可能在体内先分解成天麻苷元，后者与脑内苯二氮䓬受体结合而发挥镇静、安神作用。天麻的镇静、安神作用还可能与其降低脑内多巴胺（DA）、去甲肾上腺素（NA）含量有关。

（2）抗惊厥作用　天麻注射液、天麻素及其苷元、香草醇等能显著拮抗戊四氮所致惊厥，延长惊厥潜伏期，降低死亡率或提高半数惊厥量；天麻多糖可抗戊四氮或士的宁所致惊厥；天麻醇提物皮下注射可抑制豚鼠实验性癫痫发作，有效时间持续较长。

（3）保护脑神经作用　天麻素能降低小鼠在低压缺氧时的死亡率，天麻素能明显降低新生大鼠大脑皮层神经细胞谷氨酸（兴奋性氨基酸）的作用，减少谷氨酸引起的乳酸脱氢酶（LDH）的漏出及神经细胞死亡率。天麻对衰老大鼠有改善学习记忆功能的作用。

（4）抗眩晕作用　天麻醇提物能改善旋转诱发的小鼠厌食症状，显著对抗旋转后小鼠自主活动的降低。

（5）降压作用　天麻素对多种动物均有降低血压作用。

（6）抗血栓形成　天麻具有抗血小板聚集作用，能降低花生四烯酸诱发的急性肺血栓致小鼠死亡率；天麻可扩张大鼠肠系膜动脉管径，使血流加快。

第十节　泻　下　药

凡能引起腹泻或润滑大肠，促进排便的药物，称为泻下药。本类药为沉降之品，主归大肠经。主要具有泻下通便作用，以排除胃肠积滞和燥便等。部分药还兼有解毒、活血祛瘀等作用。泻下药主要适用于大便秘结、胃肠积滞、实热内结及水肿停饮等里实证。部分药还可用于疮痈肿毒及瘀血证。根据泻下药作用强弱的不同，可分为攻下药、润下药及峻下逐水药。药理证明，泻下药主要通过不同的作用机制刺激肠道黏膜，使蠕动增加而致泻。另外大多数药物具有利胆、抗菌、抗炎、抗肿瘤作用及增强机体免疫功能。

大　黄

本品为蓼科植物掌叶大黄 *Rheum palmatum* L.、唐古特大黄 *Rheum tanguticum* Maxim. ex Balf. 或药用大黄 *Rheum officinale* Baill. 的干燥根及根茎。味苦，寒，归脾、胃、大肠、肝、心包经。能泻热通肠、凉血解毒、逐瘀通经。大黄根、根茎主要蒽醌衍生物约占2%～5%。蒽醌类以两种形式存在，大部分与葡萄糖结合成蒽醌，其中的蒽醌苷和二蒽酮苷为大黄主要的泻下成分，以二蒽酮苷中的番泻苷A、番泻苷B、番泻苷C、番泻苷D、番泻苷E、番泻苷F泻下作用最强；少部分为游离形式的苷元，如大黄酸、大黄酚、大黄素、芦荟大黄素和大黄素甲醚。此外，大黄还含有大量鞣质，如d-儿茶素、没食子酸以及多糖等。

（1）通便作用　大黄口服后，6～8h即可产生泻下作用，排出软泥状便。致泻的主要成分为结合型蒽苷，其中以番泻苷A作用最强。结合型蒽苷大部分未经小肠吸收而抵达大肠，在大肠被细菌酶（主要为β-葡萄糖苷酶）水解生成苷元，苷元刺激肠黏膜及肠壁肌层内的神经丛，促进肠蠕动而发挥致泻作用；蒽酮具有胆碱样作用，可兴奋平滑肌上的M胆碱受体、加快肠蠕动；大黄可抑制肠平滑肌上的Na^+，K^+-ATP酶，抑制Na^+从肠腔转移至细胞内，使肠腔内渗透压升高、肠腔容积增大，机械性刺激肠壁，使肠蠕动加快；大黄致泻作用部位主要在大肠。

（2）保肝、利胆　大黄对CCl_4等所致的实验性肝损伤有明显保护作用，可明显降低GPT值，减轻肝细胞肿胀、变性和坏死等病理改变。

（3）胃黏膜保护、抗急性胰腺炎　大黄具有胃黏膜保护作用，能促进胃黏膜PGE生成，增强胃肠黏膜屏障功能。大黄鞣质对实验性胃溃疡大鼠可减少胃液分泌量、降低胃液游离酸度。大黄素、芦荟大黄素、大黄酚、大黄酸等对幽门螺旋杆菌均有抑制作用。大黄能促进急性胰腺炎模型动物胰腺病理损伤的恢复，用药后腺细胞胞体充盈，腺泡细胞间隙紧密，纤维化明显减轻，胞核内质网、线粒体均接近正常，胞质内未见自噬体，同时RNA、DNA、单胺氧化酶（MAO）、琥珀酸脱氢酶（SDH）的反应均恢复正常。

（4）利尿、改善肾功能　大黄素、大黄酸、芦荟大黄素灌胃给药有明显的利尿作用。大黄对氮质血症和慢性肾衰竭患者有治疗作用，能明显降低血中非蛋白氮，延缓慢性肾衰竭的发展。大黄可使喂饲腺嘌呤所致慢性肾衰竭模型动物血中尿素氮和肌酐的含量明显下降。

（5）抗病原体、抗炎作用　大黄对多种致病菌均有抑制作用。对葡萄球菌、链球菌、淋球菌最敏感，其次为白喉杆菌、炭疽杆菌、伤寒杆菌和痢疾杆菌。抑菌的有效成分主要为大黄酸、大黄素、芦荟大黄素。大黄体外对流感病毒、单纯疱疹病毒、乙肝病毒、柯萨奇病毒均有抑制作用，对阿米巴原虫、阴道滴虫、致病性真菌也有一定的抑制作用。大黄对多种实验性炎症模型表现出明显的抗炎作用，可能主要与抑制花生四烯酸代谢有关。

（6）抗肿瘤作用　大黄蒽酮类衍生物对小鼠黑色素瘤、乳腺癌有影响。大黄对癌细胞代谢的多个环节有影响，既能抑制癌细胞的呼吸及氨基酸、糖类代谢中间产物的氧化和脱氢过程，又能抑制DNA、RNA及蛋白质的生物合成，而对宿主正常组织无明显影响。

第十一节　祛风湿药

凡以祛除风寒湿邪，治疗风湿痹证为主的药物，称为祛风湿药。本类药物味多辛、苦，性或温或凉，能祛除留着于肌肉、经络、筋骨的风湿之邪，有的还兼有散寒、舒筋、通络、止痛、活血或补肝肾、强筋骨等作用。主要用于风湿痹证之肢体疼痛、关节不利、关节肿大、筋脉拘挛等症。部分药物还适用于腰膝酸软、下肢痿弱等。祛风湿药根据其药性和功效的不同，分为祛风寒湿药、祛风湿热药、祛风湿强筋骨药三类。药理证明，祛风湿药一般具有不同程度的抗炎、镇痛及镇静等作用。常用于风湿性关节炎、类风湿性关节炎、强直性脊柱炎、坐骨神经痛、纤维组织炎、肩周炎、腰肌劳损、骨质增生、跌打损伤、神经痛、半身不遂及某些皮肤病等。

雷　公　藤

本品为卫矛科植物雷公藤 *Triptreygium Wilferdii* Hook. f 的根。味苦、辛，寒，有大毒，归肝、肾经。能祛风湿、活血通络、消肿止痛、杀虫解毒。主要成分有生物碱类、二萜类、三萜类和倍半萜类。生物碱有雷公藤春碱、雷公藤晋碱和雷公藤辛碱；二萜类有雷公藤甲素、雷公藤乙素、雷公藤丙素、雷公藤内酯等；三萜类有雷公藤内酯甲、雷公藤红素等；倍半萜类有雷藤碱等。

【药理作用】

(1) 免疫抑制作用　雷公藤水煎剂可使脾脏、胸腺萎缩，使淋巴组织内淋巴细胞减少并广泛坏死，病变以B淋巴细胞分布的部位最为明显。雷公藤中多种成分均有免疫抑制作用。雷公藤总生物碱及总二萜内酯对小鼠心肌移植的存活时间有显著延长作用，能显著延长小鼠尾皮移植的存活时间。

(2) 抗肿瘤作用　雷公藤甲素、雷公藤乙素和雷公藤内酯有抗癌作用。雷公藤甲素和雷公藤乙素腹腔注射对小鼠淋巴细胞白血病L1210、P388及L615白血病瘤株均有抑制作用，雷公藤内酯腹腔注射可明显延长网织细胞白血病小鼠的存活期，延长率为140%。目前认为，雷公藤的抗肿瘤作用可能与其具有烷化作用有关。

(3) 抗炎作用　雷公藤水煎剂腹腔注射对大鼠甲醛性足肿胀、棉球肉芽组织增生有抑制作用，也可抑制组胺引起的大鼠毛细血管通透性增加。雷公藤乙酸乙酯提取物雷公藤总苷灌胃给药对各种急、慢性实验性关节炎有较好的抗炎作用。雷公藤抗炎作用是多环节的，抑制细胞释放PGE_2、降低细胞对PGE_2及酵母多糖的反应性，可能是其抗炎作用的主要环节。

(4) 杀虫抗菌作用　雷公藤水煎剂、醇浸剂及醚提取物能杀虫、蛆、蝇、蚕等。对金黄色葡萄球菌、分枝杆菌、枯草杆菌、无核杆菌均有明显的抑制作用；对革兰阴性细菌也有抑制作用；对真菌（如白念珠菌）抑制作用最强。

附注：雷公藤甲素

雷公藤甲素是一个具有多种生物活性的二萜内酯，来源于中药雷公藤的根，它是治疗类风湿病雷公藤片、雷公藤多苷片等制剂的主要有效成分。现代研究表明，雷公藤甲素不仅有抗类风湿作用，还有抗癌作用，在美国正在进行一期抗癌临床研究，是目前热点研究的天然活性产物。雷公藤红素是一个具有多种生物活性的天然产物，来源于中药雷公藤的根皮。现代研究表明，它具有抗氧化、抗类风湿、抗老年性痴呆症等功效。

（葛喜珍）

附录一　阅读药品说明书的注意事项

药物的包装内大都有一份较详尽的有关该药的说明书，药品使用之前，应该仔细阅读。说明书的正文内，通常依次分段来说明某一药品诸如成分、适应证、禁忌证、副作用、用法用量、贮存等方面的内容，有些国外进口药还载有药效学、药动学及动物实验的有关资料。

（1）成分　可以为单一的或复方成分，以复方的居多，但多标明主要成分。成分的含量有时指药品本身，有时包括制药需要添加的盐类，有的还加上了性状的描述。

（2）适应证　主要是指某一药物主要适宜于哪些病症的治疗。这是由厂家所推荐的临床应用情况，由发证单位审查相关资料核准后才得以刊登的内容，缺乏充分文献支持的功能不应刊登于此项内。

（3）禁忌证　与适应证相对立，是不应使用某一药物的某些情况。绝对禁忌是完全不能使用的病症，而相对禁忌证是“必须十分小心使用”的某些病症。

（4）注意事项　此项多半为警语。其中包括：注意避免滥用，注意选择最适宜的给药方法，注意防止蓄积中毒，注意年龄、性别及个体差异（如孕妇、哺乳期间、儿童使用的安全性），注意配伍方面的相互作用和与食品等方面的关系等情况。

（5）副作用　是药物在治疗剂量时，伴同治疗作用出现的其他不需要的作用。药品不良反应常常包括在此栏内。有些副作用经过用药一段时间后，身体逐渐适应而慢慢趋向缓和。

（6）用法用量　用法通常是指给药的次数、间隔时间及给药途径。用量如果没有特别说明，一般标用的剂量为成人的常用量；儿童用量通常是按每千克体重计算全日总量，再标明分次服用，多简写为“每日××毫克/千克”或“每日××mg/kg”。根据小儿的实际体重算出全日的总量后再分次给药。有些中成药用法注明“儿童略减”字样。

（7）贮存　一般在此栏内说明贮存的一些条件和要求。

附录二　常用的药物剂型

任何一种药物，在供临床使用之前，都必须制成适合于医疗或预防应用的形式，称为药物剂型，简称剂型。剂型的种类很多，现按给药途径和方法将各种剂型的特点介绍如下。

1. 胃肠道给药的剂型

（1）溶液剂　一般为挥发性药物或少数挥发性药物的澄明溶液，大多以水为溶剂，也有以乙醇、植物油或其他液体为溶剂的。溶液剂大多为供口服的制剂，如10%氯化钾溶液。

（2）合剂　系指由两种或两种以上可溶性或不溶性的药物制成的液体制剂。一般以水作溶剂，如复方甘草合剂。

（3）口服液　系指药物或药材用水或其他溶剂，采用适宜的方法溶解或提取（必要时浓缩）而成的单剂量包装、供口服用的液体制剂。广义地讲，口服的液体制剂均可称为口服液。

（4）糖浆剂　系指含有药物、药材提取物或芳香物质的浓蔗糖溶液，供口服应用。

（5）酊剂　系指药物用规定浓度的乙醇浸制出或溶解而制成的澄清液体，亦可用流浸膏稀释制备。

（6）乳剂　也称乳浊液，是两种互不相溶的液相组成的非均相分散体系，通常是由一种液相的小滴分散在另一种液相中而形成的。

（7）混悬剂　系指难溶性固体药物以胶粒大的微粒分散在液体分散介质中形成的非均相分散体系。

（8）颗粒剂　过去常称为冲剂，系指以药材提取物与适宜的辅料或药材细粉制成的颗粒，常用糖粉及糊精为赋形剂。使用时以温水冲服，此剂型多为中药制剂。

（9）片剂　系指用药物细粉或药材提取物加辅料压制而成的片状制剂。按制备、用法和作用的不同，主要分为以下几种。

① 压制片。指药物与赋形剂混合后，压制而成的片剂。一般不包衣的片剂多属此类，应用最广。其量一般为0.1～0.5g。

② 包衣片。即在压制片（常称作“片心”）外面包有衣膜的片剂。按照包衣物料或作用的不同，可分为糖衣片（有不同的颜色）、薄膜衣片、肠溶衣片等。

③ 含片。指置于口腔中缓缓溶解的压制片，对口腔及咽喉等局部能产生较久的药效，如消炎、消毒等。例如溶菌酶含片。

④ 舌下片。指置于舌下使用的压制片，能在舌下唾液中溶解而吸收，呈现速效作用，如硝酸甘油片。

⑤ 咀嚼片。指在口中嚼碎咽下的片剂，较适用于小儿。其中常加入糖类及香料。咀嚼片常用于维生素类、解热药类以及治疗胃部疾患类药，如氢氧化铝、三硅酸镁等。

⑥ 泡腾片。指含有泡腾崩解物的片剂，遇水可产生气体（如二氧化碳）而使片剂加速崩解，如泡腾维生素C片剂、治疗阴道炎用的妇炎灵片等。

⑦ 长效片。指能延缓崩解物料的药片，其能使药物缓慢释放而延长作用，如混合颗粒片、包心片、骨架片等。

⑧ 微囊片。指固体或液体药物利用微囊化工艺制成的干燥粉粒经压制而成的片剂，如牡荆油微囊片。

⑨ 其他片剂。如植入片、注射用片等，为数甚少。

(10) 胶囊剂　分下列三种。

① 硬胶囊剂。系指将一定量的药物加辅料、药材提取物加药粉或辅料，制成均匀的粉末或颗粒，充填于空心胶囊中制成的剂型。

② 软胶囊剂。系指一定量的药液密封于球形或椭圆形的软质囊材中，可用滴制法或压制法制备。

③ 肠溶胶囊剂。系指硬胶囊或软胶囊经用高分子材料处理或用其他适宜方法加工而成。其囊壳不溶于胃液，但能在肠溶液中崩解而释放活性成分。

(11) 丸剂　是指药材细粉或药材提取物加适宜的黏合剂或辅料制成的球形或类球形制剂，在中成药中占很大比例。有蜜丸、水蜜丸、水丸、糊丸、浓缩丸、微丸等。

(12) 煎剂　又称汤剂，是中药加水煎煮后，滤去药渣的液体制剂。

2. 不经胃肠给药的剂型

(1) 注射给药　系指用药物制成的供注入体内的灭菌溶液、乳浊液或混悬液，以及供临用前配成溶液或混悬液的无菌粉末或浓缩液。中药注射液系指从中药中提取的有效成分，采用现代科学技术和方法制成的可供注入体内，包括肌内、静脉、穴位等使用的灭菌溶液。

(2) 呼吸道给药　系将药物（溶液）分装于特殊的加压小瓶中，并装有抛射剂，使用时借抛射剂的压力将内容物呈雾粒喷出而达到患部的药剂，如治疗气喘用的各种气雾剂。

(3) 皮肤给药　即外用剂型，常用的有以下几种。

① 洗剂。系药物溶于水、乙醇等溶剂而制成的外用液体制剂。专供擦洗皮肤患处，具有局部麻醉、消毒、收敛、杀菌、保护及清洁等作用。

② 搽剂。系指药物溶于油、乙醇等溶剂的外用制剂。用于涂搽皮肤，具有镇痛、消毒、收敛、保护及清洁的作用。

③ 软膏剂。系指药物、药材提取物与凡士林、羊毛脂、蜂蜡、植物油等适宜基质制成的具有适当稠度的膏状外用制剂。用乳剂型基质制成的软膏剂称为乳膏剂（过去常称之为霜剂）。

④ 糊剂。是指含有大量粉末的半固体外用制剂。具有一定的黏稠度、较低的油腻性和较强吸收水分的能力。

(4) 黏膜给药　如五官科用滴剂、妇科用栓剂等。常用的有以下几种。

① 滴眼剂。指药物制成供滴眼用的澄明液或混悬液体制剂，用以防治或诊断眼部疾病。

② 滴鼻剂。指药物溶于水或其他溶剂的澄明或混悬体制剂，用于鼻腔内。

③ 滴耳剂。指滴入耳道内的液体药物制剂，一般以水、乙醇、甘油、丙二醇、聚乙二醇等为溶剂。

④ 眼膏剂。指药物与适宜的基质制成的无菌软膏，用于结膜或睑缘。它比滴眼剂作用缓和、持久。

⑤ 栓剂。指药物与基质混合后制成专供塞入不同腔道的固体制剂。栓剂具有一定的形状且易与腔道分泌物混合，药物逐渐被溶出产生局部或全身作用。常用的有肛门栓与阴道栓。肛门栓形状有圆锥形、鱼雷形；阴道栓有球形、卵形、鸭峰形等。

⑥ 硬膏剂。指将药物溶解或混合于半固体或固体的黏性基质中，摊涂于纸、布或兽皮

等材料上，供贴敷于皮肤上的外用剂型。中药硬膏剂也称膏药。

⑦ 膜剂。指将药物溶解或均匀分散在成膜材料中制成薄膜状的剂型。可供口服、口含、舌下、眼结膜囊内、阴道内、皮肤和黏膜创伤、烧伤或炎症表面覆盖等多种给药途径。

3. 新剂型

① 脂质体。也称类脂小球，是将药物包封入类脂双分子层中形成的超微型球体，有单脂质体、多脂质体、多相脂质体，均适合于静脉给药。

② 缓释剂、控释剂。缓释制剂系指用药后能在较长时间内持续释放药物，以达到延长疗效目的的制剂，药物释放主要是一级速度过程；控释制剂指药物能在设定的时间内自动以零级速度释放的制剂。

以上两种剂型的特点都是可以较持久的释放药物、减少用药次数、降低血浓度的峰谷现象、提高药效与安全性。

③ 经皮吸收制剂。也称经皮给药系统，指经皮肤敷贴方式用药，药物由皮肤吸收进入全身血液循环并达有效浓度，起治疗或预防作用的一类制剂。

④ 靶向制剂。是指载体将药物通过局部给药或全身血液循环选择性地浓集于靶组织、靶器官、靶细胞或细胞内结构的给药系统。目的是提高疗效、降低毒副作用。常用的靶向制剂有磁性微球等。

（葛喜珍）

参考文献

[1] 金有豫. 药理学. 第5版. 北京：人民卫生出版社，2002.
[2] 刘建文. 药理学. 上海：华东理工大学出版社，2010.
[3] 姚宏. 药理学基础. 人民卫生出版社，2002.
[4] 杨宝峰. 药理学. 第8版. 北京：人民卫生出版社，2013.
[5] 谭安雄. 药理学. 第2版. 北京：人民卫生出版社，2010.